ecg de bolso

ecg de bolso

Waldemar Deccache
Professor da Pós-Graduação em Cardiologia da Universidade Federal do Rio de Janeiro
Chefe do Setor de Métodos Gráficos do Hospital Universitário Clementino Fraga Filho da Universidade Federal do Rio de Janeiro

SEGUNDA EDIÇÃO

REVINTER

ECG de Bolso, Segunda Edição

ISBN 978-85-372-0092-6

Livraria e Editora Revinter Ltda.
Rua do Matoso, 170 – Tijuca
20270-135 – Rio de Janeiro – RJ
Tel.: (21) 2563-9700 – Fax: (21) 2563-9701
livraria@revinter.com.br – www.revinter.com.br

Prefácio da Segunda Edição

Apesar das novas publicações, como *ECG para o Clínico* e *Eletrocardiograma Revisitado e Facilitado*, do mesmo autor, o *ECG de Bolso* continua a ser uma obra constantemente procurada.

Assim, decidimos lançar a segunda edição deste texto, em que vários capítulos foram revisados e atualizados, principalmente os capítulos 3 e 4.

Novos eletrocardiogramas e ilustrações foram introduzidos, no sentido de tornar ainda mais clara a exposição de alguns textos.

A orientação e o conteúdo do livro foram mantidos e explicitados mais detalhadamente quando necessário.

A eletrocardiografia mantém um desenvolvimento constante, revelando, todos os dias, novas interpretações.

Nesta edição, destaca-se o trabalho individual de investigação do Dr. José Rama Martinez utilizando-se da literatura especializada.

A editora Revinter esmerou-se, idealizando um formato mais adequado ao espírito da exposição.

Desejamos transmitir nossos agradecimentos àqueles colaboradores responsáveis pela execução deste livro.

W.D.

Prefácio da Primeira Edição

Em uma publicação sobre Eletrocardiografia, perguntávamos: "— O que se deve dizer para apresentar um livro sobre Eletrocardiografia em 1993?"

Em 2001, podemos responder: o Eletrocardiograma completa um século de constante evolução científica. Poucos são os dias em que não se aprendem na literatura especializada novas minudências de interpretação; ganha-se na experiência do dia-a-dia deduções que se destacam como o *zoom* em uma lente; assiste-se a cursos da especialidade sempre freqüentados por incontáveis ouvintes; reconhece-se um método capaz de valorizar estudos epidemiológicos para avaliação prognóstica; é o primeiro método não-invasivo requisitado seja para um ECG de 12 derivações em repouso, seja para um registro contínuo (Holter) ou um teste de esforço.

Este livro não tem a pretensão de abranger todo o conhecimento adquirido ao longo dos anos. Em um livro de bolso para consultas rápidas, não há lugar para recordar eletrofisiologia, nem foi escopo do autor alargar explicações ou discutir teorias novas ou antigas. O objetivo principal consistiu em orientar o médico ou o estudante a interpretar as curvas de um ciclo cardíaco elétrico e a valorizar os intervalos medidos para concluir, com rapidez, a contribuição do ECG ao melhor conhecimento do caso clínico.

É uma obra destinada aos profissionais da área da Saúde, para consultas rápidas e para relembrar hipóteses esquecidas. Pequenos lembretes de cunho diagnóstico, prognóstico ou terapêutico avivam a memória do leitor.

Todo livro sobre ECG é bem-vindo, cada um contribui com enfoques relevantes e enriquece o leitor sobre um método de uso diário, único para diagnosticar dispersão ventricular, hemibloqueios e, também, o passo inicial para revelar seqüelas de processos coronarianos.

Na elaboração de um livro, além do texto, da pesquisa intensa, da documentação e das figuras explicativas, depende-se do apoio de colegas competentes, de auxiliares eficazes (como

Hercy C. Albuquerque, Edna B. de Oliveira, Cláudia Bento da Silva e Evangelina Gomes dos Santos) e da capacidade de uma vitoriosa editora como a Revinter.

Colaboradores

ARISTARCO G. SIQUEIRA FILHO
Professor Adjunto Doutor de Cardiologia (UFRJ)
Coordenador da Pós-Graduação em Cardiologia (UFRJ)

CARLOS EDUARDO DE MATTOS
Doutorado em Cardiologia (UFRJ)

JOSÉ GUILHERME DE FARIAS FÉRES
Professor Adjunto de Cardiologia (UFRJ)

JOSÉ RAMA MARTINEZ
Ex-Professor de Clínica Médica (UFRJ)

LUCIO PEREIRA DE SOUZA
Professor Adjunto de Cardiologia (UFRJ)
Chefe do Setor de Marca-Passo do
Hospital Clementino Fraga Filho (UFRJ)

MAURICIO DA ROCHA PANTOJA
Professor Adjunto Doutor de Cardiologia (UFRJ)

PEDRO LOUREIRO
Ex-Professor de Clínica Médica (UFRJ)

ROBERTO C. PEDROSA
Doutorado em Cardiologia (UFRJ)

ROBERTO GUEDES
Professor Adjunto Mestre de Cardiologia (UFRJ)

Sumário

ecg de bolso

Roteiro para Interpretação Eletrocardiográfica

(Memorizar)

1. IDENTIFICAR A ONDA P
   ✓ Positiva em D_1 e D_2 = ritmo sinusal
   ✓ Se não = ritmo ectópico
2. FREQÜÊNCIA E REGULARIDADE DO RITMO CARDÍACO
   ✓ Análise e seqüência dos ciclos cardíacos da onda P
3. MORFOLOGIA, DURAÇÃO E AMPLITUDE DA ONDA P
4. INTERVALO PR
   ✓ Normal: 0,12 a 0,21 s
5. RELAÇÃO P: QRS
   ✓ Correlacionada ou dissociada
6. EIXO ELÉTRICO DE QRS
   ✓ Normal entre 0 e +90°
7. MORFOLOGIA DE QRS
   ✓ Duração, amplitude, espessamentos, entalhes de Q, de R e de S
8. SEGMENTO ST E O CONJUNTO ST–T
   ✓ Desníveis (supra ou infra > 1 mm ou > 2 mm: patológicos)
   ✓ A morfologia retificada, curvilínea, ascendente ou descendente identifica patologias
9. INTERVALO QT e QTc
   ✓ QTc normal: 0,30–0,46 s
10. ONDA T
    ✓ Polaridade, morfologia alta e acuminada: (patológica) e amplitude (máxima normal: < 10 mm)
11. ONDA U
    ✓ Amplitude e polaridade (quando presente)
12. DIAGNÓSTICOS do ECG

CAPÍTULO 1

Semiologia do Ciclo Cardíaco Elétrico

As células miocárdicas em repouso – **ditas polarizadas** – mantêm cargas negativas em seu interior e positivas no exterior. Quando excitadas perdem este equilíbrio elétrico e tornam-se despolarizadas. A despolarização ou excitação é o principal acontecimento do trabalho cardíaco; terminada a despolarização, inicia-se a recuperação, ou seja, a **repolarização** (Fig. 1-1).

O eletrocardiograma (ECG) representa a atividade elétrica do coração que precede à contração miocárdica (registrada num papel quadriculado).

Inicialmente, devemos reconhecer o ciclo cardíaco elétrico composto de uma pequena ondulação **(onda P)** seguida de curto intervalo sem atividade visível **(segmento PR)**, de várias ondas de maior amplitude **(QRS)** e logo a recuperação ventricular **(segmento ST, onda T)** e, eventualmente, **onda U** (Fig. 1-2).

Observar sempre as 12 derivações: seis do plano frontal – D_1, D_2, D_3, aVR, aVL, aVF e seis do plano horizontal – V_1 a V_6 (Fig. 1-3).

Identificar inicialmente os ciclos cardíacos, sobretudo a onda P; quando difícil em uma, examinar em outras derivações.

A informação clínica é de suma importância para a interpretação final do eletrocardiograma.

Preste atenção

Estabelecer o ritmo é o primeiro passo, e reconhecer a onda P é primordial; é mister fazer uma derivação prolongada contendo vários ciclos (preferentemente D_2). Quando se fala em ritmo, deseja-se identificar o local do coração que deu origem ao estímulo que desencadeará a seqüência dos ciclos cardíacos.

ONDA P

Nas pessoas normais o estímulo cardíaco nasce no nódulo sinoatrial, despolariza ambos os átrios e desenha a **onda P**.

Normal

Morfologia. Arredondada, lisa (eventualmente com pequenos entalhes), positiva em D_1, D_2 e negativa em aVR; nas demais derivações pode apresentar várias polaridades (Fig. 1-4).

Amplitude: Varia de 0,7 a 2,5 mm.
Duração: 0,06 s a 0,10 s.
Eixo elétrico (âP): Entre +45º e +60º.

Patológica

Negativa em D_1 (Fig. 1-5)	Ritmo atrial esquerdo Dextrocardia Troca dos eletrodos dos braços
Negativa em D_2 e D_3 (Fig. 1-6)	Ritmo atrial baixo Ritmo juncional
Morfologia e polaridade **variáveis** (Fig. 1-7)	Marca-passo migratório ou errante
Com três ou mais complexos atriais **diferentes** na mesma derivação	Ritmo atrial caótico, também chamado taquicardia atrial multifocal
Bífida e alargada > 0,12 s (Fig. 1-8)	Aumento de átrio esquerdo
Bífida com distância entre os dois ápices > 0,06 s	Bloqueio de Bachman
Ausência de P (Fig. 1-9)	Fibrilação atrial Parada sinusal Ritmo juncional (médio nodal) Ritmo ventricular Hiperpotassemia (acentuada) BAV 1º grau (quando a onda P permanece incluída na onda T precedente)
Ausência de P e de QRS (Fig. 1-10)	Bloqueio sinoatrial
P acuminado e alto (Fig. 1-11) (> 2,5 mm)	Crescimento atrial direito
P alto, acuminado, alargado e entalhado (Fig. 1-12)	Crescimento biatrial
P com morfologia em arco e flecha (em V1) (Fig. 1-13)	Ritmo do átrio esquerdo

Continuação

P substituído por ondas F (Fig. 1-14 A e B)	a) *Flutter* atrial (F) b) Fibrilação atrial (f)
a) **F** regulares e rápidas (250–400 bpm)	*Flutter* atrial
b) **f** irregulares e inconstantes com distância R.R irregular	Fibrilação atrial

ESPAÇO OU INTERVALO PR (PRi)

Segmento PR (PRs) e intervalo PR (PRi)

Não são sinônimos.

Normal

a) Segmento PR registra parte da repolarização atrial e mede-se do **fim** de P ao começo de QRS.

b) Intervalo PR é medido do **início** de P até QRS.
Duração normal: 0,12 a 0,21 s.
Esta medida é importante para o diagnóstico.

Patológico

Aumento do intervalo PR (Fig. 1-15) (> 0,21 s)	Bloqueio AV 1º grau
Diminuição de PR (< 0,11 s) (Fig. 1-16)	Síndrome pré-excitação ventricular (Fig. 1-16) Ritmo atrial ectópico Ritmo Juncional Taquicardia de reentrada
Intervalo PR variável (Fig. 1-17)	BAV 2º ou 3º graus
Desníveis de PRs (comparados com o nível do segmento ST)	Infarto atrial
Supradesnível (> 0,5 mm)	Pericardite
Infradesnível de PRs (> 0,8 mm)	Infarto atrial Pericardite Artefatos Tremores musculares inconstantes *Flutter* atrial

RELAÇÃO ATRIOVENTRICULAR

Normal

A onda P (átrios) precede o complexo QRS (ventrículos), e a relação obedece a uma seqüência regular de um P para cada QRS.

O espaço que os separa (intervalo PR) tem duração constante entre 0,12 s e 0,21 s, de acordo com a idade e a freqüência cardíaca, mencionados no Quadro 1-1.

Quadro 1-1. **Espaço PR normal máximo**

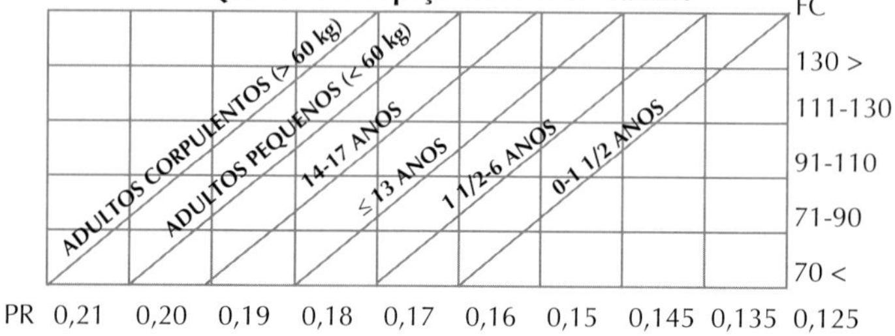

Patológica

(1) P: (1) QRS (P **antes** de QRS)	Ritmo atrial Marca-passo migratório Ritmo atrial caótico Taquicardia nodal ou ritmo nodal inferior
1) P: (1) QRS (P **depois** de QRS)	Taquicardia nodal de reentrada Taquicardia ortodrômica Ritmo juncional ou ventricular
(2 ou mais) P: (1) QRS	Bloqueio AV – 2º ou 3º graus
(1) P: (2 ou mais) QRS	Dissociação AV
P mais freqüente que QRS	Bloqueio AV 3º grau
P menos freqüente que QRS	Dissociação AV

QRS

Representa a fase de despolarização ventricular. Formado por várias ondulações (QRS) que aparecem juntas ou isoladas de acordo com a projeção do eixo elétrico sobre as derivações do plano frontal. É impresso nos textos por letras maiúsculas (ondas maiores) e minúsculas (as menores). No plano horizontal segue determinado padrão que se modifica de V_1 até V_6 aumentando a positividade de R e diminuindo a negatividade de S, isto é, **de rS em V_1** transforma-se paulatinamente em **qRs em V_6**.

Normal

Morfologia: A despolarização ventricular (Fig. 1-18) é, pois, composta de:

- Onda Q: Negativa e antes de R.
- Onda S: Todas as ondulações negativas depois de R.
- Onda R: Obrigatoriamente positiva (uma ou mais).

Amplitude: Depende de vários fatores: derivação medida, idade, peso corporal etc. Difícil estabelecer limites normais de voltagem de QRS.

Mais prático é conhecer as amplitudes que definem patologias.

Exemplos:

$R > 25$–30 mm (alta voltagem) (hipertrofias ventriculares, bloqueios de ramos).

$(R + S) < 5$ mm nas periféricas e/ou < 10 mm (baixa voltagem) nas precordiais (miocardite, anasarca).

Duração: 0,06 s a 0,10 s (medida do início até o fim de QRS, independente do número de ondas presentes); é bom guardar que a onda Q normal não deve ter mais de 0,03 s de duração.

Eixo elétrico no plano frontal: Varia de 0° a +90° no triângulo de Einthoven (Fig. 1-19). Alguns poucos autores consideram normal de -30° até + 110°.

Eixo elétrico no plano horizontal: Não tem aplicação na clínica, somente utilizado em trabalhos de pesquisas.

Deflexão intrinsecóide (Fig. 1-20)

Duração máxima normal:

VD, em $V_1 \leq 0{,}035$ s

VE, em $V_5 \leq 0{,}045$ s

Patológico

QRS alargado (> 0,11 s) (Fig. 1-21)	Hipertrofias ventriculares Bloqueios de ramo
QRS com espessamento no ramo ascendente de R	BRE 1º grau
QRS com espessamento de todo QRS (Fig. 1-22)	BRE 2º ou 3º grau
QRS com onda delta (espessamento inicial em forma de vírgula (Fig. 1-23)	Síndrome de pré-excitação ventricular (WPW)
QRS com entalhe no final do ramo descendente (onda de Osborne (Fig. 1-24)	Hipotermia
QRS com onda Q alargada, entalhada e acentuada (Fig. 1-25)	Infarto miocárdico
QRS com positividade dominante em V_1/V_2 (Fig. 1-26A)	HVD Infarto dorsal BRD WPW Dextrocardia Deformidades do tórax Distrofia muscular progressiva (Duchenne)
QRS com R proeminente em V_5/V_6 (Fig. 1-26B)	HVE BRE Síndrome de pré-excitação
QRS de baixa voltagem < 5 mm nas periféricas < 10 mm nas precordiais (Fig. 1-27)	Derrame pericárdico *Cor pulmonale* Mixedema Miocardite Anasarca
QRS com pequeno progresso ou com diminuição da amplitude de R da direita para a esquerda nas derivações precordiais (Fig. 1-28)	Infarto anterior Dextrocardia DPOC

Continuação

Desvio de âQRS para a esquerda (Fig. 1-29)	HVE BRE Hemibloqueio anterior esquerdo Infarto diafragmático Taquicardia ventricular
Desvio de âQRS para a direita (Fig. 1-30)	HVD BRD Hemibloqueio posterior esquerdo Dextrocardia Embolia pulmonar Doença pulmonar obstrutiva crônica Pré-excitação ventricular

O que é o PONTO J?

É definido como o ponto de encontro entre o final de QRS e o início do segmento ST e situa-se ao nível da linha de base (Fig. 1-31).

SEGMENTO ST

Normal

É o espaço isoelétrico que vai do fim de QRS (ou do ponto J) até o início da onda T e representa a primeira parte da repolarização ventricular.

Morfologia. Normalmente é isoelétrico; pode mostrar, no entanto, um supradesnível de até 1 mm nas derivações periféricas e 2 mm nas precordiais.

O segmento ST normal ou patológico pode se apresentar supradesnivelado, convexo ou côncavo, possibilitando interpretações diferentes; do mesmo modo com aspecto retificado, supra ou infradesnivelado (Fig. 1-32). É bastante esclarecedor comparar a morfologia e o próprio desnível do ST com outros ECGs do mesmo paciente (quando possível).

Duração. É medida em conjunto com a onda T, constituindo o intervalo QT; varia inversamente à freqüência cardíaca.

Variante do normal:	Repolarização precoce
ST com aspecto côncavo + ligeiro supradesnível nascido principalmente de onda S + T simétrico (Fig. 1-33)	

Patológico

Encurtamento de ST (Fig. 1-34A)	Hipercalcemia
Aumento da duração de ST (Fig. 1-34B)	Hipocalcemia
Supradesnível ST > 1,5–2 mm de aspecto côncavo e com alteração de T antes de alcançar a linha de base (Fig. 1-35)	Infarto agudo do miocárdio
Infradesnível com retificação (> 0,08 s) ou inclinação descendente (Fig. 1-36)	Lesão subendocárdica
Infradesnível com aspecto curvilíneo e diminuição do intervalo QT (Fig. 1-37)	Ação digitálica
Infradesnível com T positivo simétrico (V_2 a V_4) (Fig. 1-38)	Lesão da parede dorsal
Infradesnível com onda T alterada	Cardiopatia isquêmica
Supradesnível nas três derivações periféricas e no centro do precórdio (Fig. 1-39)	Pericardite aguda
Infradesnível e T achatado + onda U aumentada (Fig. 1-40)	Hipopotassemia
Infra ou supradesnível discretos com alterações indefinidas da onda T (Fig. 1-41)	Alterações inespecíficas da repolarização

INTERVALO QT

Representa a duração da sístole ventricular (despolarização = QRS + repolarização = ST–T); ocupa cerca de 40% do ciclo cardíaco total.

Mede-se do início de QRS (ou de R, ou de Rs ou de QS) até o final da onda T; esta medida não é fácil de ser obtida porque o final do ramo descendente da onda T não mostra terminação definida com a linha de base (Fig. 1-42).

Normal

Duração. Varia de 0,30 s a 0,46 s e inversamente à freqüência na faixa de 60–100 bpm: nas mais rápidas a repolarização é menor a fim de facilitar a chegada do próximo batimento; ao contrário, no ritmo mais lento não há urgência para se repolarizar, a medida de QT é maior. Num raciocínio simplificado devemos considerar o espaço QT pouco menor do que 50% do intervalo R-R.

Patológico

QT longo: > 0,46 s	Hipocalcemia Drogas antiarrítmicas Síndromes hereditárias Hipoparatireoidismo Miocardites agudas Hemorragia intracraniana
QT curto: < 0,30 s (Fig. 1-43)	Ação digitálica Hipercalcemia Hipopotassemia
QT variável entre as derivações (Fig. 1-44)	Dispersão ventricular

O que é síndrome de QT longo?

Diagnostica-se esta patologia quando manifestações clínicas (síncope, parada cardíaca recuperada, morte súbita) são acompanhadas de aumento do espaço QT no eletrocardiograma (Fig. 1-45A, B e C)

Há duas variedades:

1. Congênita:
   a) Com surdez (síndrome de Jervell, Langee-Nielsen).
   b) Sem surdez (síndrome de Romano-Ward).
2. Adquirida:
   a) Drogas (quinidina, procainamida, sotalol, amiodarona, (Fig. 1-45C) antidepressivos tricíclicos).
   b) Distúrbios eletrolíticos
      – Hipotermia.
      – Lesão cerebral.

ONDA T

Representa a parte final da repolarização ventricular (forças elétricas geradas na fase 3 do potencial de ação).

Normal

Morfologia. Aparece em todas as derivações em consonância com o eixo elétrico em continuação ao segmento ST. Tem uma forma arredondada com seu ramo ascendente mais lento do que o descendente. Diz-se onda T positiva ou negativa quando se desenha acima ou abaixo da linha isoelétrica respectivamente; difásica ao mostrar-se com uma fase positiva e outra negativa; isoelétrica ou achatada quando não é discernível (Fig. 1-46).

Positiva:	D_1, D_2 e de V_3 a V_6
Negativa:	aVR
Variável:	D_3, aVL, aVF, V_1 e V_2

Em crianças, adolescentes e na menopausa pode ser negativa de V_1 a V_4 e em várias patologias de adultos adquire diversas formas: acuminada e simétrica, alargada, entalhada.

Sua morfologia e polaridade são facilmente influenciadas por fatores (independentes de doenças) como biótipo, variação postural, tabagismo, ingestão de bebidas geladas, emoções, drogas.

Amplitude: < 6 mm nas derivações periféricas.
< 10 mm nas derivações precordiais.

Duração: Sua medida deve ser feita com o intervalo QT.

Eixo elétrico: Depende da despolarização ventricular (QRS); normalmente seu vetor-resultante aponta para a esquerda e para baixo (no quadrante inferior esquerdo: entre 0º e +90º).

Patológica

Alterações da onda T podem ser classificadas como primárias, secundárias e mistas:

- *Primárias:* aquelas independentes de QRS (p. ex., isquemia, pericardite, miocardite).
- *Secundárias:* as dependentes das modificações de QRS (p. ex., bloqueios de ramo, hipertrofias).
- *Mistas:* quando dependem de várias causas (p. ex., hipertrofia ventricular + intoxicação digitálica, HVE + isquemia).

T acuminado (positiva ou negativa)	Isquemia
T acuminado com ST supra (Fig. 1-35)	Insuficiência coronariana aguda
T acuminado e alto	Infarto agudo
	Hiperpotassemia (Fig. 1-47)
	Hemorragia intracraniana
	Variante do normal
T aumentado com depressão de ST em V_1 a V_4 (Fig. 1-48)	Infarto dorsal

Continuação

T aumentado com R amplo (V_5–V_6) (Fig. 1-49)	HVE (sobrecarga diastólica)
T negativo	Isquemia miocárdica Bloqueios de ramos Hipertrofias ventriculares Hemorragias do sistema nervoso central Pré-excitação ventricular Pericardite Mixedema
T com amplitude e/ou polaridade alternantes	Alternância da onda T Alcoolismo Déficit de magnésio
Onda T alternante com taquicardia ectópica	Pré-excitação ventricular

ONDA U

De origem desconhecida (pós-potencial, repolarização das fibras de Purkinje, repolarização dos músculos papilares), aparece logo após a onda T, coincidindo com a 2ª bulha cardíaca.

Normal

Morfologia: Positiva, arredondada (acompanha a polaridade da onda T); mais bem observada em algumas derivações (D_2, V_3, V_4, quando presente).
Amplitude: < 1,5 mm (cerca de 10%–20% da altura de T).
Eixo elétrico: Em torno de +60º no plano frontal.

Patológica

Onda U aumentada (Fig. 1-50)	Hipopotassemia Hipotermia Drogas antiarrítmicas e antidepressivas Bradicardia HVE (rara)
Onda U negativa	Isquemia miocárdica Indica prova positiva no teste de esforço HVE (Fig. 1-51)

NOTA

Existem anormalidades, encontradas numa só derivação que têm valor absoluto; ***p. ex.****, uma extra-sístole; um paroxismo taquicárdico. Outras necessitam de várias derivações para se firmar um diagnóstico;* ***p. ex.****, a onda T negativa em D_3 para sugerir isquemia inferior do miocárdio precisa estar presente também em D_2 e/ou aVF.*

EIXO ELÉTRICO (EE)

Significa a direção do fluxo elétrico e é representado por um vetor ou eixo elétrico médio. Para determiná-lo, **apenas no plano frontal**, procurar a derivação que revelar complexo isodifásico ou quase; o vetor estará perpendicular a esta derivação (Fig. 1-52).

Como?

Recordar a morfologia isodifásica do QRS, a saber:

- Inspecionar inicialmente a derivação D_1

1. QRS isodifásico identifica o eixo elétrico perpendicular a D_1 = 90:
   - Determinar se o eixo em 90° dirige-se para baixo (+90°) ou para cima (-90°), observando D_2 (Fig. 1-53A e B).
   - Se QRS for positivo, o eixo está em +90º, se negativo, eixo em -90°.

   Porém, em D_1 o complexo QRS não é equidifásico:
   - Se positivo, indica apenas que o eixo está dirigido para a esquerda.
   - Se negativo, estará apontando para a direita (Fig. 1-54).
2. Com D_1 positivo (eixo dirigido para a esquerda), procurar um complexo ventricular isodifásico, em qualquer outra das seis derivações. Memorizando (Fig. 1-55).

   QRS = difásico em D_2 = -30°
   QRS difásico em D_3 = +30°
   QRS difásico em aVR = -60°
   QRS difásico em aVL = +60º
   QRS difásico em aVF = 0º

   Reparar que os eixos estão na ordem em que os aparelhos registram as derivações (D_1, D_2, D_3, aVR, aVL e aVF).
3. Quando D_1 é negativo (está dirigido para a direita). Nesta hipótese, basta procurar o isodifasismo no quadrante inferior

direito, porque no superior o eixo é raramente encontrado e podemos recorrer ao gráfico (Fig. 1-56).

QRS negativo em D_1 (para a direita)

Isodifasismo em D_2 = +150°

Isodifasismo em aVR = +120°

Atenção. Utilizando o isodifasismo de QRS, em qualquer derivação, identificamos a orientação do eixo elétrico, da maioria dos casos.

Observar D_1 é imprescindível; quando não está difásico pode-se inferir apenas se o eixo aponta para a esquerda ou para a direita do círculo e, assim, anotar a direção correta e também verificar que o eixo de 0° está em oposição a mais ou menos 180º; o de +30º em oposição a -150°, e assim por diante (+60º/-120°) (+90º/-90°) (-30°/+150°) (-60°/+120°).

Outra técnica: Quando não encontramos nas seis derivações nenhum complexo isodifásico, escolhemos aquela que revelar a maior amplitude. Assim, saberemos que o eixo de QRS está paralelo a esta derivação. Por exemplo, maior amplitude de QRS em D_1 – paralelo a D_1, isto é igual a 0° (Fig. 1-57).

Raciocínio rápido

DESVIO DE EIXO ELÉTRICO

QRS		
Positivo em D_1 Positivo em D_2 ↓ **Desvio normal** (entre 0° e +90°)	Positivo em D_1 Negativo em D_2 ↓ **Desvio para a esquerda** (entre 0° e -90°)	Negativo em D_1 Positivo em D_2 ↓ **Desvio para a direita** (entre 90° e +180°)

Os eixos elétricos da onda "P" e da onda "T" são determinados por procedimentos análogos aos de QRS.

LEMBRETES

O eletrocardiograma é o método mais acessível, logo após a história clínica, em qualquer cardiopatia.

O diagnóstico é positivo em muitas circunstâncias: infarto, defeitos de condução, arritmias; ou complementa a conclusão em muitas outras lesões miocárdicas ou orovalvulares.

Enfático no diagnóstico diferencial. Por exemplo: dor torácica (infarto, embolia, pericardite).

Mas, não espere do ECG o que ele não pode revelar. E não esquecer: ***ocasionalmente, um registro normal pode surgir em cardiopatias avançadas****.*

Sugestão

Qualquer livro é bom para estudar eletrocardiografia. Mas, para interpretar com segurança um ECG, mesmo para afirmar que é normal, é melhor consultar sua experiência: ver, ver e ver diariamente grande número de traçados.

Adote um esquema pessoal de leitura ou aquele sugerido no início deste livro e o aplique rotineiramente para minimizar seus próprios erros, sem esquecer jamais de reler as anotações do exame clínico do paciente.

Não confiar em definitivo nos laudos fornecidos pelo computador que freqüentemente são atropelados pelos artefatos.

CORRELAÇÃO CLÍNICO-ELETROCARDIOGRÁFICA (INDICAÇÕES)

Em que casos se deve indicar o ECG?

- Palpitações, desmaios, síncope.
- Dor/desconforto precordial.
- Dispnéia, fadiga.
- *Check*-up de saúde.
- Doenças sistêmicas.

Em que patologias aparecem estas queixas e o que pode revelar o ECG?

PALPITAÇÕES – DESMAIOS – SÍNCOPE

Diagnóstico Clínico	*ECG*
Arritmias cardíacas	**Extra-sistolia freqüente**
Lesões orovalvulares	**(aos pares, aos surtos)**
Cardiomiopatia isquêmica	**Taquicardias paroxísticas**
Miocardites e pericardites	**Bradicardia exagerada**
Doenças congênitas – tumores	**Bloqueios AV de 2º e 3º graus**
QT longo (congênito e adquirido)	**Fibrilação atrial**
Hipotensão ortostática	**Síndrome do nódulo sinusal**

DOR/DESCONFORTO PRECORDIAL

Diagnóstico Clínico	*ECG*
Cardiopatias isquêmicas	**Infarto miocárdico (isquemia, lesão, necrose)**
Pericardite	**Pericardite (alterações de ST–T)**
Embolia pulmonar	**Bloqueios intraventriculares**
Aneurisma dissecante	**Desvios recentes de eixo elétrico**
Prolapso mitral	**(Direito = HVD, esquerdo = hemibloqueios)**

DISPNÉIA, FADIGA

Diagnóstico Clínico	*ECG*
Doenças cardíacas (de qualquer etiologia) Doenças pulmonares (asma, *cor pulmonale*, pneumotórax, *pleuris*, infecção) Outras (aparelho locomotor, anemia, ansiedade, hipotermia, doenças da tireóide, falta de condicionamento físico, drogas)	**Taquicardias** **Bloqueios cardíacos** **Crescimentos atriais e ventriculares**
Baixa voltagem Onda de Osborne Alterações da repolarização ventricular	

NO *CHECK-UP*, NO EXAME CLÍNICO PARA ADMISSÃO, RISCO CIRÚRGICO

Tentar surpreender sinais eletrocardiográficos de um diagnóstico positivo ou cicatriz de processos não revelados no exame clínico

Diagnóstico Clínico	*ECG*
Doenças sistêmicas (da tireóide, dos rins, distúrbios dos eletrólitos, malignidade), drogas	**Distúrbios de ritmo e da condução** **Alterações de ST–T** **Sinais de fibrose miocárdica**

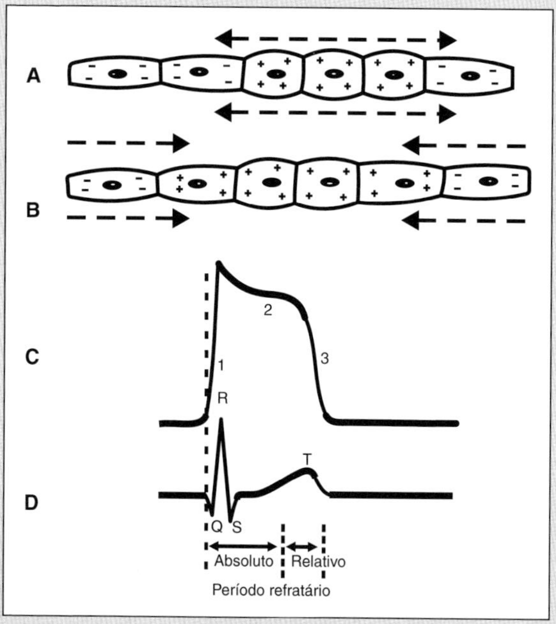

Fig. 1-1. Células miocárdicas. (**A**) Despolarização. (**B**) Repolarização. (**C**) Potencial de ação. (**D**) ECG.

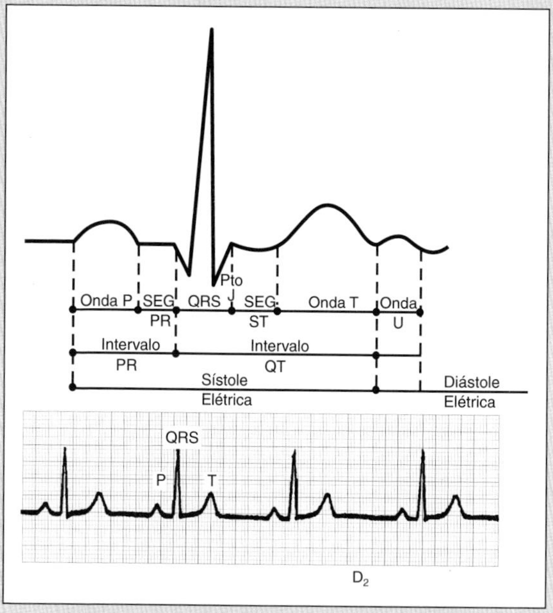

Fig. 1-2. Ciclo cardíaco elétrico (ondas, segmentos e intervalos).

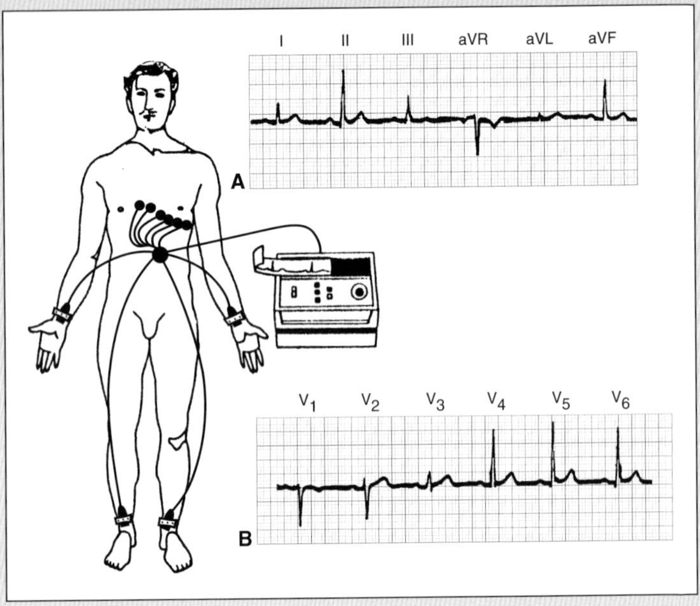

Fig. 1-3. ECG – derivações periféricas (D_1, D_2, D_3, aVR, aVL, aVF) e precordiais (V_1 a V_6).

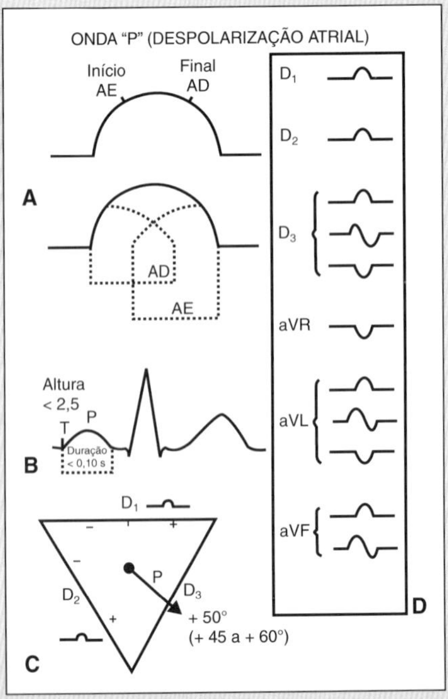

Fig. 1-4. Onda P.
(**A**) Morfologia.
(**B**) Duração, amplitude.
(**C**) Eixo elétrico.
(**D**) Polaridades da onda P em cada derivação.

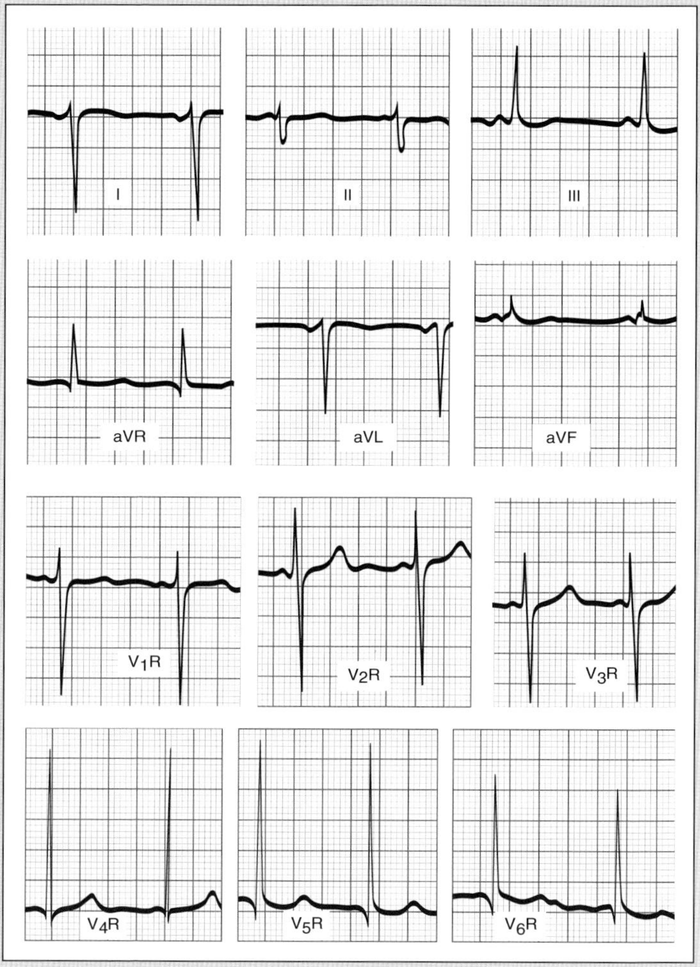

Fig. 1-5. Onda P e QRS negativos em D_1, QRS positivo em aVR. Derivações precordiais feitos no precórdio direito (dextrocardia).

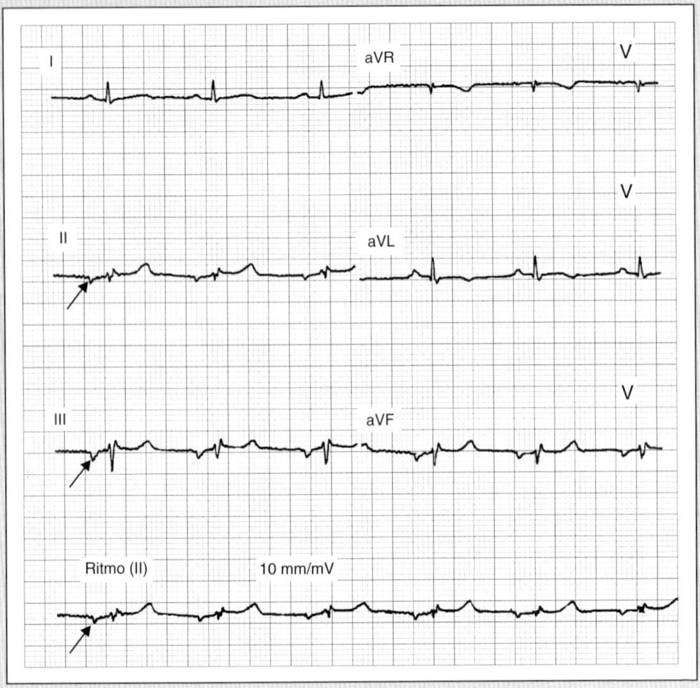

Fig. 1-6. Onda P negativa em D_2, D_3 e aVF (ritmo juncional).

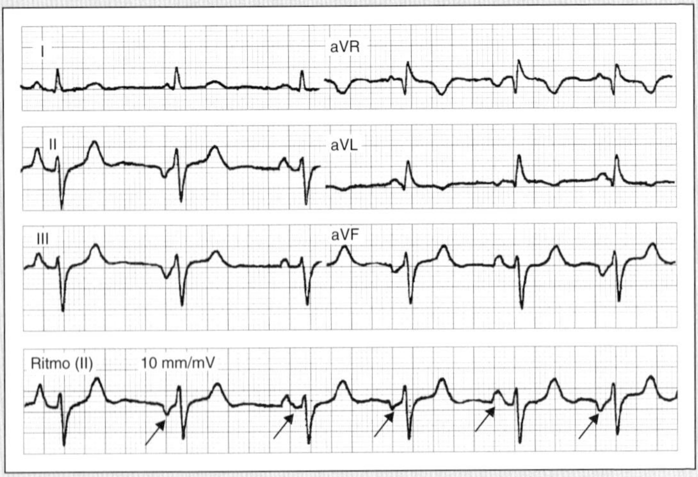

Fig. 1-7. Onda P com polaridade variável (marca-passo migratório).

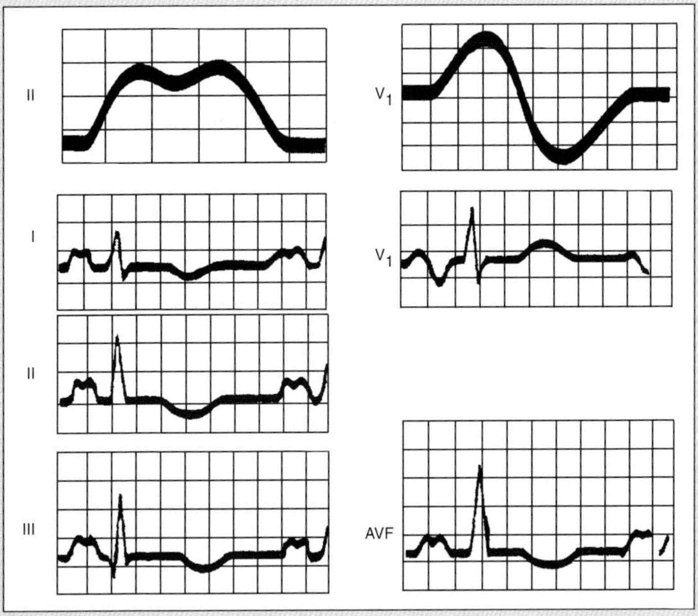

Fig. 1-8. Onda P alargada e bimodal (aumento do átrio esquerdo).

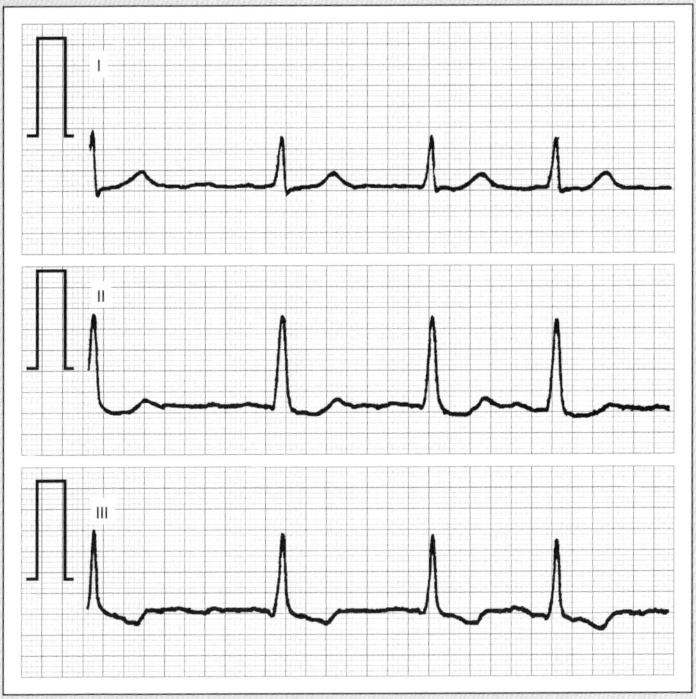

Fig. 1-9. Ausência de onda P (fibrilação atrial). (Milivolt aumentado).

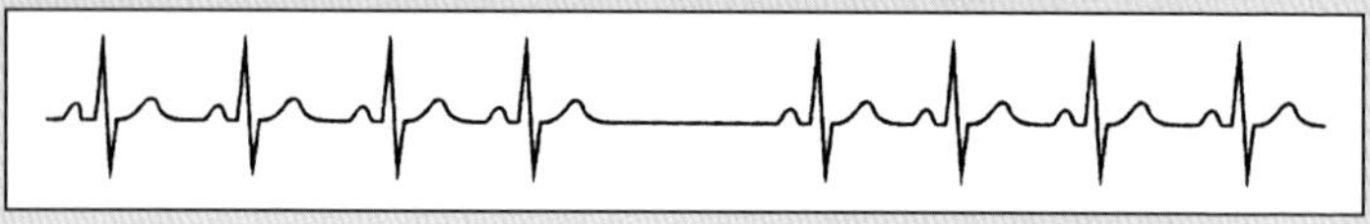

Fig. 1-10. Ausência de um ciclo: P, QRS e T (bloqueio sinoatrial).

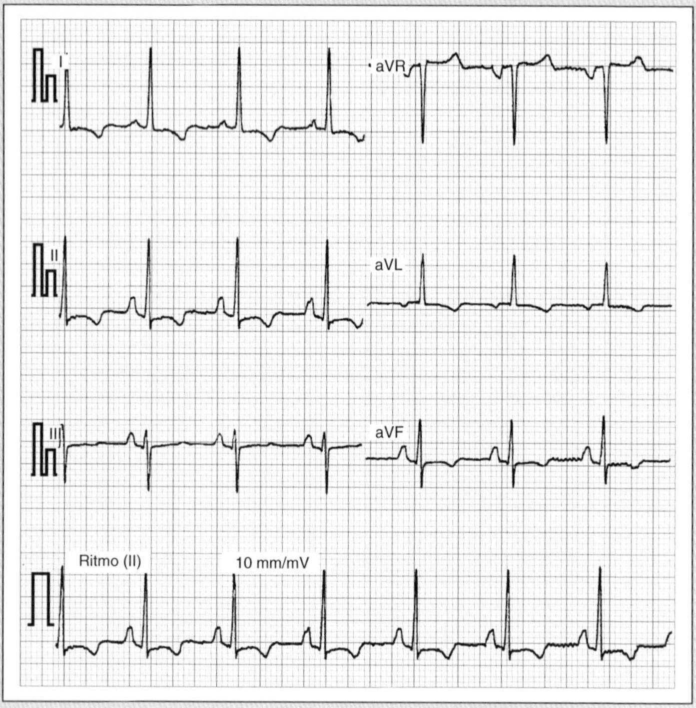

Fig. 1-11. Onda P alta e acuminada (aumento do átrio direito).

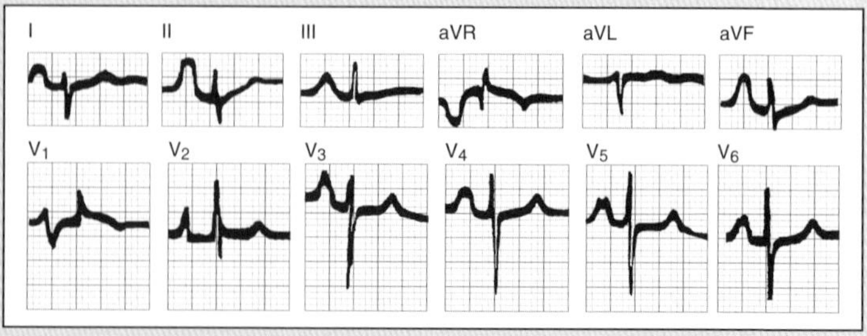

Fig. 1-12. Onda P alargada, entalhada, alta e acuminada (aumento biatrial).

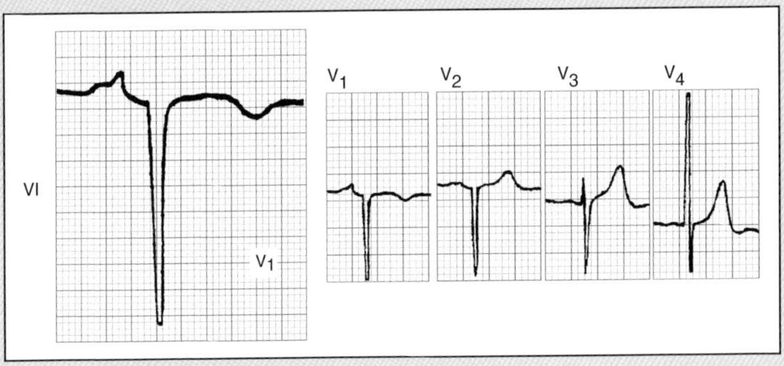

Fig. 1-13. Onda P com morfologia, arco e flecha em V_1 (ritmo de átrio esquerdo).

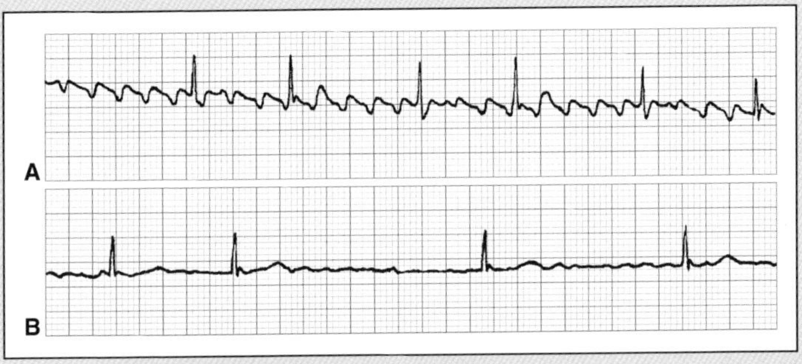

Fig. 1-14. (**A**) *Flutter* atrial. (**B**) Fibrilação atrial.

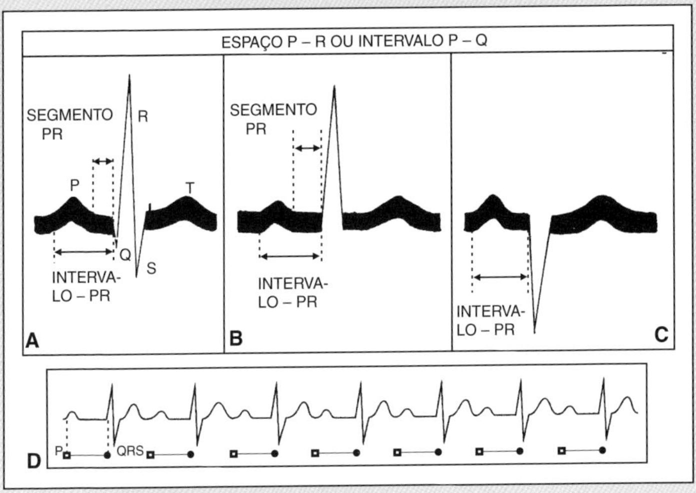

Fig. 1-15. Aumento do intervalo PR. (**A** a **C**) Como medir o intervalo PR. (**D**) Aumento do espaço PR (bloqueio AV – 1º grau); PR > 0,21 s.

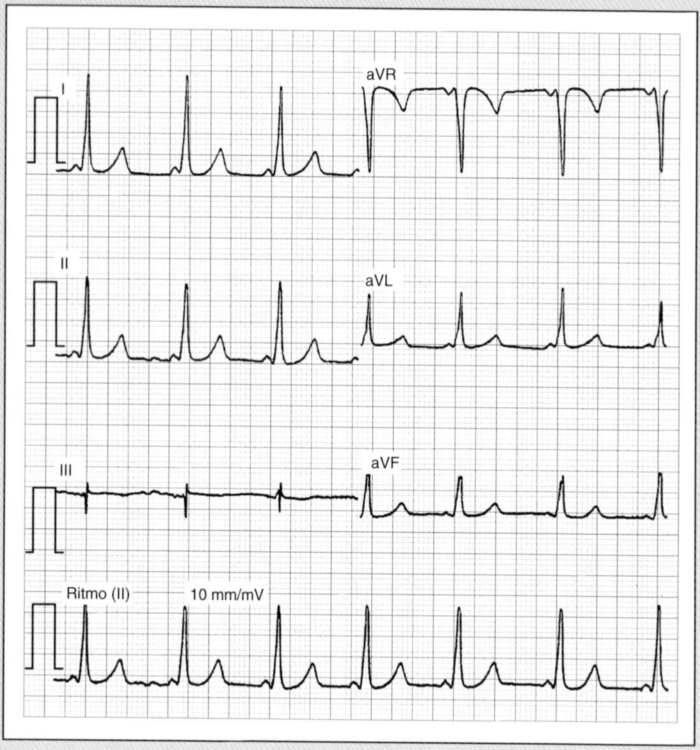

Fig. 1-16. Intervalo PR diminuído e QRS alterado (síndrome de pré-excitação ventricular).

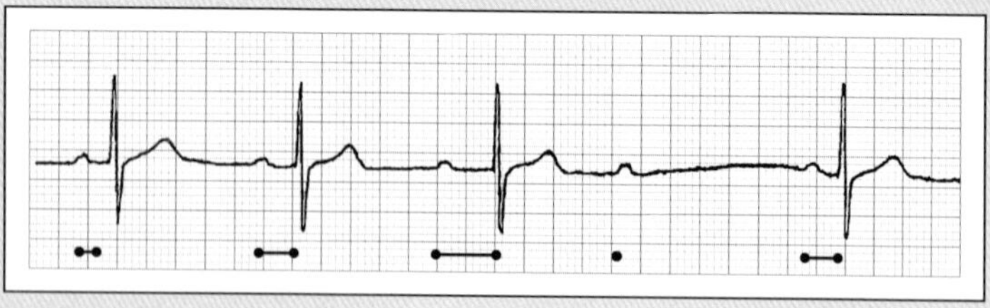

Fig. 1-17. Intervalo PR variável (bloqueio AV de 2º grau, tipo Wenckebach).

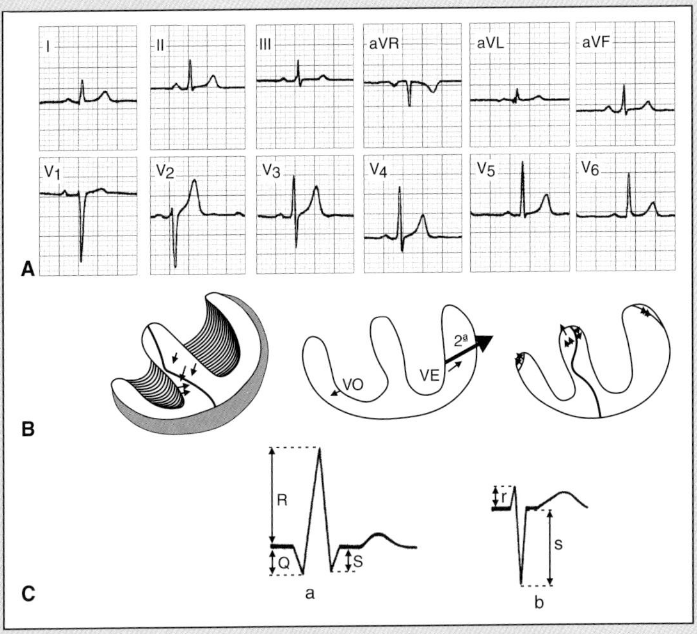

Fig. 1-18. Despolarização ventricular. (**A**) ECG: QRS normal. (**B**) Ativação ventricular (três vetores: septal, paredes livres ventriculares e dorsal). (**C**) Técnica de medida das amplitudes.

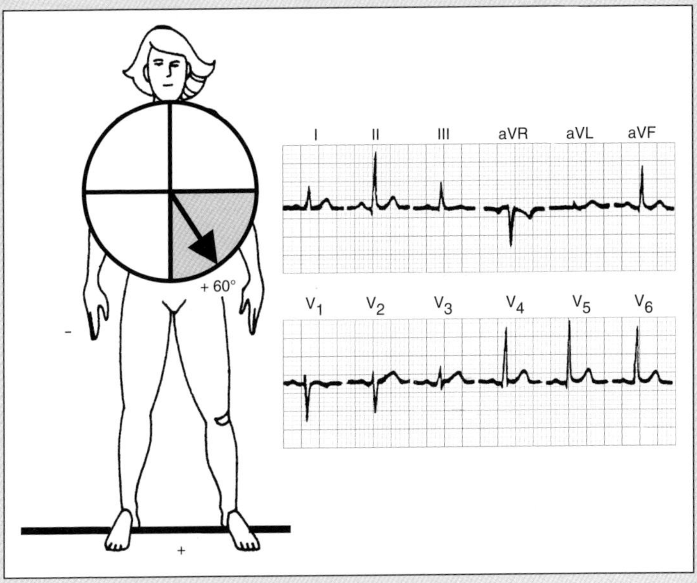

Fig. 1-19. Eixo elétrico de QRS (normal = entre 0° e +90°).

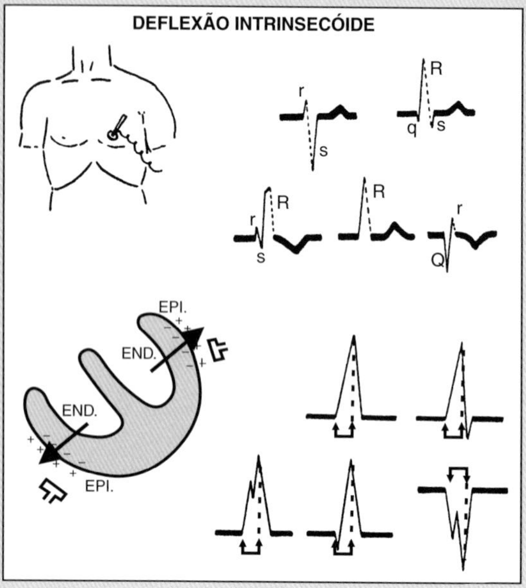

Fig. 1-20. Deflexão intrinsecóide. Vide texto.

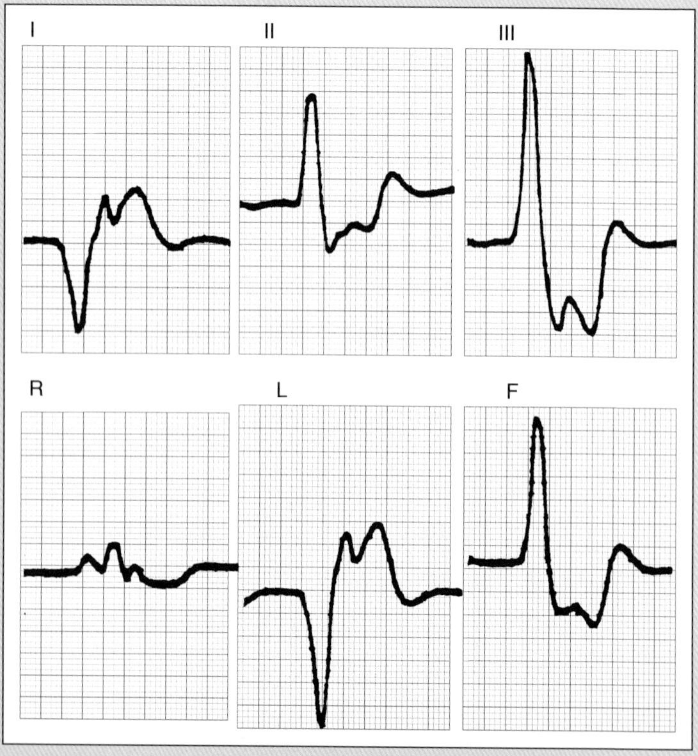

Fig. 1-21. QRS alargado. Q patológico em D_1 e aVF.

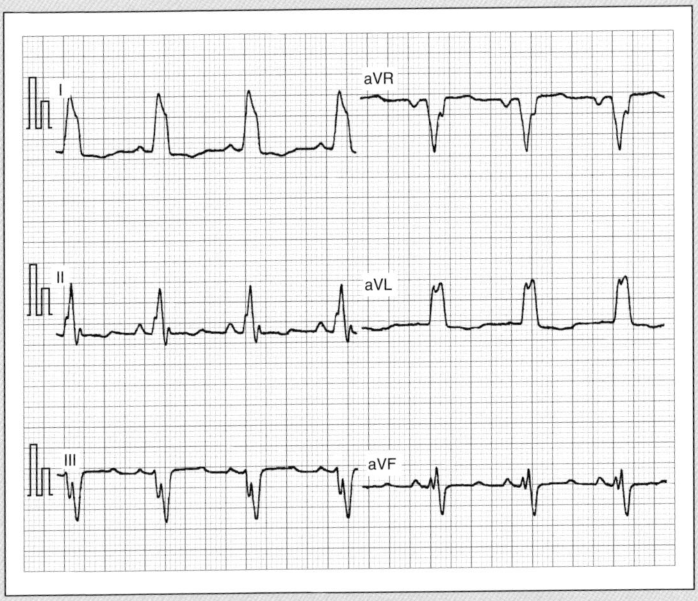

Fig. 1-22. Espessamento de todo QRS (bloqueio de ramo esquerdo, 3º grau).

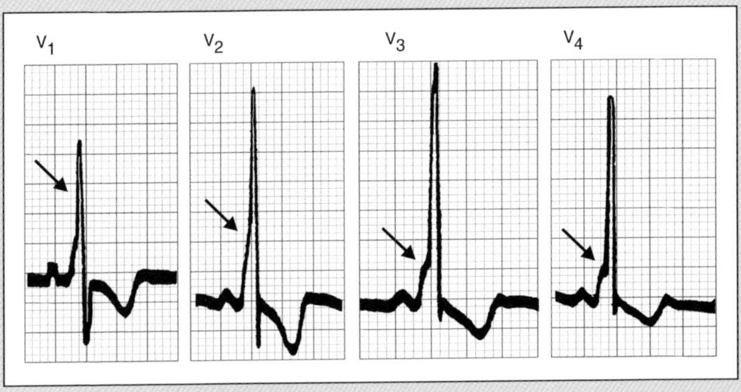

Fig. 1-23. Onda delta: espessamento inicial do ramo ascendente de R (WPW).

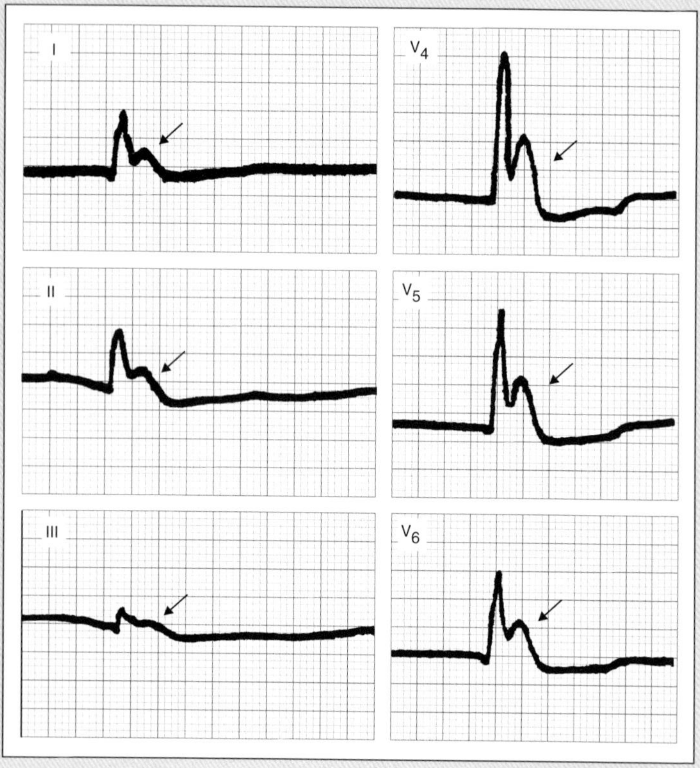

Fig. 1-24. Onda de Osborne: entalhe no ramo descendente de R.

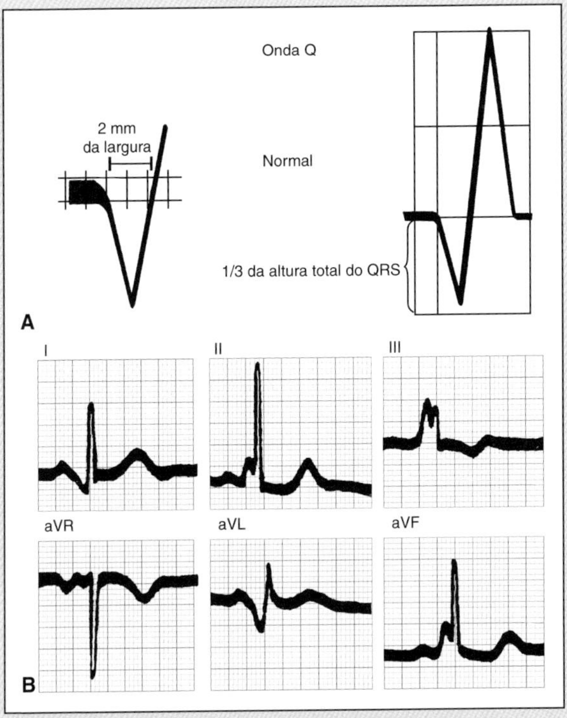

Fig. 1-25. (**A**) Onda Q normal. (**B**) Onda Q patológica. Vide texto.

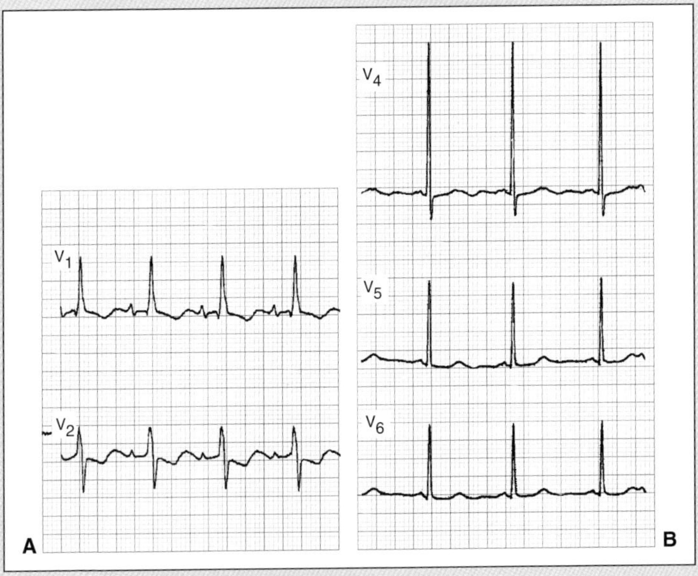

Fig. 1-26. QRS. (**A**) QRS com positividade dominante em V_1, V_2 (HVD). (**B**) QRS dominante em V_4, V_5, V_6 (HVE).

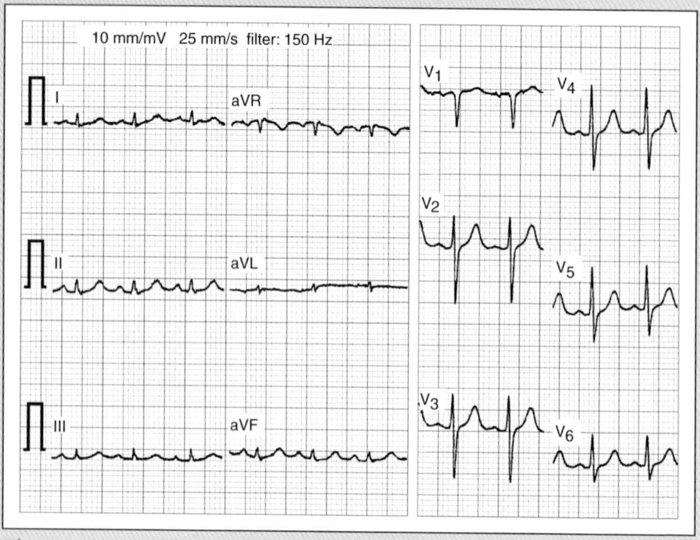

Fig. 1-27. QRS de baixa voltagem nas derivações periféricas (< 5 mm).

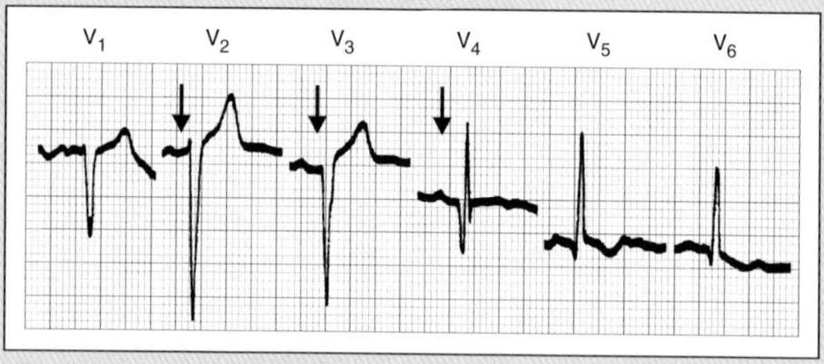

Fig. 1-28. R diminuindo da direita para a esquerda nas derivações precordiais (fibrose anterior).

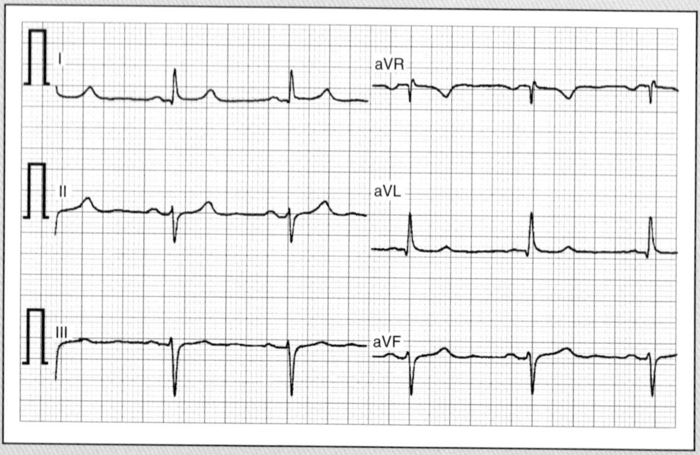

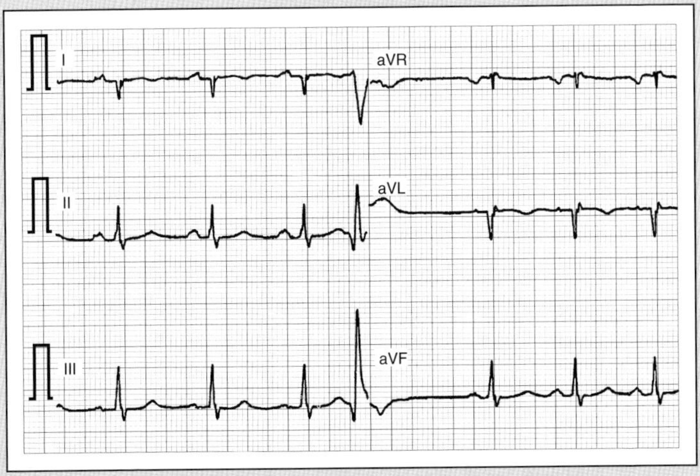

Fig. 1-30. Desvio de âQRS para a direita (+100°). (Extra-sístole ventricular).

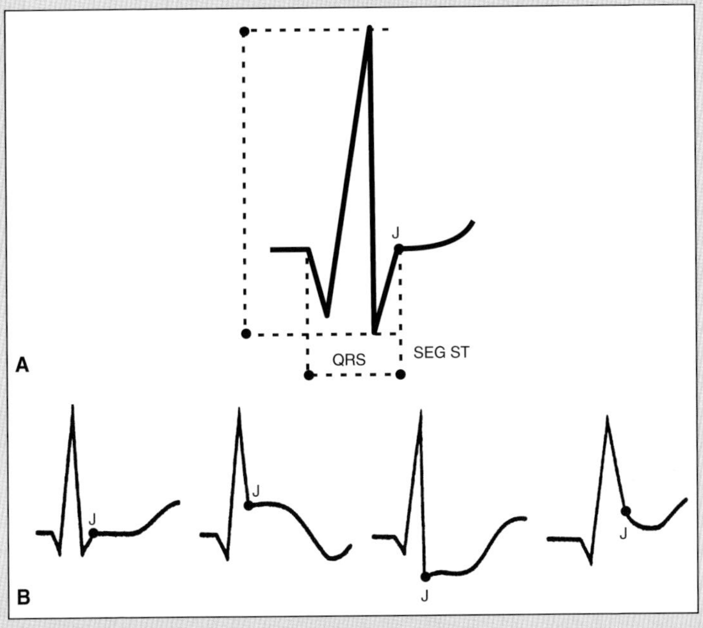

Fig. 1-31. Ponto J. (**A**) Normal. (**B**) Desnivelado.

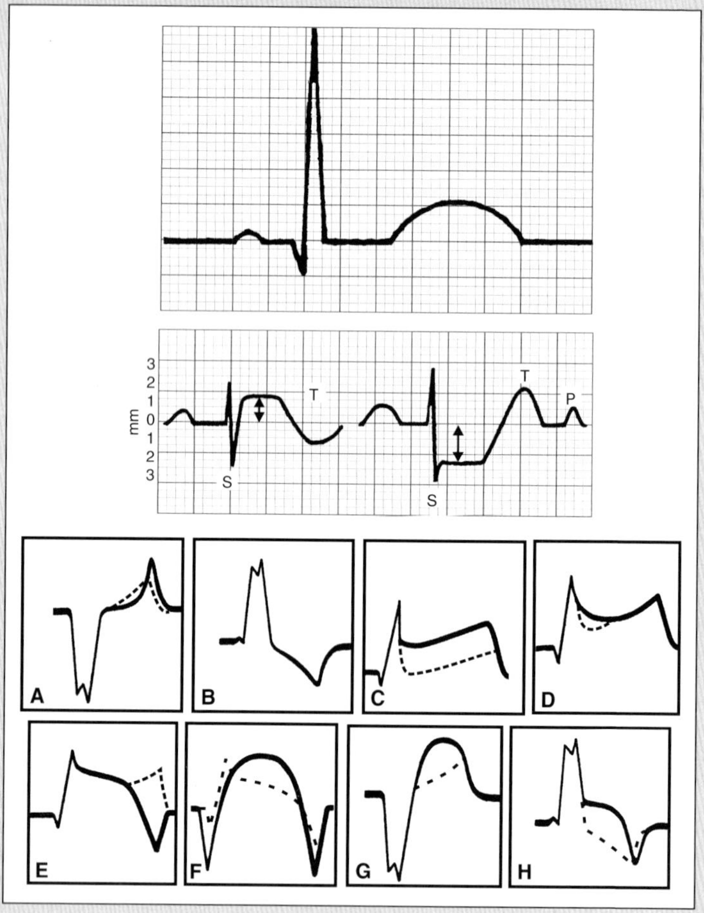

Fig. 1-32. Segmento ST. Normal e patológico. Vide texto.

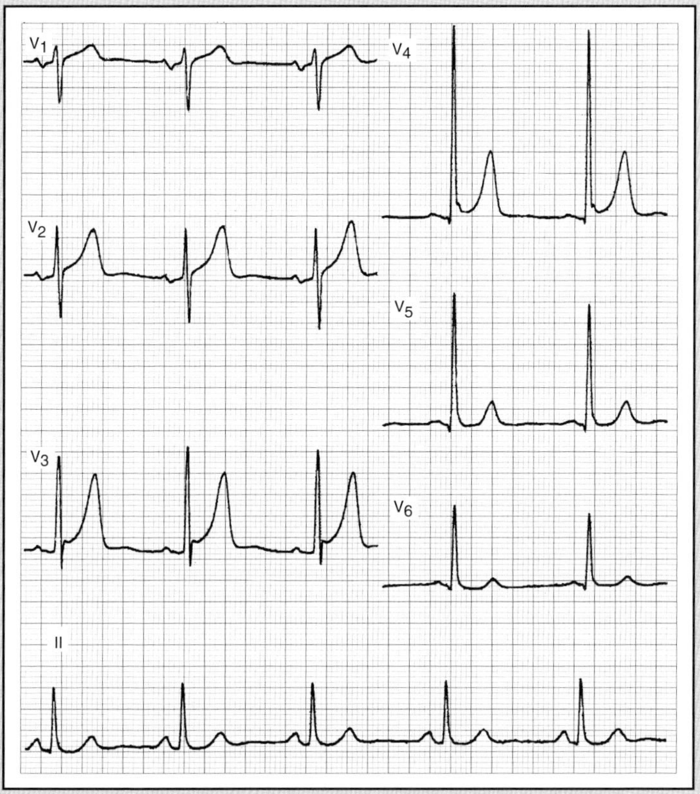

Fig. 1-33. ST côncavo e supradesnivelado, T amplo e pontiagudo (repolarização precoce).

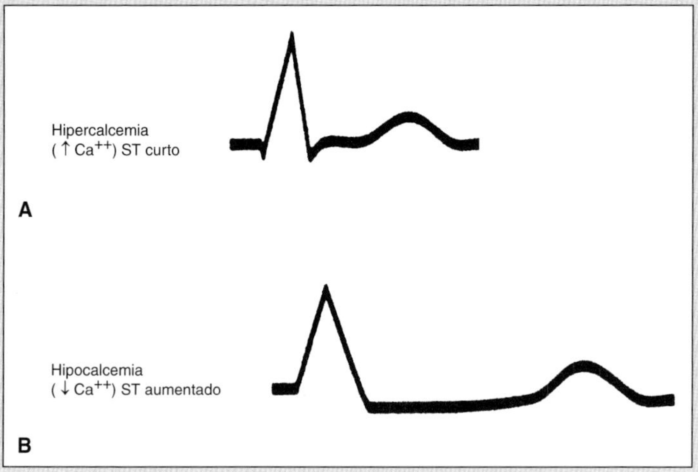

Fig. 1-34. Segmento ST. (**A**) Diminuído (hipercalcemia). (**B**) Aumentado (hipocalcemia).

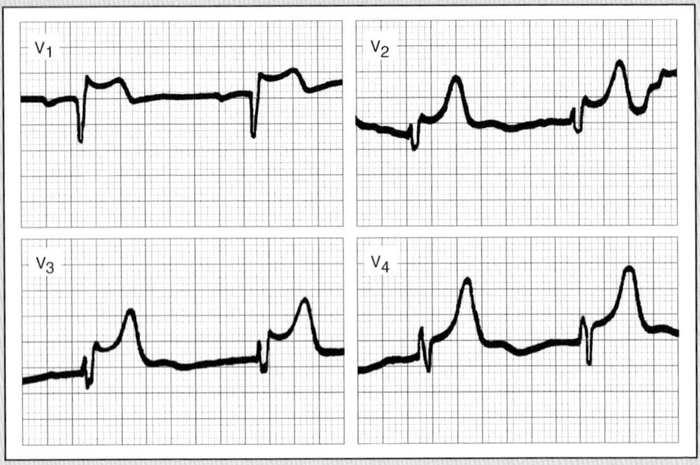

Fig. 1-35. ST supradesnivelado em V_1, V_2 e V_3 (injúria-isquemia ântero-septal).

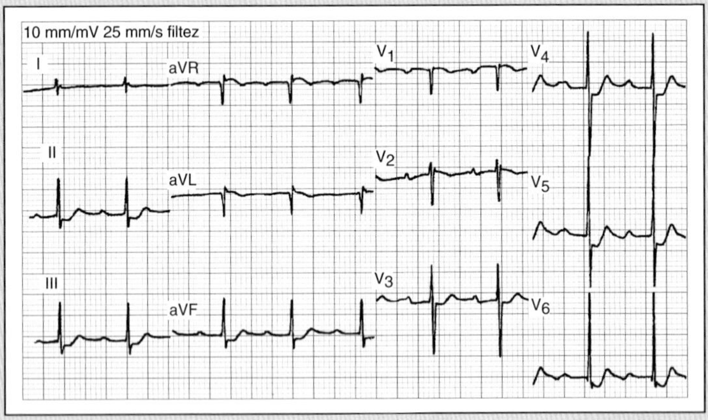

Fig. 1-36. ST infradesnivelado em D_2, D_3, aVF, V_3, V_4, V_5 e V_6 com ST retificado (lesão subendocárdica).

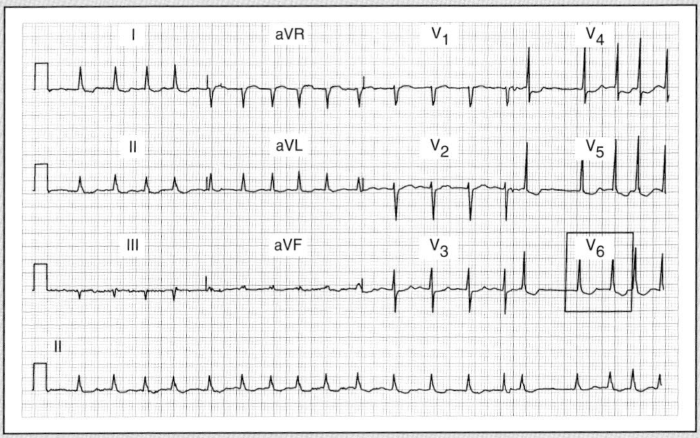

Fig. 1-37. Infradesnível côncavo de ST e QT curto (aspecto de pá de pedreiro). Ação digitálica.

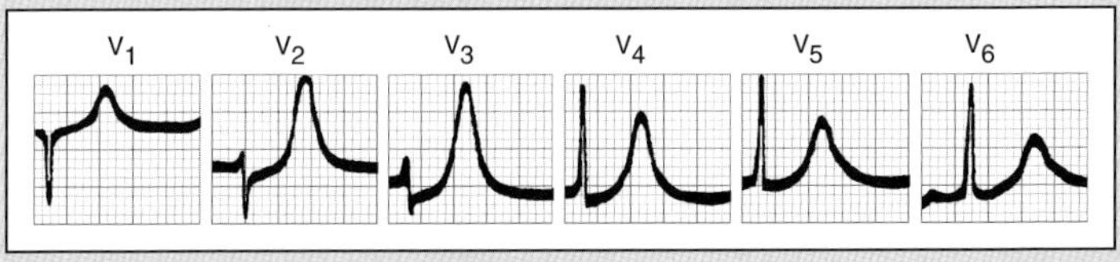

Fig. 1-38. Infradesnível de ST com T positivo e alto (lesão e isquemia dorsal).

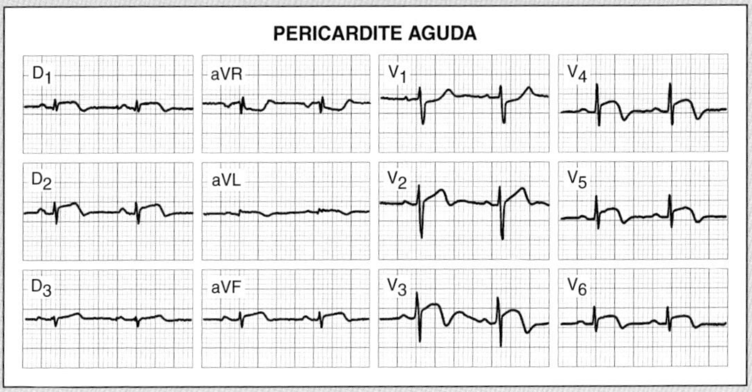

Fig. 1-39. Pericardite aguda. Na fase aguda além do supradesnível, a onda T começa a se inverter (D_1, D_2, aVF, V_3, V_4, V_5 e V_6).

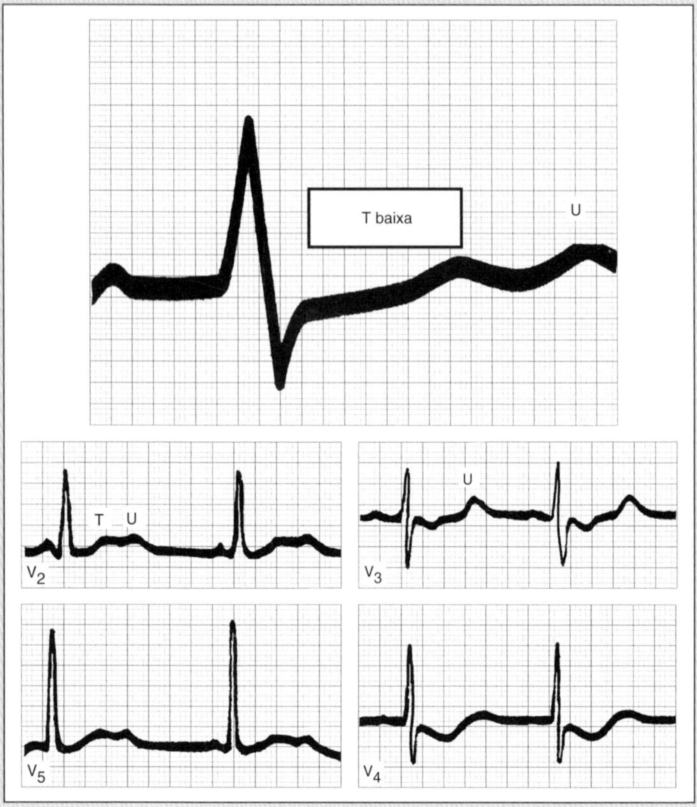

Fig. 1-40. Infradesnível de ST + T de baixa voltagem + onda U proeminente (hipopotassemia).

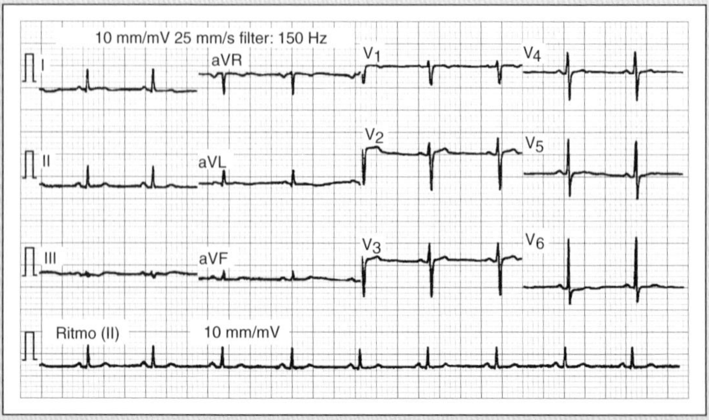

Fig. 1-41. Alterações inespecíficas da repolarização ventricular.

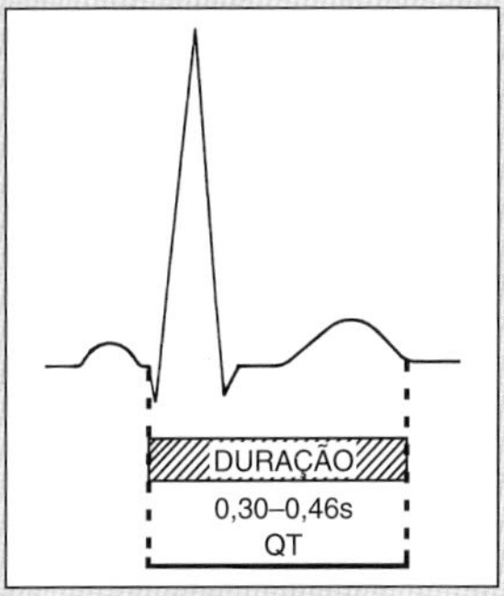

Fig. 1-42. Intervalo QT. Duração normal.

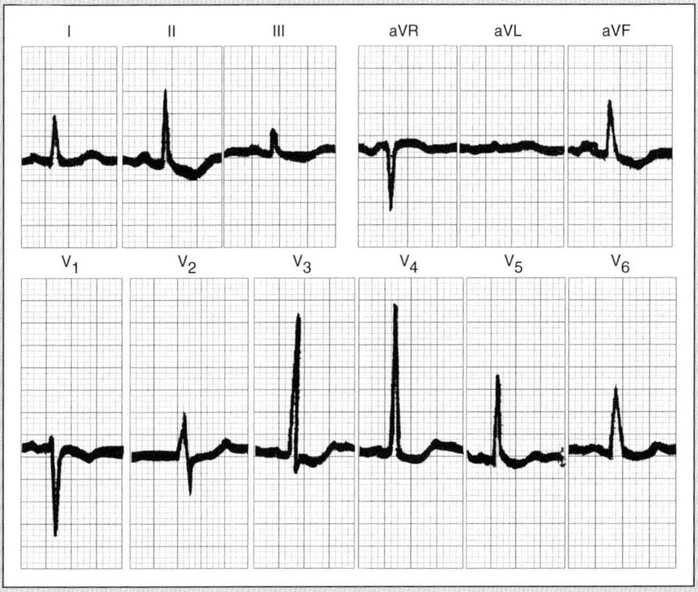

Fig. 1-43. QT curto e ST curvilíneo (digital).

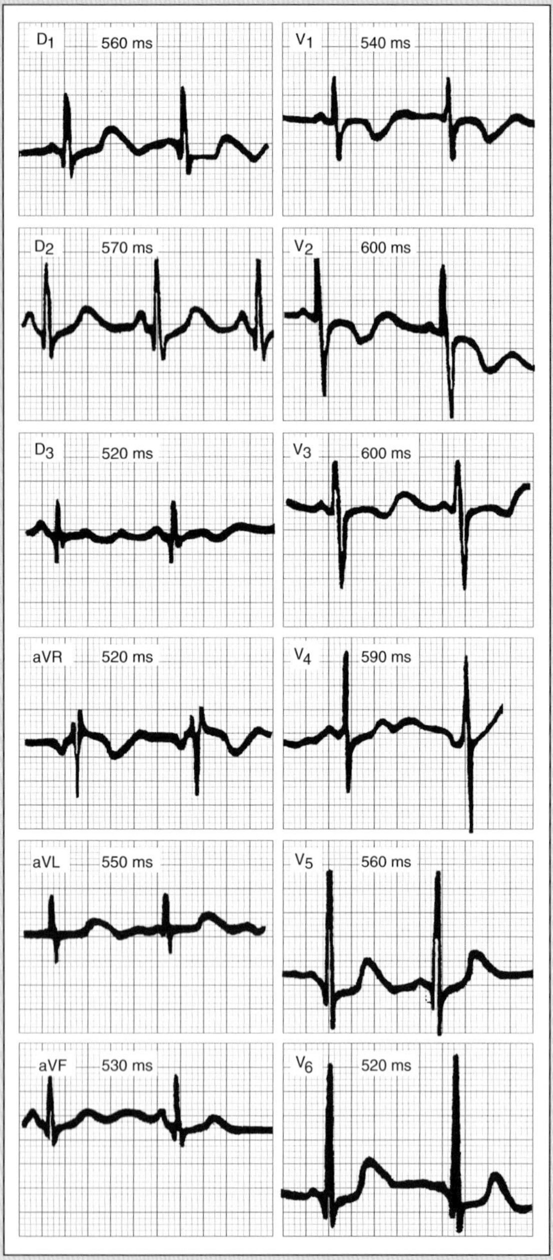

Fig. 1-44. QT com duração variável (dispersão ventricular).

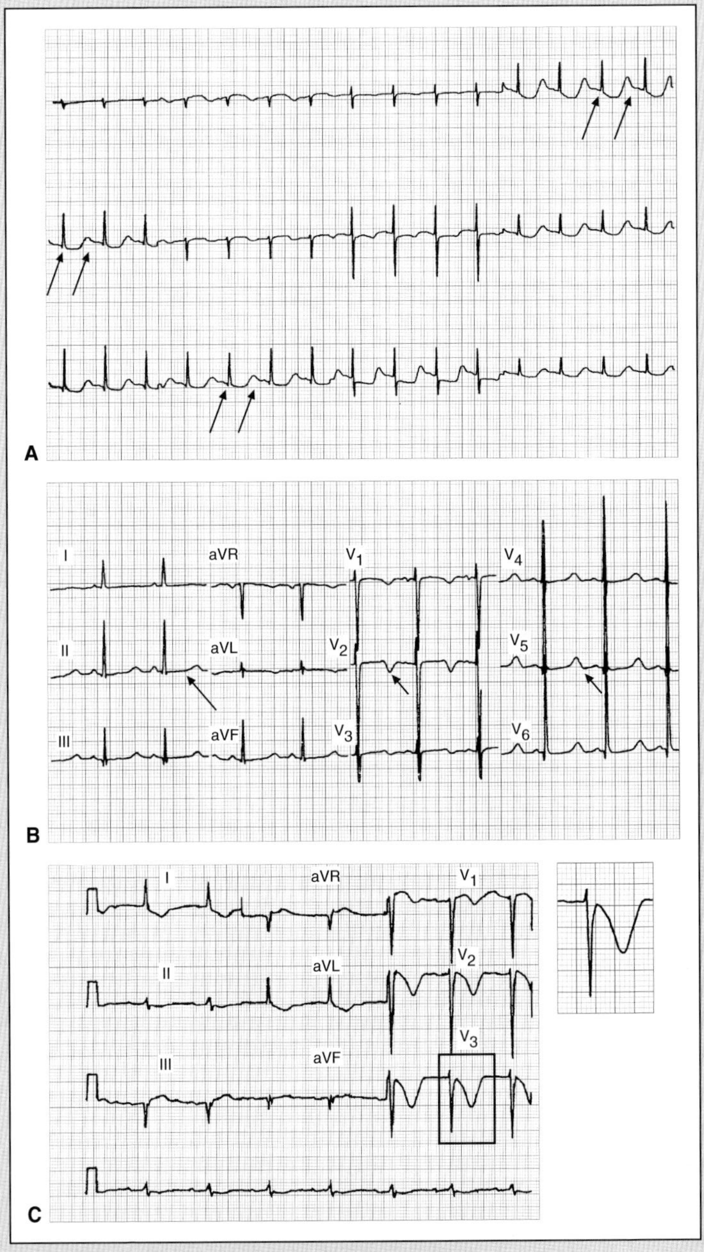

Fig. 1-45. Três casos de QT prolongado. (**A**) Digital para tratar taquicardia, desenvolveu QT longo. (**B**) QT longo com hipocalcemia. (**C**) QT prolongado por amiodarona.

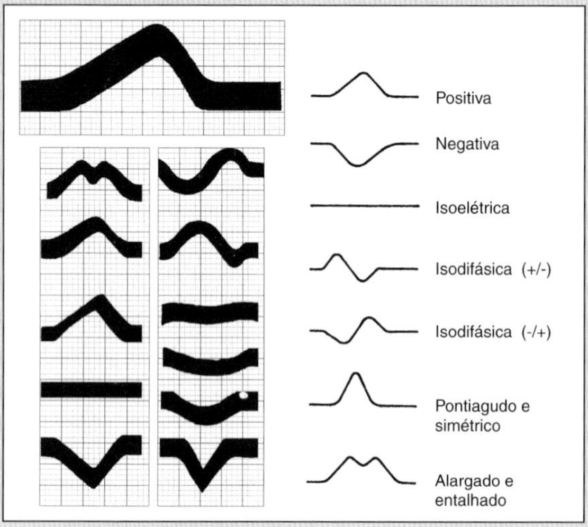

Fig. 1-46. Onda T: morfologias normal e patológica.

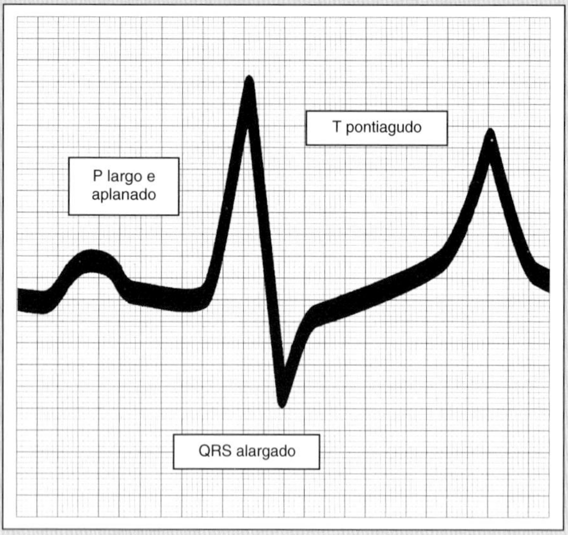

Fig. 1-47. T alto, P alargado e diminuído (hiperpotassemia).

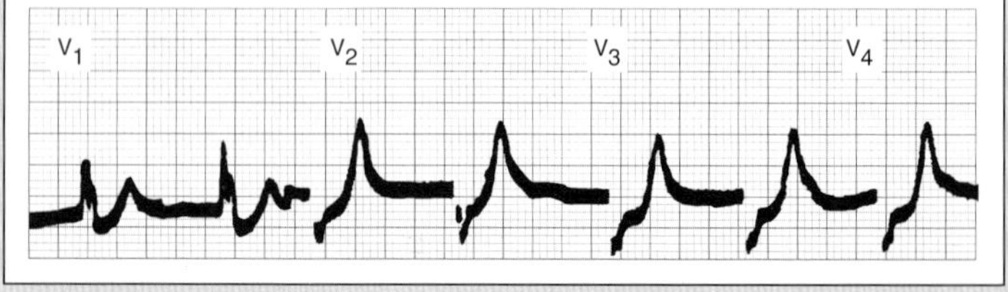

Fig. 1-48. R alto, T positivo e acuminado com ST deprimido em V_1, V_2, V_3 e V_4 (infarto dorsal agudo).

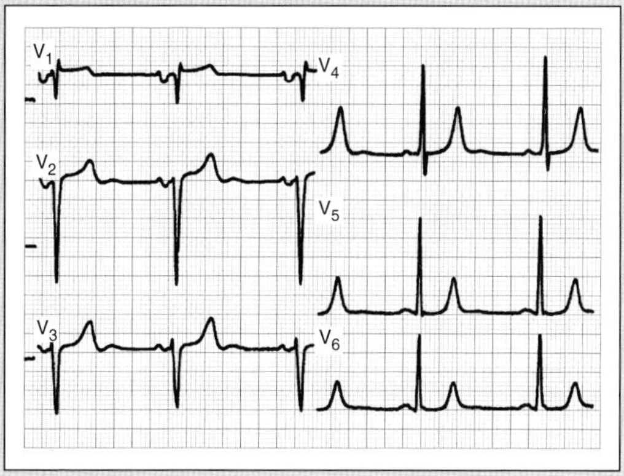

Fig. 1-49. T alto e QRS positivo no precórdio esquerdo; (HVE – sobrecarga diastólica). Aumento do átrio esquerdo.

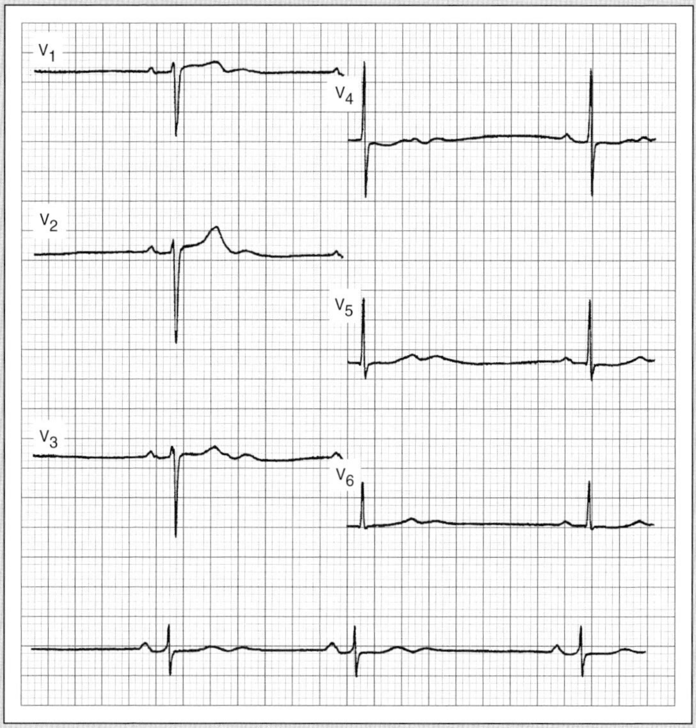

Fig. 1-50. Onda U aumentada + T baixo (hipopotassemia) + bradicardia sinusal.

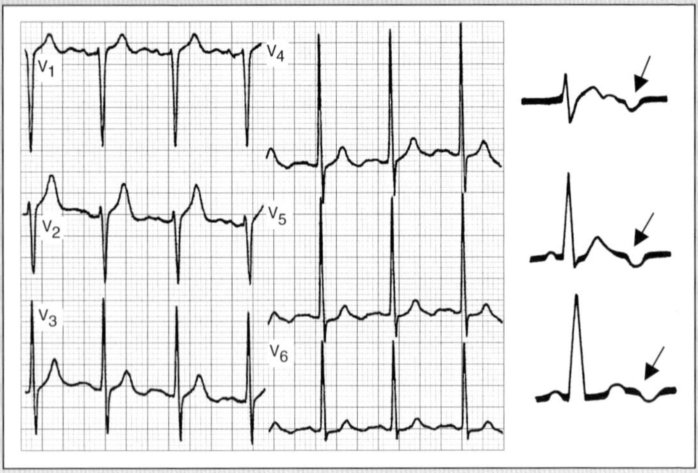

Fig. 1-51. Onda U negativa em V_4, V_5 e V_6 (HVE).

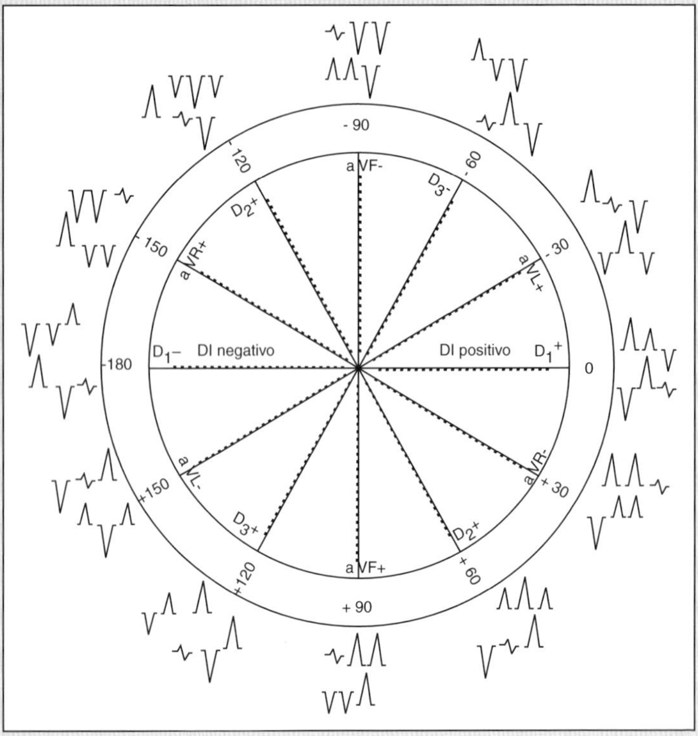

Fig. 1-52. Eixo elétrico no plano frontal (complexo isoelétrico indica vetor paralelo à derivação).

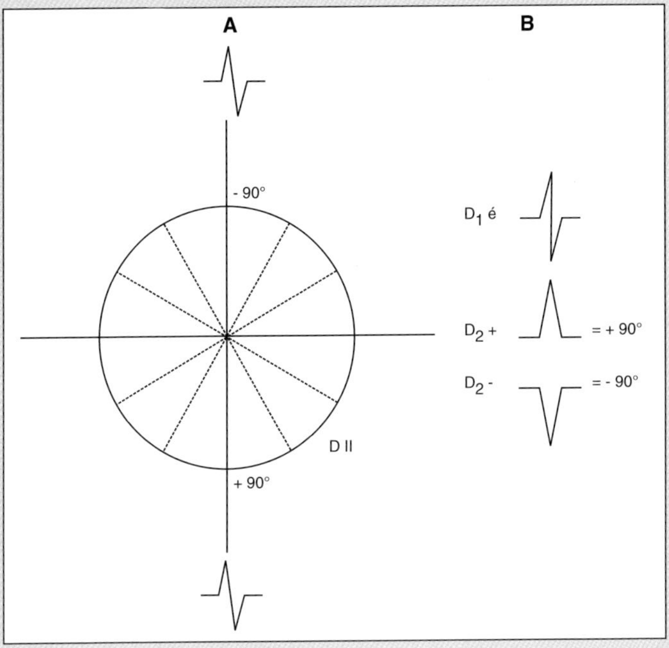

Fig. 1-53. (**A**) QRS difásico em D_1 = eixo elétrico em 90°. (**B**) Com QRS positivo em D_2 (+90°) e negativo em D_2 (-90°).

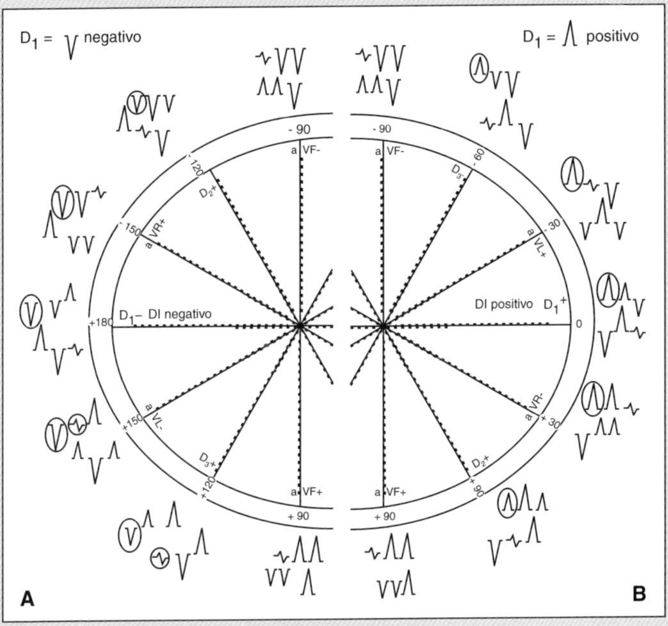

Fig. 1-54. Complexo em D_1 positivo (eixo aponta para a esquerda), negativo (aponta para a direita).

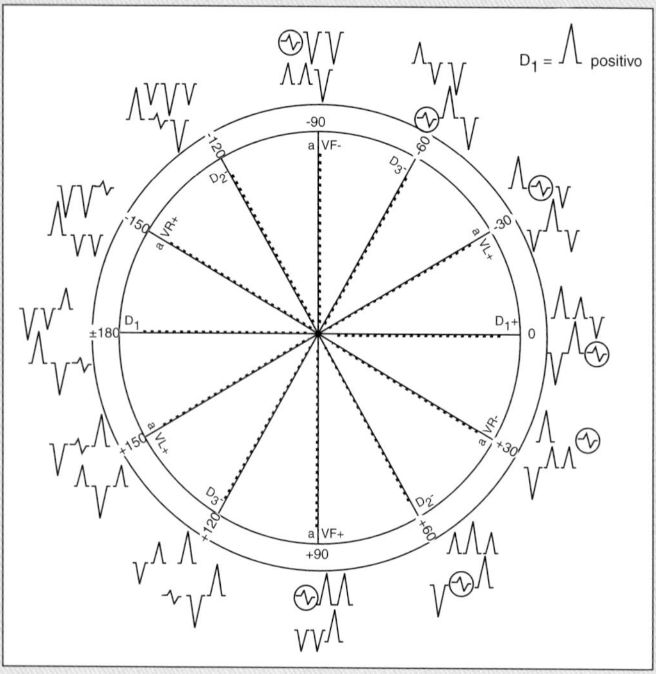

Fig. 1-55. QRS positivo em D_1 e difásico em outras posições: D_2 = -30°; D_3 = +30°; aVR = -60°; aVL = +60°; aVF = 0°.

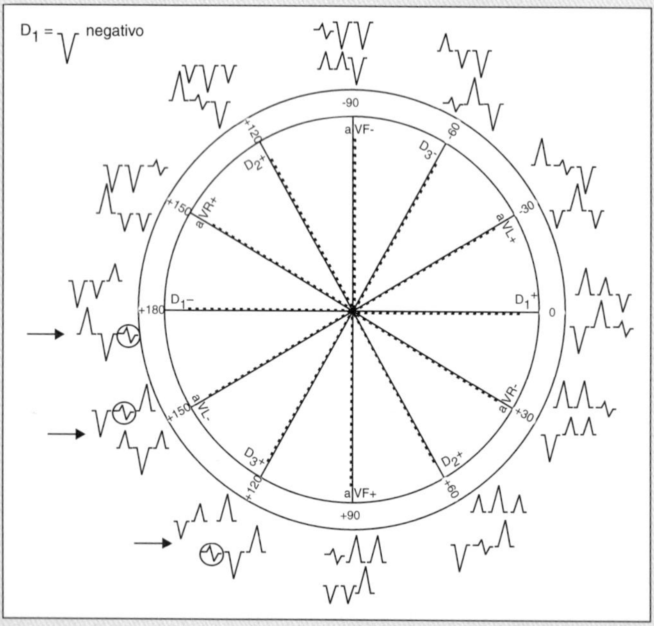

Fig. 1-56. QRS negativo em D_1 e difásico em outras posições: aVR = +120°, D_2 = +150° e D_3= ± 180°.

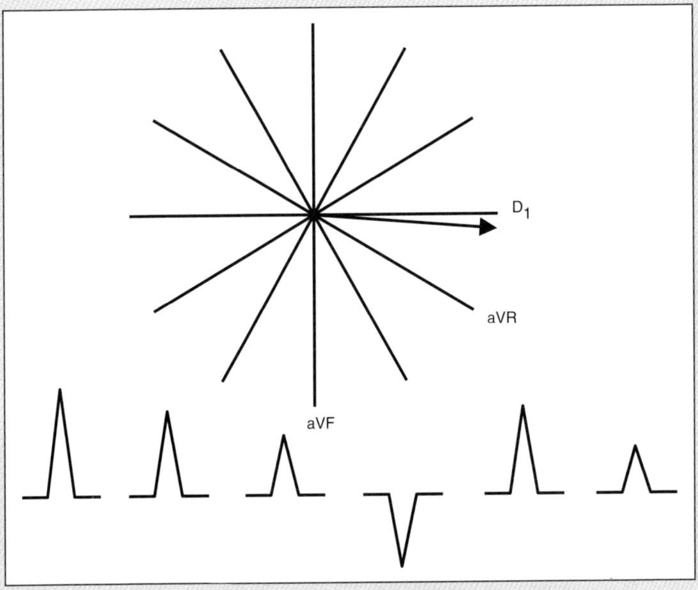

Fig. 1-57. Outro modelo para indicar o eixo elétrico: na ausência de difasismo, procurar a derivação com maior deflexão = o eixo está paralelo à derivação.

CAPÍTULO 2

Ritmos Cardíacos Sinusais

Diagnosticar um ritmo cardíaco é simples quando se identifica preliminarmente:

a) A onda P.
b) O relacionamento entre P e QRS.
c) A morfologia de QRS.
d) Ritmo regular ou irregular.

Primeira conclusão:

Onda P positiva em D_1 e D_2, separada por um espaço constante (0,12 s–0,21 s) de um QRS estreito (0,06 s a 0,10 s), significa ritmo sinusal (normal).

Qualquer alteração nesta seqüência e/ou no aspecto das ondas e dos intervalos identifica um ritmo anormal.

Qual?

Recordemos que há duas variedades principais de ritmos cardíacos:

a) Sinusais e
b) Ectópicos (este será objeto do Capítulo 3).

RITMOS SINUSAIS

A cadência das contrações do coração é comandada pelo automatismo do nódulo sinoatrial (fisiologicamente o mais rápido) o qual é influenciado pelo sistema neurovegetativo e pelos reflexos oriundos dos pulmões.

Normal

Seqüência regular dos ciclos cardíacos com ondas (P–QRS–T) e intervalos (PR–QRS–QT) normais (Fig. 2-1).

Freqüência: 60 a 100 bpm.

Para definir a freqüência cardíaca pelo ECG com velocidade usual de 25 mm/s (cujo papel quadriculado é dividido em segundos) basta dividir a cifra 1.500 (resultado de uma regra de três partindo de 1 min = 60 s) pelo número de quadradinhos entre dois ciclos.

Exemplo: distância P–P ou R–R = 20 quadradinhos
1.500 ÷ 20 = 75 bpm.

Numa visão rápida do traçado, pode-se também diagnosticar bradicardia ou taquicardia do seguinte modo: intervalo entre dois ciclos cardíacos menor que três quadrados grandes = taquicardia; e maior que cinco = bradicardia (Fig. 2-2), porque 3 quadrados equivalem a 100 bpm e 5 quadrados a 60 bpm.

Característica:

Onda P é sempre positiva em D_1 e D_2, negativa em aVR.

Intervalo PR	0,12 s–0,21 s
QRS	0,06 s–0,10 s
Plano frontal (Fig. 2-3)	Eixo elétrico entre 0° e +90° (excepcionalmente -30° e +110°)
Plano horizontal	QRS com transição (complexos isodifásicos) em V_3–V_4
Deflexão intrinsecóide (tempo de ativação ventricular) (Fig. 1-20 no Capítulo 1)	Precórdio direito: < 0,035 s Precórdio esquerdo: < 0,045 s
Segmento ST	Isoelétrico com variação de: 1 mm (periféricas) 2 mm (precordiais)
Onda T	Positiva: D_1 e D_2, V_5 a V_6 Negativa: âVR, V_1, V_2 Variáveis nas outras derivações Amplitude: 5 mm (periféricas): < 10 mm (precordiais)
Espaço QT	0,30 s a 0,46 s
QT corrigido (QTc)	Várias fórmulas: Ashman, Bazett, Taran

A duração do intervalo QT sofre a influência de vários fatores: freqüência cardíaca, idade, sexo, variações autonômicas e circadianas; para obviar estas variáveis foram idealizadas fórmulas de correção (Bazett, Taran, Ashman, Cornell etc.).

A mais usada tem sido a de Bazett que divide QT pela raiz quadrada da distância RR.

$$(QTc = QT\sqrt{RR})$$

Recentemente, pesquisadores da Universidade de Cornell empregaram um modelo de regressão linear (QT l c = QT + 0,154) com resultados mais sensíveis.

Variantes da normalidade

Onda T alta	Repolarização precoce (Fig. 2-4)
ST com cavidade para cima supradesnivelado (elevação do ponto J), geralmente de V_2 a V_5	
Onda T negativa e não-simétrica de V_1 a V_3, ocasionalmente V_4	Padrão juvenil (Fig. 2-5)
	Menopausa (Fig. 2-6)
Elevação de ST nas precordiais	
Achatamento ou inversão de T acompanhados de bradicardia sinusal acentuada	Coração de atleta
Inversão da onda T nas derivações precordiais de V_1 a V_4, em pessoas da raça negra	Padrão normal em alguns indivíduos da raça negra

Patológico

Os ritmos sinusais podem ser:

Taquicárdicos: Freqüência > 100 bpm (Fig. 2-7).

Bradicárdicos: Freqüência < 60 bpm (Fig. 2-8).

Arrítmicos: Variação entre os ciclos cardíacos > 0,16 s entre o maior e o menor intervalo P–P (Fig. 2-9).

Parada sinusal ou pausa sinusal prolongada

Representa uma dificuldade do nódulo sinoatrial em gerar ou transmitir o impulso cardíaco, provocado pelo aumento do tônus vagal. Geralmente transitório; aparece pós-taquicardia, junto a bloqueio SA e outros estados que influenciam o sistema vagal. É terminada com o restabelecimento do ritmo sinusal. Seus sintomas dependem da duração da **pausa**.

O ECG revela ausência de vários ciclos cardíacos, nunca múltiplos da distância P–P básica (Fig. 2-10).

Síndrome do nódulo sinoatrial

Pode ser assintomática ou exteriorizada por múltiplos aspectos clínicos antagônicos, daí sua sinonímia como síndrome taquicardia–bradicardia. É explicada por uma disfunção do nódulo sinusal associada também a defeitos de condução em vários tecidos especializados do coração.

Essa síndrome merece uma reflexão especial porque sendo originária na disfunção do nódulo sinusal apresenta-se na clínica com uma repercussão caleidoscópica que abrange desde simples bradicardias inexplicadas até taquicardias juncionais, passando por pausas sinusais prolongadas e vários batimentos de escape. É uma desordem que se instala em diferentes doenças cardíacas. O paciente pode apresentar-se assintomático ou revelar as conseqüências dos distúrbios rítmicos criados, onde se destaca a associação de episódios alternados de taquiarritmias e bradicardias.

O ECG permite diagnosticar essa síndrome na presença de:

- Bradicardia sinusal acentuada sem causa aparente.
- Parada sinusal com escapes juncionais.
- Mudanças súbitas na freqüência cardíaca.
- Pausas prolongadas pós-extra-sístoles ou taquiarritmias atriais.
- Braditaquicardia (Fig. 2-11).
- Ritmos de escape transitórios.
- Taquicardia atrial com batimentos-escapes juncionais.
- Bloqueio sinoatrial.
- Fibrilação atrial paroxística ou crônica com resposta ventricular lenta.
- Taquicardia juncional.
- Alterações do sistema de condução (bloqueios AV, de ramos e sub-ramos).

O ECG contínuo (Holter) é uma boa medida, e o mapeamento eletrofisiológico, quando acessível, fortalece o diagnóstico (Fig. 2-12) e orienta melhor a terapêutica:

- Remover qualquer causa identificada se possível, inclusive suspender drogas arritmogênicas.
- Verificar se a doença sinoatrial é localizada ou se todo o sistema de condução está comprometido.
- Continuando sintomático, impõe-se a implantação de marca-passo artificial adequado ao caso.

O prognóstico dessa desordem depende da doença subjacente (vide mais adiante).

ATENÇÃO

Os casos assintomáticos não necessitam de tratamento; nos sintomáticos graves considerar o emprego de marca-passo artificial.

LEMBRAR

- *Taquicardia sinusal deve ser diferenciada de outros ritmos rápidos com QRS estreito (atrial, nodal, flutter e fibrilação, síndrome do nó sinusal), porque não há terapêutica específica; deve ser tratada a causa.*
- *Bradicardia sinusal raramente está abaixo de 40 bpm; é considerada normal nos atletas. Bradicardias acentuadas favorecem o aparecimento de escapes (um batimento ou um ritmo-escape).*

Diagnóstico Clínico	***Etiologia***
Taquicardia sinusal (Freqüência: > 100 bpm) Características morfológicas e duração de ondas e dos intervalos iguais ao sinusal. Discreto aumento da amplitude de P e diminuição de PR	Exercício Ansiedade Febre Anemia Dor Hipovolemia Hipertireoidismo Embolia pulmonar aguda Insuficiência cardíaca Miocardite Fase aguda do infarto do miocárdio Fístula AV Drogas (adrenalina, atropina, salbutamol, cafeína)
Bradicardia sinusal (Padrão sinusal com freqüência < 60 bpm)	Hipertonia vagal Aumento da pressão intracraniana Síndrome do nó sinusal Icterícia obstrutiva Uremia Mixedema Hipotermia Hiperpotassemia Infarto inferior Drogas (betabloqueador, digital) Atletas
Arritmia sinusal (Variação > 0,16 s entre o maior e o menor dos intervalos R–R)	Respiratória: quando a arritmia acelera (90 bpm) e desacelera (60 bpm) com a respiração Vagal: quando há acentuada irregularidade do ritmo sinusal sem interferência da respiração

Diagnóstico Clínico	*Etiologia*
Pausa sinusal prolongada ou parada cardíaca Distância PP aumentada: 1,6 s -2 s e não múltipla de ritmo básico, para diferenciá-la do bloqueio SA	Disfunção do nódulo SA Estimulação vagal Hiperpotassemia Doença miocárdica Drogas
Dextrocardia (imagem em espelho do coração) Diagnóstico: D_1 e aVL com todas as ondas negativas (P–QRS–T)	Malformação congênita (*situs inversus*) Nódulo sinoatrial permanece no átrio direito que está dextroposto
Derivações precordiais mostram inversão na progressão do QRS, isto é, R diminui de V_1 para V_6 (ao contrário do normal)	Infarto anterior Dextrocardia
Síndrome do nódulo sinoatrial (Bradi-taqui, bloqueio sinoatrial, fibrilacão atrial com bradicardia, ritmos juncionais – parada sinusal prolongada)	Intrínsecas: processos degenerativos (idade), inflamatórios (miopericardite), isquêmicos (coronariopatas), infiltrativos (amiloidose, hemocromatose, tumores), colagenoses (lúpus, escleroderma), neuromusculares (distrofias miotônicas, etc.) malformações congênitas Extrínsecas: antiarrítmicos, betabloqueadores, inibidores da ECA, *litium*, cimetidina, hidantoína; distúrbios eletrolíticos, endócrinos, icterícia obstrutiva

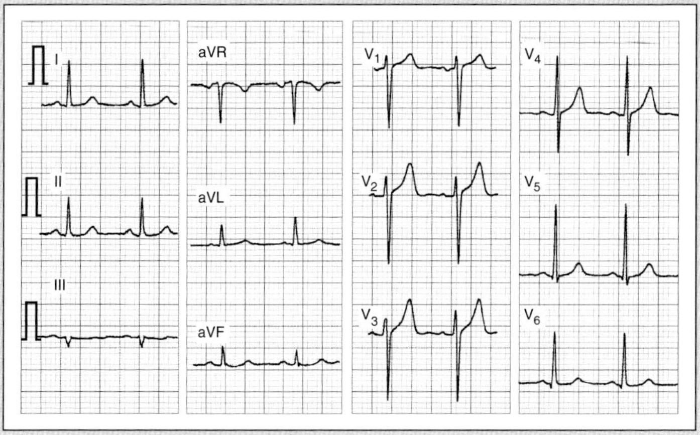

Fig. 2-1. Ondas e intervalos normais.

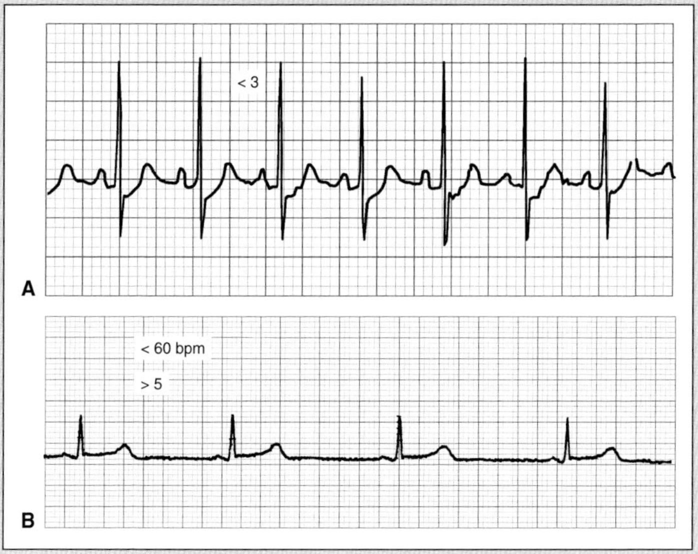

Fig. 2-2. (**A**) Taquicardia sinusal. Intervalo R–R < 3 quadrados grandes. (**B**) Bradicardia sinusal. Intervalo R–R > 5 quadrados grandes.

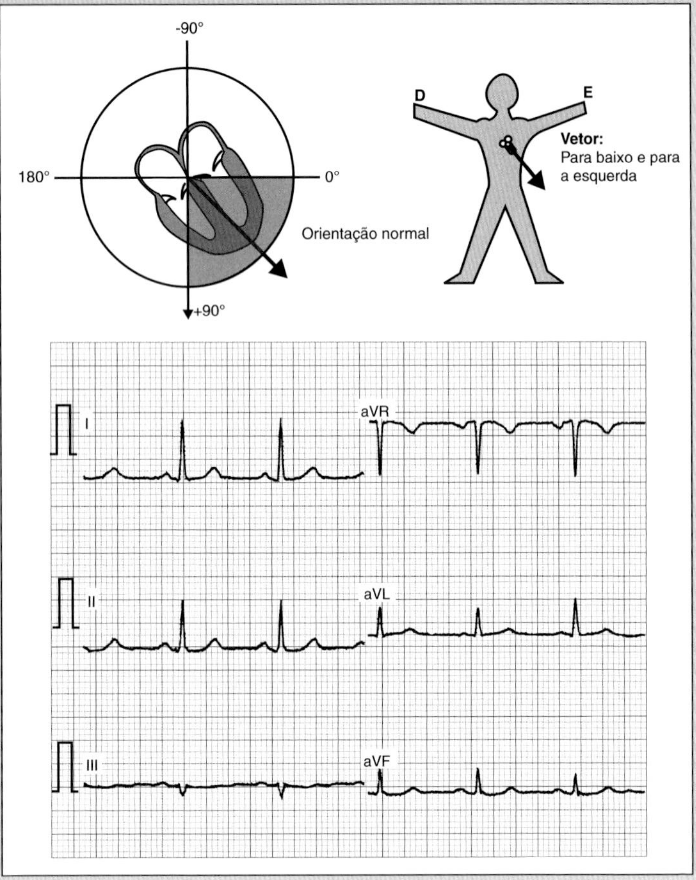

Fig. 2-3. Eixo elétrico do QRS normal (entre 0° e + 90°).

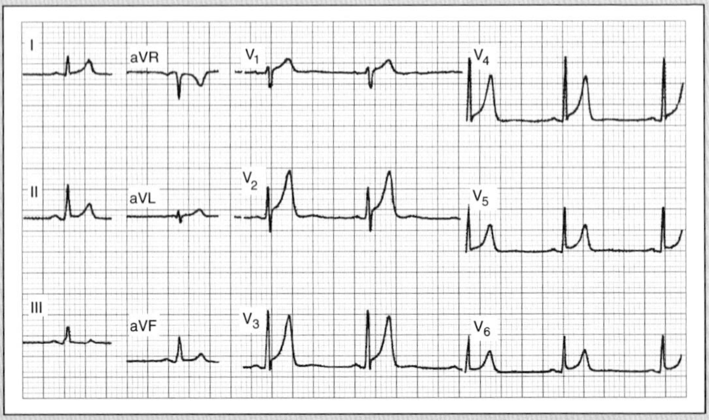

Fig. 2-4. Repolarização precoce. Variante do normal.

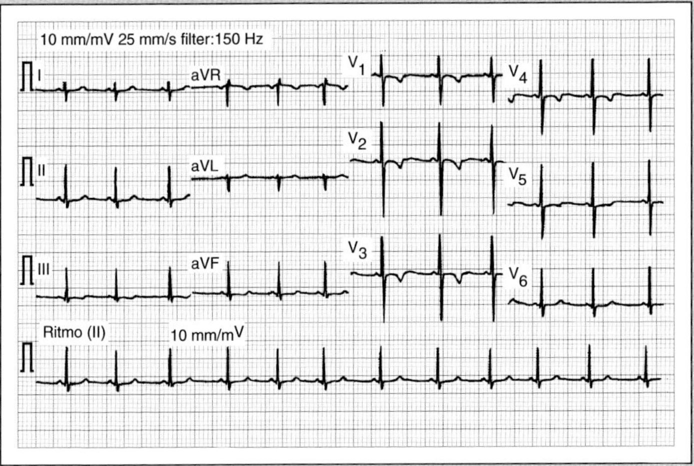

Fig. 2-5. Padrão juvenil. Onda T negativa de V_1 a V_4.

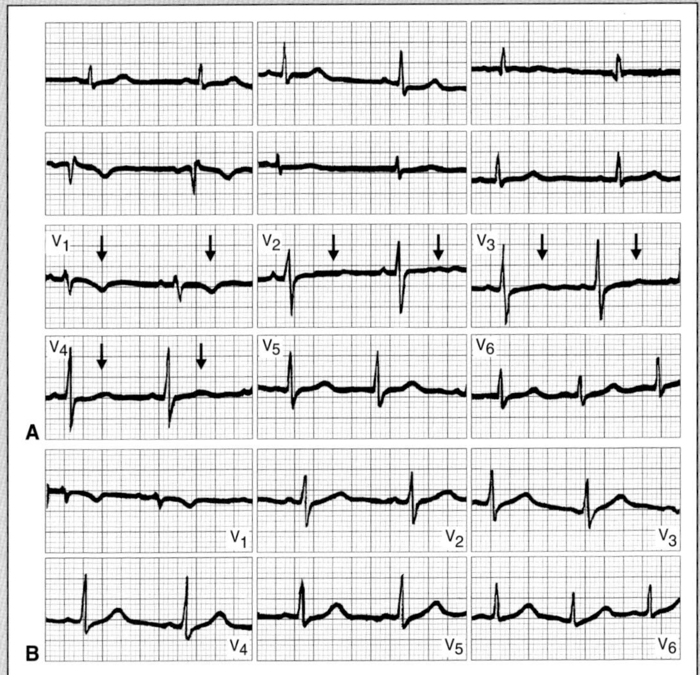

Fig. 2-6. ECG na menopausa: (**A**) T alterado em V_1 a V_4.
(**B**) ECG pós-reposição hormonal.

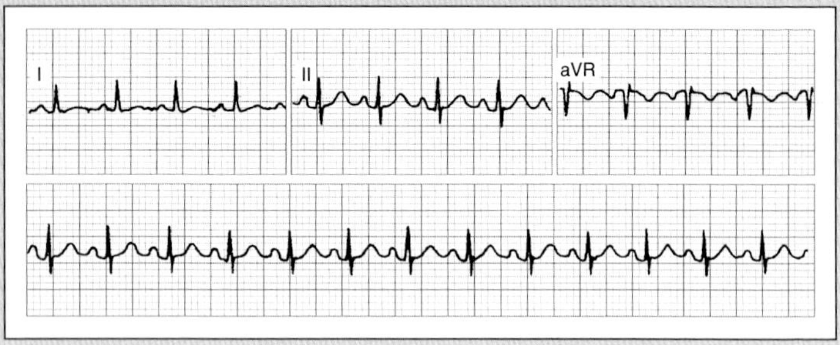

Fig. 2-7. Taquicardia sinusal. (FC = 110 bpm e onda P positiva em D_1 e D_2). Distância RR < 3 quadrados grandes.

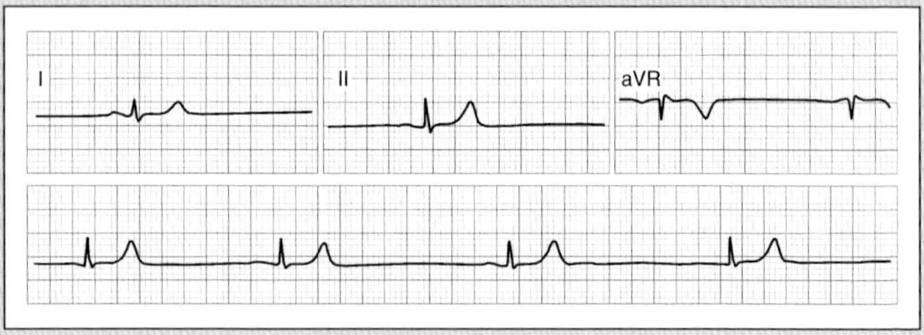

Fig. 2-8. Bradicardia sinusal (P positivo em D_1 e D_2). Distância R–R > 5 quadrados grandes.

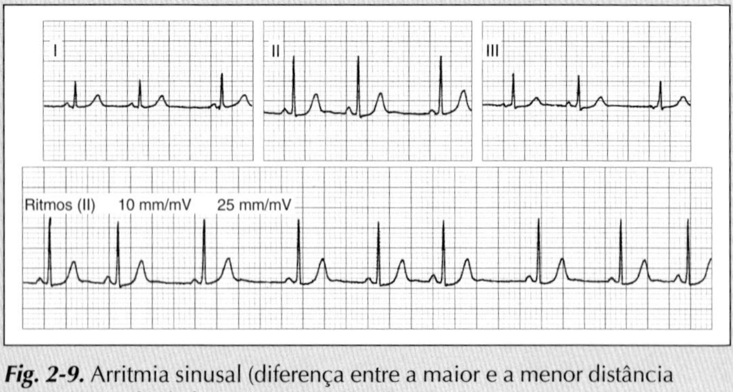

Fig. 2-9. Arritmia sinusal (diferença entre a maior e a menor distância R–R = 4 quadradinhos, ou seja, 0,16 s).

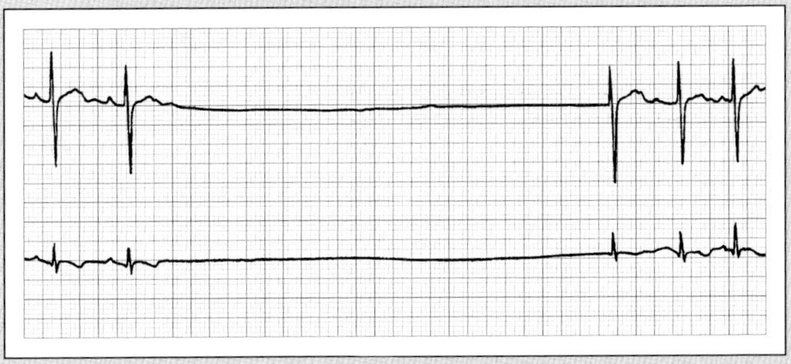

Fig. 2-10. Parada sinusal criança de 6 anos com ritmo cardíaco irregular. Pausa sinusal prolongada (4,5 s). Escape juncional.

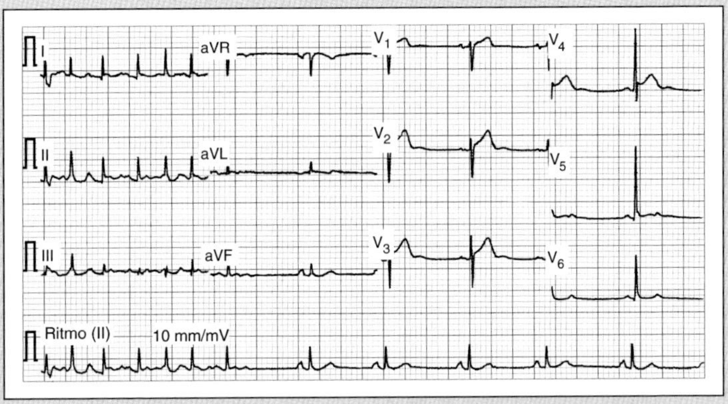

Fig. 2-11. Síndrome do nódulo sinusal (fibrilação atrial paroxística).

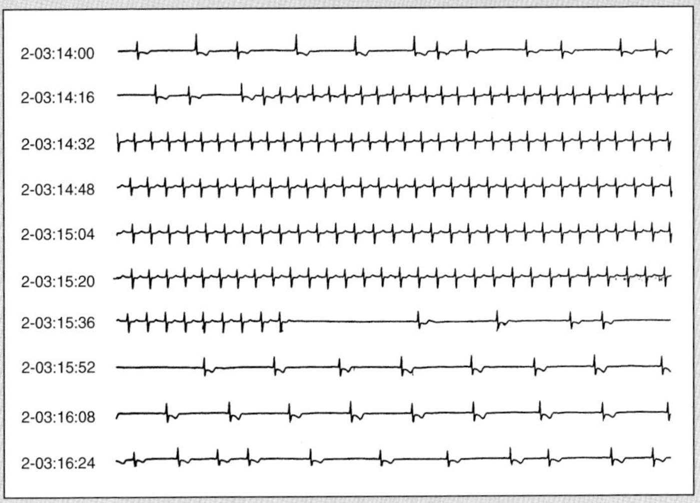

Fig. 2-12. ECG pelo método de Holter (síndrome do nódulo sinusal taqui-bradi) assintomática.

CAPÍTULO 3

Ritmos Cardíacos Ectópicos

Todo ritmo que se origina fora do nódulo sinoatrial chama-se *ectópico* (alguns com freqüência normal, outros taquicárdicos ou bradicárdicos).

RITMOS ATRIAIS

São aqueles que se iniciam em qualquer parte dos átrios (direito: alto ou baixo e esquerdo) reconhecidos pela morfologia e pelo eixo elétrico da onda P, diferentes daquele ritmo sinusal.

Átrio direito. Onda P positiva e ligeiramente alterada, com eixo elétrico no quadrante inferior esquerdo nas excitações próximas ao nódulo sinusal (Fig. 3-1); ou P negativo em D_2, D_3 e aVF com âP no quadrante superior esquerdo; há pequenas variações de PR (Fig. 3-2).

Átrio esquerdo. P negativo em D_1, V_5 e V_6; positivo ou negativo em D_2, D_3 e aVF. Aspecto de arco-flecha *(dome dart)* em V_1. PR normal ou ligeiramente encurtado (Fig. 3-3).

Marca-passo errante ou migratório. Quando a onda P altera seu aspecto e polaridade na mesma derivação, eventualmente está isoelétrica. PR variável (Fig. 3-4).

Atrial caótico (também chamado de **taquicardia atrial multifocal** quando se acompanha de taquicardia) ao exibir um mínimo de três morfologias diferentes da onda P na mesma derivação e variabilidade dos espaços P–P e PR. Presença de extra-sístoles supraventriculares (Fig. 3-5).

Poderíamos facilitar a compreensão do assunto, monitorizando apenas as taquiarritmias que podem ser identificadas no ECG expostas nos Capítulos 3 e 4: *flutter* e fibrilação atriais, taquicardia atrial (paroxística e incessante), taquicardia atrial com bloqueio AV, ritmos juncionais, ritmo juncional acelerado, taqui nodal AV (forma comum e incomum), taquicardia AV (reentrada) – ortodrômica e antidrômica e taquicardias ventriculares (não-paroxística e paroxísticas).

***Flutter* atrial.** Arritmia caracterizada pela substituição da onda P por ondulações rápidas e regulares, chamadas "F", semelhantes ao perfil de uma serra (Fig. 3-6).

É uma taquissistolia atrial com resposta ventricular regular ou irregular.

P: Substituído por ondulações F com freqüência entre 240–380 bpm que transformam a linha isoelétrica num aspecto serrilhado, muito típico e usualmente com predominância negativa em D_2, D_3 e positivas em V_1.

PR: Invalidado, salvo quando se estudam os bloqueios multiníveis.

QRS: Aparecimento regular ou irregular (Fig. 3-7) (de acordo com o comprometimento da junção AV) e de aspecto normal ou ligeiramente aberrante. Raramente acompanha a freqüência do ritmo atrial (*flutter* 1:1, crianças) (Fig. 3-8).

O *flutter* atrial pode ser diagnosticado com outras arritmias (p. ex.: BAV. Fig. 3-9).

LEMBRAR

- *Flutter 4:1 sugere bloqueio AV adicional.*
- *Flutter 1:1 torna a morfologia de QRS tão aberrante que pode sugerir **erradamente** taquicardia ventricular.*
- ***Massagem do seio carotídeo** retarda a condução AV sem influenciar o regime atrial, facilitando reconhecer o aspecto serrilhado ou denteado de flutter atrial ou pausas sinusais prolongadas (Fig. 3-10). O Quadro 3.1 mostra a representação desta manobra em várias taquicardias.*

Fibrilação atrial

Não há taquissistolia atrial discernível como no *flutter* porque a atividade dos átrios (muito mais rápida) é exteriorizada por ondulações pequenas, irregulares e desordenadas na forma e na freqüência (onda "f"). Fibrilação atrial é igual à ausência de P e irregularidade dos intervalos R–R (Fig. 3-11).

Freqüência atrial: 400 a 600 bpm.

P: Ausente, substituído por ondas "f". A linha de base se apresenta com oscilações irregulares grossas ou às vezes invisíveis, finas, mais bem observadas em D_2, D_3, aVF, V_1 e V_2. A derivação esofágica é bastante esclarecedora.

PR: Prejudicado pela ausência de P.

QRS: Normal ou em alguns ciclos ligeiramente alterados (complexo de Ashman) (Fig. 3-12). Separados por intervalos bastante irregulares; as distâncias R–R tornam-se menos irregulares quando há taquicardia ventricular (Fig. 3-13); este ritmo alentece e regulariza-se ao surgir BAV de 3º grau ou acelera-se na taquicardia juncional por intoxicação digitálica.

Interessante é o resultado de um ECG com fibrilação atrial, assinalar se for acompanhado de taquicardia (> 100 bpm) ou bradicardia (< 60 bpm) para orientação diagnóstica e terapêutica, a saber:

1. Com taquicardia indica medicação imediata (digital, betabloqueador) para reduzir a sobrecarga sobre o coração.
2. Se bradicárdico, leva o clínico a reduzir drogas bradicardizantes (por acaso em uso) ou tentar descobrir a associação de um BAV de grau avançado (Fig. 3-14).

ATUAÇÃO DA MASSAGEM CAROTÍDEA SOB A FREQÜÊNCIA CARDÍACA NAS TAQUIARRITMIAS

Quadro 3-1

TAQUICARDIA SINUSAL
- Alentecimento gradual e temporário da FC

TAQUICARDIA ATRIAL (PAROXÍSTICA)
- Cessação ou nenhum efeito

TAQUICARDIA INCESSANTE
- Redução temporária ou nenhum efeito

FLUTTER ATRIAL
- Alentecimento temporário ou transformação em fibrilação ou nenhum efeito

FIBRILAÇÃO ATRIAL
- Diminuição temporária ou nenhum efeito

TAQUICARDIA NODAL AV
- Cessação imediata da taqui ou nenhum efeito

TAQUI DE MOVIMENTO CIRCULAR (WPW)
- Cessação ou nenhum efeito

TAQUICARDIA VENTRICULAR
- Nenhum efeito

Conduta. Diagnosticada a fibrilação, a primeira medida é controlar a freqüência ventricular (digoxina, betabloqueadores, verapamil). Nas formas paroxísticas usar antiarrítmicos (amiodarona, sotalol, quinidina, flecainida, disopiramida) ou cardioversão (com julgamento prévio de riscos e benefícios). Para profilaxia de embolias, estudar as vantagens e contra-indicações dos anticoagulantes. Nas fibrilações de longa duração considerar os inconvenientes da terapêutica antiarrítmica prolongada e indicar a ablação pela radiofreqüência ou tentar redirecionar os caminhos da excitação atrial pela cirurgia.

APONTAMENTOS DE CLÍNICA

- *A fibrilação é muito mais comum que o flutter atrial.*
- *A fibrilação atrial que aparece com bradicardia ventricular indica associação a bloqueio AV importante.*
- *A fibrilação e o flutter atrial traduzem o desaparecimento da contração sincrônica das fibras atriais, motivo pelo qual são cunhados como ritmos fibrilares; a excitação atravessa os tecidos juncionais de maneira anárquica.*
- *Estas arritmias fazem parte diária da cardiologia. O ECG é o método mais fácil para separar o flutter da fibrilação.*
- *Na diagnose diferencial o eletrocardiograma é importante para distinguir a fibrilação dos ritmos sinusais com inúmeras extra-sistolias, do ritmo atrial caótico, da taquicardia atrial (paroxística, da atrial com aberrância ventricular) e da taquicardia ventricular.*
- *O estudo eletrofisiológico possibilita, atualmente, a identificação dos focos causadores e conduz ao seu tratamento pela ablação por radiofreqüência ou pela cirurgia.*
- *A etiologia dessas disritmias abrange ampla gama de processos no aparelho cardiovascular como doença valvular mitral, arteriosclerose coronariana, malformações congênitas, miocardiopatias, síndrome do nó sinusal e também em outras situações (tireotoxicose, embolia pulmonar, hipoxia, intoxicação pelo álcool e até em pessoas aparentemente normais).*

RITMOS JUNCIONAIS

De origem na junção AV (principalmente no nódulo) não aparecem espontaneamente e sim quando cessa ou se reduz o automatismo sinusal normal; caracterizam-se no ECG (Fig. 3-15A e B).

Freqüência: 40 a 60 bpm.

P: Ausente (embutido no QRS) ou negativo em D_2, D_3 e aVF, antes, depois ou independente do QRS (dissociação AV).

PR: < 0,11 s quando P aparece antes de QRS.

RP': P surge entre 0,08 s e 0,20 s depois de QRS.

QRS: Normal ou eventualmente com ligeiras alterações.

ATENÇÃO

O complexo QRS aberrante pode identificar vários diagnósticos:

- *Como um batimento precoce* (extra-sístole juncional).
- *Um só complexo tardio pós-pausa prolongada* (escape juncional).
- *Numa série sustentada de batimentos sem onda P entre 40 a 60 bpm* (ritmo juncional).
- *Com freqüência entre 70 e 130 bpm* (ritmo juncional acelerado ou taquicardia nodal não-paroxística).
- *Com mais de 100 bpm* (taquicardia juncional).

Ritmo juncional acelerado (não-paroxístico) (Fig. 3-16)

Provocado pelo aumento do automatismo das células juncionais.

- *Ritmo regular:* com freqüência entre 70 e 130 bpm de duração com início e final graduais.
- *Onda P:* negativa em D_2, D_3, aVF antes ou depois de QRS, ou ausente (embutida no complexo ventricular); às vezes observa-se o fenômeno de Wenckebach retrógrado entre P e QRS.
- *QRS:* estreito ou ligeiramente aberrante.

Quando a relação entre P e QRS é variável (com freqüência atrial menor que a ventricular) levanta a hipótese de dissociação AV.

O ritmo juncional acelerado (Fig. 3-16) é percebido na intoxicação digitálica, na fase aguda do infarto inferior, na peri e pós-cirurgia cardíaca, na miocardite aguda, na cardite reumática, na doença pulmonar obstrutiva crônica.

A literatura tem espelhado certa confusão quando identifica as taquicardias supraventriculares pela dificuldade em separar seus mecanismos eletrofisiológicos, a real participação de átrios e de ventrículos; sobretudo, no que toca o envolvimento do nódulo AV, sem esquecer que em algumas taquiarritmias há participação de vias anômalas (WPW).

RITMOS VENTRICULARES

A ativação ventricular normalmente é desencadeada por um estímulo supraventricular e desenha no ECG o grupo QRS com morfologia e duração já descritas.

Quando algum processo impede a chegada da excitação supraventricular, os marca-passos ventriculares assumem o comando do coração com um ritmo-escape, chamado **idioventricular**, com as seguintes características (Fig. 3-17A e B):

a) Ausência de onda P.
b) O aspecto de QRS alarga-se (> 0,12 s) e apresenta entalhes e espessamentos; a onda T se inverte. A freqüência cai para 20–40 bpm quanto mais o local do estímulo ventricular se aproxima da ramificação de Purkinje.
c) Se o estímulo estiver situado acima da bifurcação do feixe de His, a morfologia do QRS é indistinguível daquela nascida na junção AV, isto é, QRS normal.

Ritmo ventricular acelerado (ou taquicardia ventricular lenta) (Fig. 3-18)

Conseqüente à hiperatividade idioventricular que se torna mais rápida que os marca-passos sinusal e juncional.

O ECG identifica este modelo ao apresentar:

- Ritmo ligeiramente irregular.
- P ausente (embutido no QRS).
- QRS alargado (geralmente com aspecto de BRE).
- Freqüência: entre 60 e 110 bpm.
- Ritmo ectópico idioventricular: complexos de fusão, captura e dissociação AV.
- Prognóstico: favorável.

Geralmente encontrado na intoxicação digitálica, na isquemia miocárdica e em seqüência à reperfusão miocárdica.

Taquicardia ventricular não-paroxística (Fig. 3-19)

- Origina-se pós-bifurcação do feixe de His. Início abrupto ou não.
- Ritmo regular ou discretamente irregular entre 60 a 100 bpm.
- P: Dificilmente identificado, mas quando reconhecido (às vezes, como entalhes inconstantes no QRS) está dissociado de QRS ou excitado retrogradamente.
- QRS alargado (> 0,14 s), entalhado, espessado com aspecto aberrante. Com morfologia uniforme ou variável.
- Eixo elétrico: Desviado para a esquerda é de grande valor diagnóstico quando no quadrante superior direito.

- Massagem carotídea: nenhum efeito.
- Presença de batimentos de fusão ou de capturas.
- ST–T: geralmente com alterações secundárias.

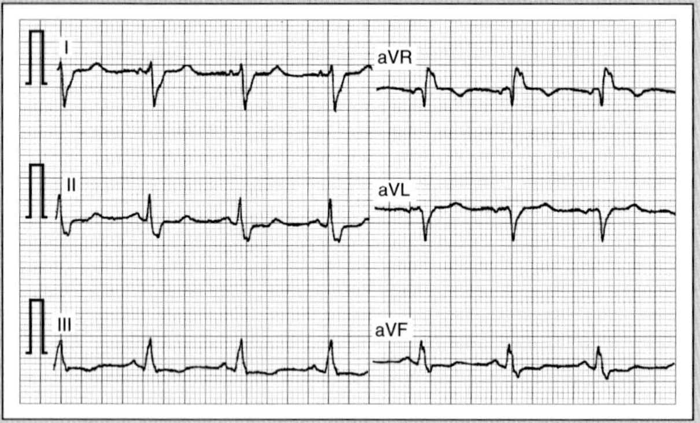

Fig. 3-1. Ritmo do átrio direito alto (onda P alterada). Vide texto.

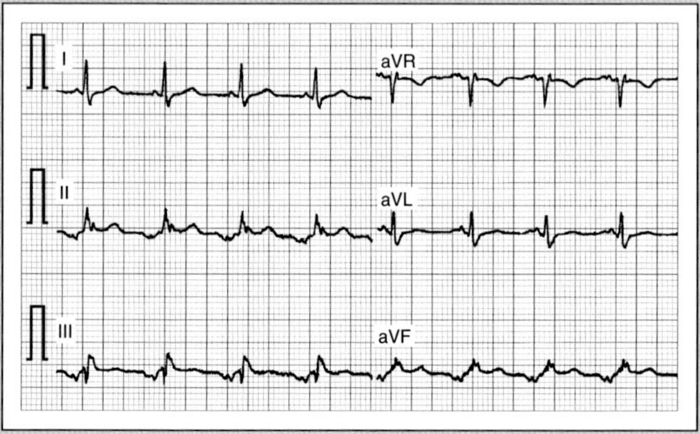

Fig. 3-2. Ritmo atrial direito baixo (onda P alterada com âP em -60°).

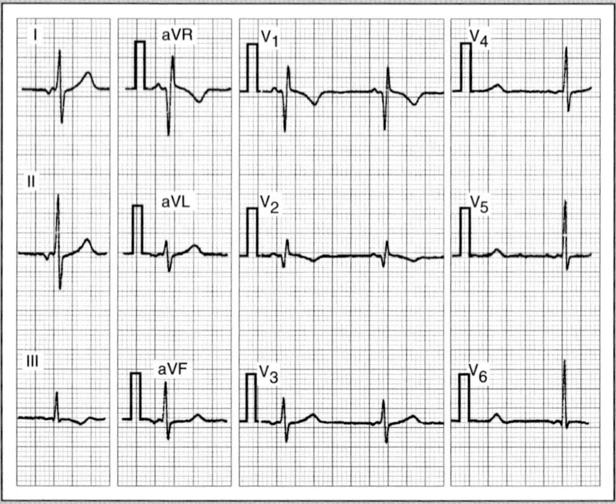

Fig. 3-3. Ritmo do átrio esquerdo (P negativo em D_1, V_5 e V_6).

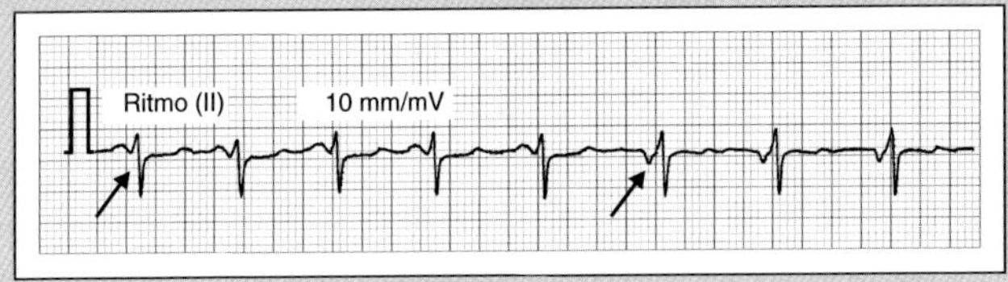

Fig. 3-4. Marca-passo migratório (alterações na polaridade e na morfologia da onda P).

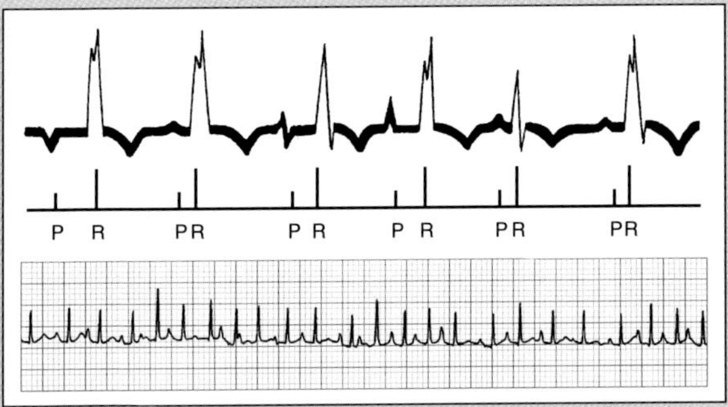

Fig. 3-5. Ritmo atrial caótico ou taquicardia atrial multifocal. Vide texto.

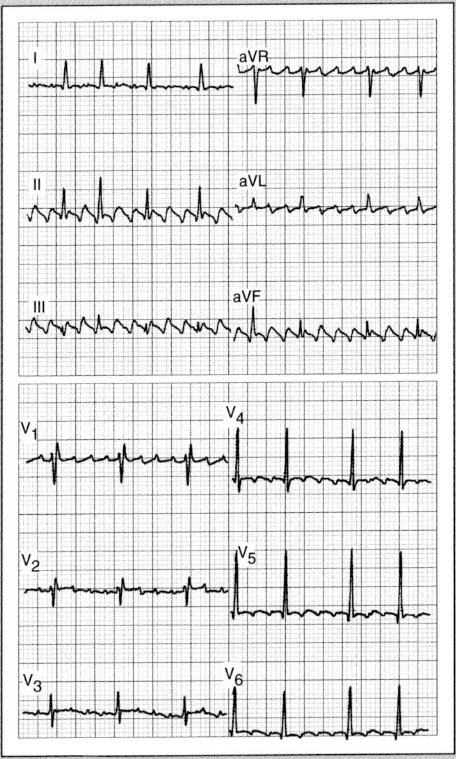

Fig. 3-6. Flutter atrial regular (aspecto serrilhado da linha basal) + BRD e HVE.

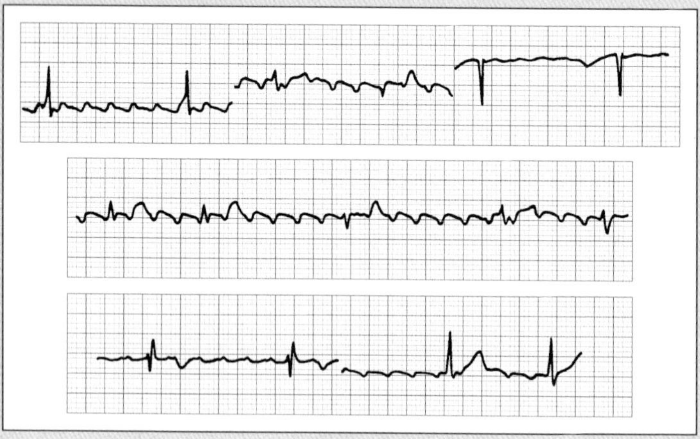

Fig. 3-7. *Flutter* atrial irregular (ondas "F" e arritmia ventricular).

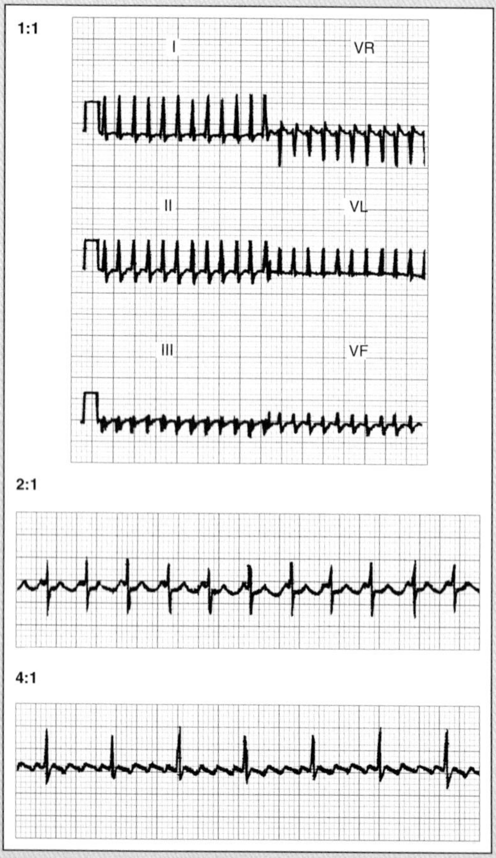

Fig. 3-8. *Flutter* atrial (três exemplos = 1:1; 2:1 e 4:1).

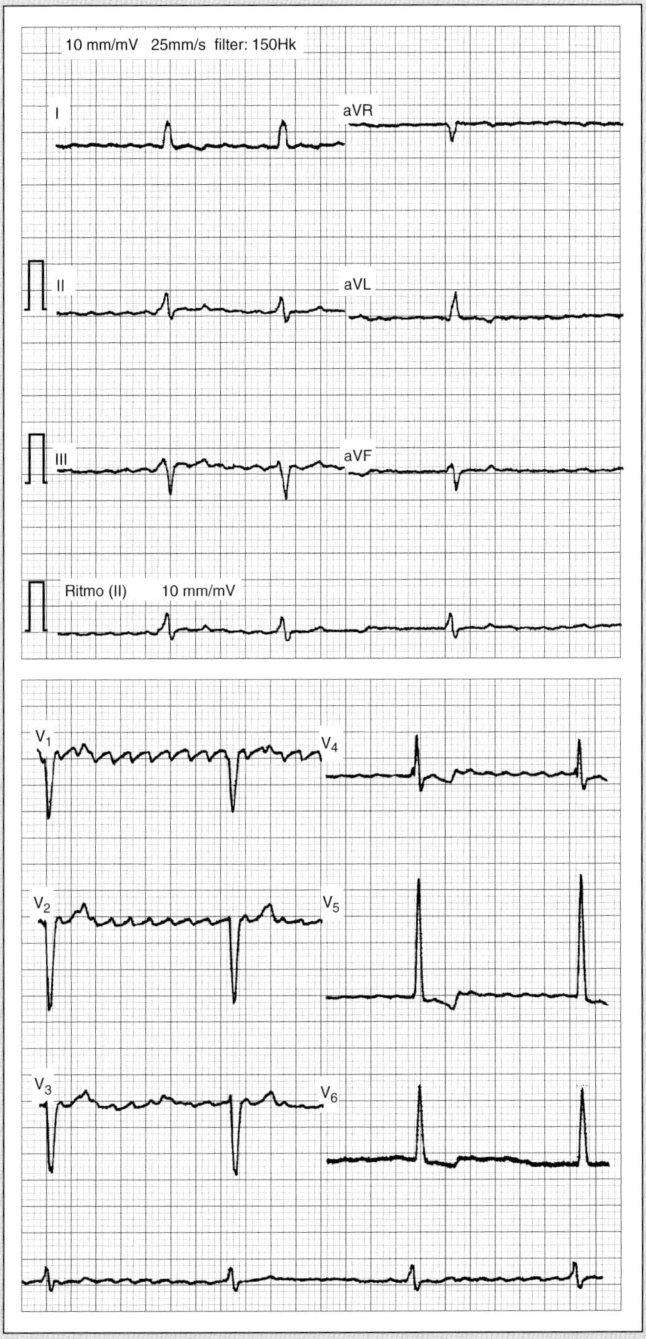

Fig. 3-9. *Flutter* atrial com bloqueio AV (+ HVE).

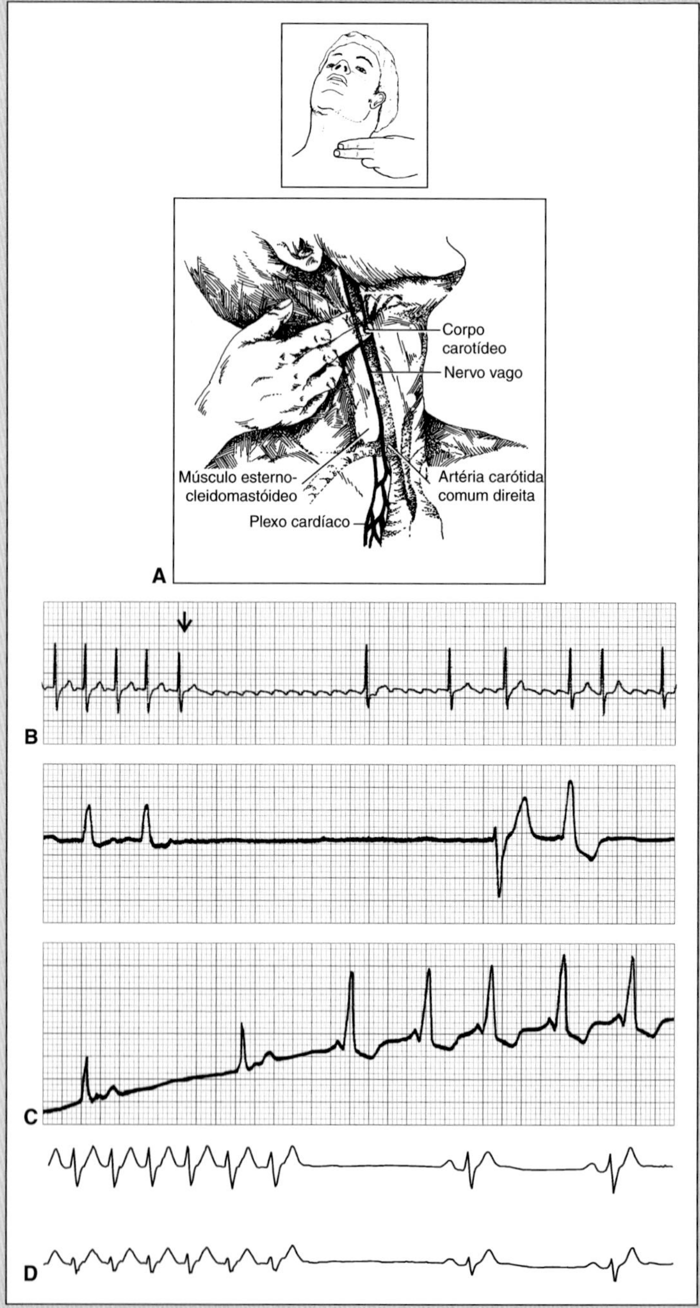

Fig. 3-10. Massagem do seio carotídeo em três pacientes. (**A**) Técnica de compressão do seio carotídeo. (**B**) Alentecimento da freqüência cardíaca evidenciando as ondas do *flutter*. (**C**) Aparecimento de pausas sinusais prolongadas, escape juncional e recuperação do ritmo basal. (**D**) Outro caso de pausas sinusais prolongadas.

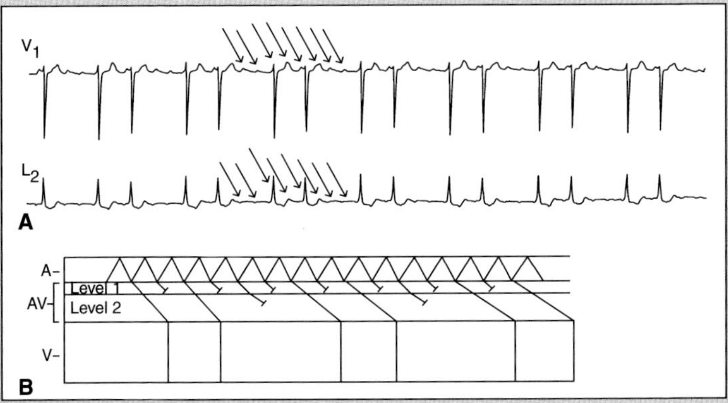

Fig. 3-11. Fibrilação atrial (**A**) (P substituído por ondulações "f" e arritmia ventricular). (**B**) Ladergrama.

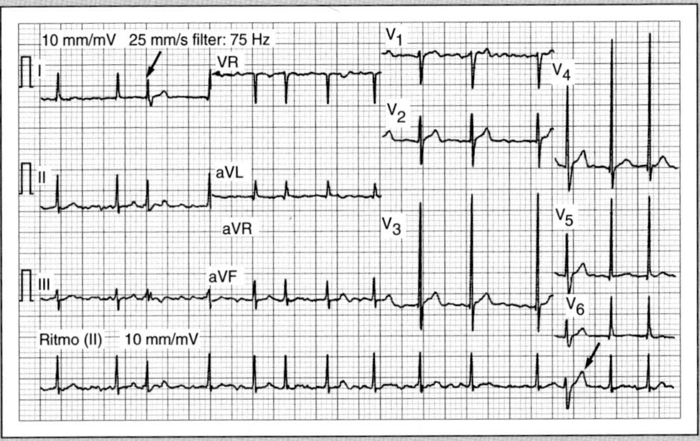

Fig. 3-12. Complexos de Ashman simulando extra-sístoles (setas).

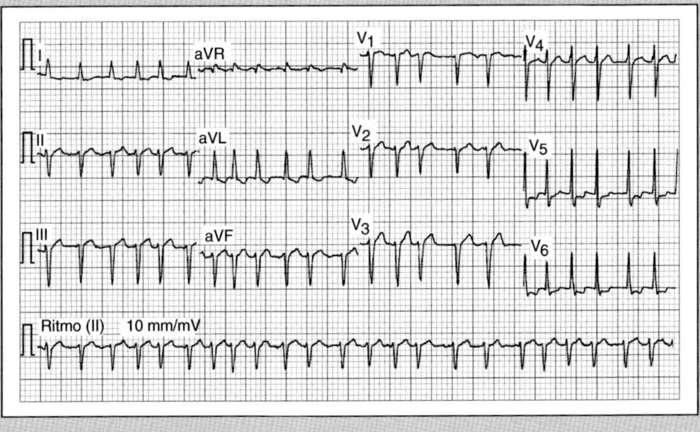

Fig. 3-13. Fibrilação atrial com freqüência ventricular rápida (+ hemibloqueio anterior esquerdo e hipertrofia ventricular esquerda).

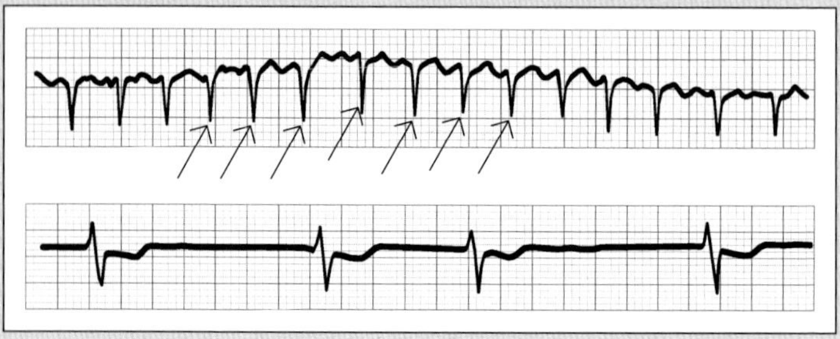

Fig. 3-14. ECG superior com fibrilação atrial e taquicardia (freqüência média de 160 bpm) e a inferior com fibrilação atrial e bradicardia (FC média de 45 bpm).

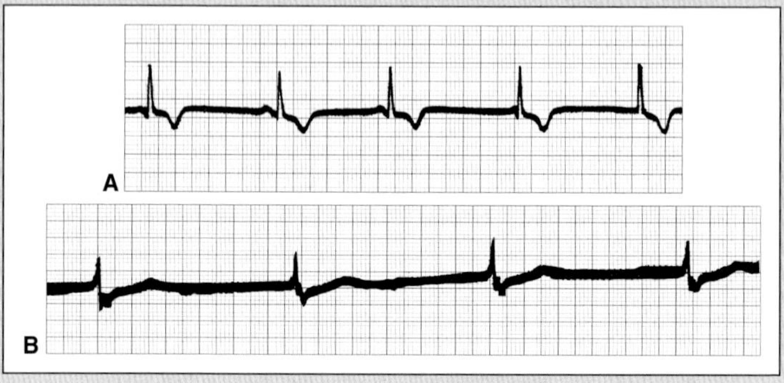

Fig. 3-15. Ritmo juncional. (**A**) P antes de QRS. (**B**) P pós-QRS.

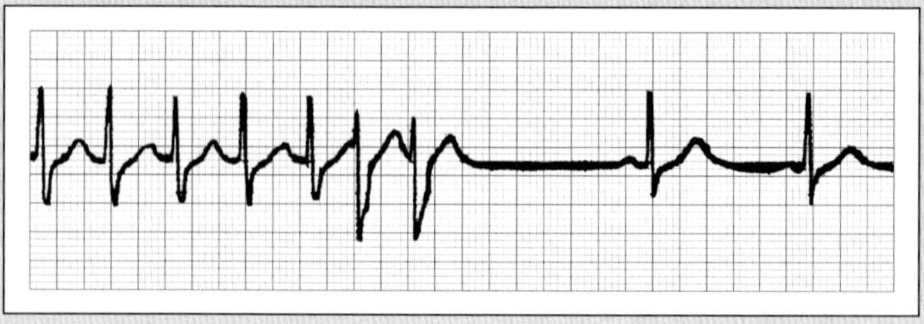

Fig. 3-16. Ritmo juncional acelerado (interrompido por duas extra-sístoles).

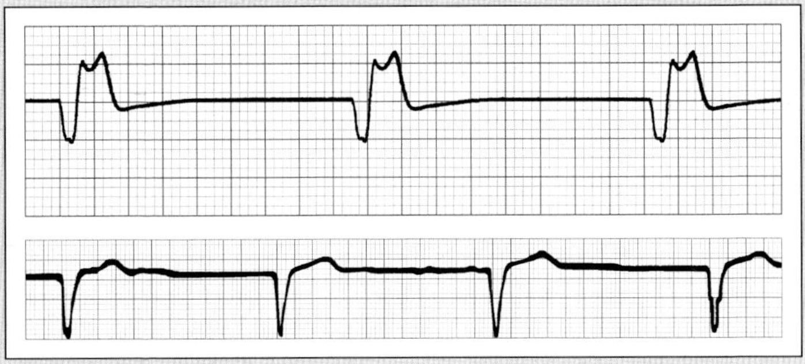

Fig. 3-17. Dois exemplos de ritmo ventricular (ausência de P: QRS alargado e lento).

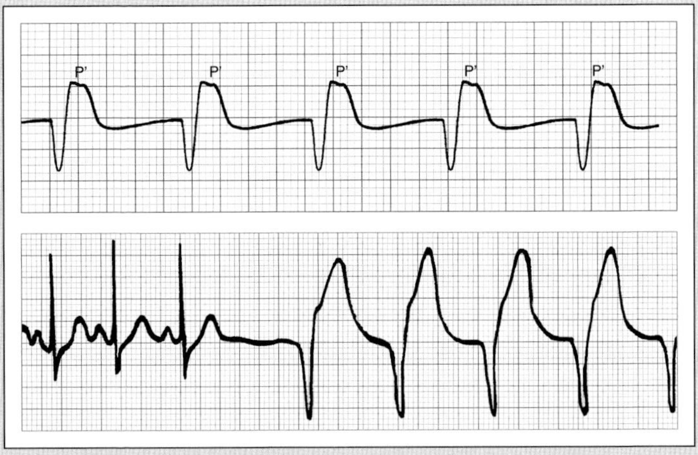

Fig. 3-18. Ritmo ventricular acelerado (dois casos).

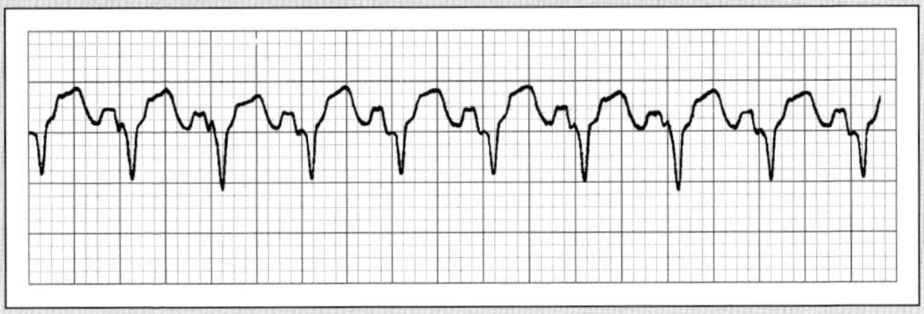

Fig. 3-19. Taquicardia ventricular.

CAPÍTULO 4

Arritmias Batmotrópicas: Extra-Sistolia – Taquicardias Paroxísticas

ORIENTAÇÃO

Eventualmente, aparece no traçado um ciclo precoce (que se chama extra-sístole) ou tardio (após uma longa pausa: escape); quando o batimento prematuro se repete rapidamente é denominado de taquicardia paroxística; sem taquicardia, mas de modo sustentado, indica a presença de um ritmo-escape; quando dois estímulos nascem quase simultaneamente provocam o que se conhece como batimento de fusão (Fig. 4-1).

Registro simultâneo das derivações (seis ou doze) permite melhor análise de qualquer ciclo anormal.

EXTRA-SISTOLIA

É um batimento precoce, que pode surgir isolado ou repetido com várias morfologias, pelas quais se deduz a região do coração que lhe deu origem (atrial, juncional ou ventricular).

Esta arritmia é denominada, principalmente na literatura de língua inglesa, como batimento prematuro. Apresenta três características importantes no seu diagnóstico:

1. Precocidade.
2. Morfologia.
3. Pausa compensadora.

Precocidade

É fundamental que este batimento seja prematuro (Fig. 4-2). Nem toda sístole extra é extra-sístole. No estudo das arritmias, a sístole que aparece fora do ritmo básico é chamada: extra-sístole – *quando precoce.*

Morfologia

Na clínica, classificamos a extra-sistolia como (Fig. 4-3):

a) Supraventricular.
b) Ventricular.

Supraventricular

Agrupando aquelas nascidas nos átrios com as da junção AV, uma vez que ambas têm a mesma identidade etiopatogênica.

Morfologia eletrocardiográfica da extra-sistolia supraventricular (Fig. 4-4):

1. QRS apresenta-se com aspecto igual ao do ritmo básico ou com ligeiras modificações, mas com duração igual ou menor do que 0,12 s.
2. Diz-se atrial quando revela antes de QRS onda P e/ou espaço PR modificados.
   Chama-se juncional quando a onda P não pode ser discernível ou aparece negativa em D_2, D_3 e aVF.
3. A extra-sistolia supraventricular tem pausa compensadora incompleta.

Há três modalidades de extra-sistolia atrial:

a) P diferente do sinusal conduzindo-se normalmente e desenvolvendo um QRS normal.
b) P diferente do normal e QRS aberrante (< 0,12 s, deflexão inicial com a mesma direção do QRS básico, freqüentemente, também, padrão de BRD).
c) P presente e QRS ausente (P bloqueado).

Antes de classificar a extra-sistolia atrial não esquecer de confirmar a precocidade do seu batimento.

A extra-sistolia juncional é diagnosticada quando o ciclo prematuro tem QRS normal ou com pequenas modificações do sinusal sem onda P, ou quando esta aparece, tem eixo elétrico dirigido para cima; isto é, P negativo em D_2, D_3, aVF e positivo em V_1, antes ou depois de QRS.

Ventricular

É aquela gerada nos ventrículos e tem as seguintes características (Fig. 4-5):

P ausente. Quando é aleatoriamente identificado, não se conduz aos ventrículos (dissociação AV – um bom sinal para identificar a origem ventricular). Ocasionalmente, pode surgir onda P pós-QRS, negativa em D_2, D_3 e aVF porque a excitação prematura pode estimular retrogradamente os átrios.

QRS. Prematuro e alargado ($\geq$ 0,14 s) testemunhando a despolarização anômala dos ventrículos. A duração de QRS igual ou maior do que 0,14 s é um sinal decisivo para justificar a origem ventricular; porém o QRS extra-sistólico pode ser estreito quando nasce nos ventrículos acima da divisão do feixe de His.

ST–T. Aparece freqüentemente alterado e onda T com polaridade contrária ao QRS.

Pausa compensadora: Completa.

As extra-sístoles ventriculares podem ter origem no ventrículo direito, esquerdo ou no septo e identificadas no ECG (impossível no exame clínico) por meio de:

- Derivações periféricas (somente em D_1) (Fig. 4- 6):
  - Ventrículo direito: QRS positivo.
  - Ventrículo esquerdo: QRS negativo.
  - Septo ventricular: QRS isodifásico.
- Derivações precordiais (Fig. 4-7):
  - Ventrículo direito: QRS negativo em V_1, V_2, positivo em V_5 e V_6.
  - Ventrículo esquerdo: QRS positivo em V_1, V_2, negativo em V_5 e V_6.
  - Septal: difásica no precórdio direito ou esquerdo.

A morfologia da extra-sistolia ventricular permite defini-la como:

- *Uni ou monomórfica:* quando na mesma derivação, repete aspecto similar significando sua mesma origem (Fig. 4-8).
- *Multi ou polimórfica:* várias morfologias são desenhadas na mesma derivação, revelando diferentes focos de origem ou de vários circuitos de reentrada.

Pausa compensadora

Além da precocidade, a extra-sístole tem outra característica: em seguida ao batimento prematuro aparece uma pausa, dita compensadora, que por sua vez impede o aparecimento da excitação normal porque o tecido ainda está inexcitável. Esta pausa pode ser completa quando a distância entre os ciclos cardíacos que antecedem e sucedem a extra-sistolia é o dobro do intervalo R–R básico (Fig. 4-9A); incompleta quando é menor que o dobro (Fig. 4-9B); se não houver pausa compensadora, diz-se que a extra-sístole é interpolada.

RITMO E FREQÜÊNCIA DAS EXTRA-SÍSTOLES

As extra-sístoles podem aparecer isoladas ou repetidas; nesta última hipótese:

1. Pareadas, quando são duas extra-sístoles seguidas *(aos pares)* (Fig. 4-10A) ou obedecendo a um ritmo.
2. Bigeminadas (1 ciclo normal; 1 extra-sistólico) (Fig. 4-10B).
3. Trigeminadas, quadrigeminadas – se desenham num conjunto de 2 ou 3 ciclos normais e uma extra- sístole (Fig. 4-10C).

Classificação de Lown e Wolff relaciona a freqüência das extra-sístoles ao prognóstico da cardiopatia isquêmica:

0 = ausente
1 = isolados (< 10/h)
2 = > 10/h (para alguns > 30/h)
3 = polifocais
4 = bigeminadas ou em salvas
5 = precoces ou taquicardia ventricular

Quanto maior o número na classificação, maior gravidade.

Fenômeno R/T (Fig. 4-11). É interpretado quando a extra-sístole cai no período vulnerável do miocárdio (isto é, o intervalo de 20 a 40 ms de duração que se inicia 30 ms antes do ápice da onda T do ciclo precedente). É mau sinal prognóstico porque pode desencadear arritmias graves.

INTERVALO DE ACOPLAMENTO

As extra-sístoles mantêm um intervalo de acoplamento fixo com o batimento que a antecede (Fig. 4-12A). Quando este acoplamento é variável (máximo de 80 ms) sugere o diagnóstico de parassistolia (Fig. 4-12B). Esta representa uma arritmia comandada por dois focos: um básico (sinusal ou não) e outro emitido por um foco independente e protegido por um bloqueio de entrada; este ritmo ectópico deve ter entre seus ciclos um denominador comum; às vezes aparece fusão nos batimentos dos dois ritmos (Fig. 4-12C).

Em resumo, o diagnóstico eletrocardiográfico de parassistolia é baseado em:

1. Intervalo de acoplamento variável.
2. Espaços interectópicos matematicamente relacionados a um denominador mínimo múltiplo comum.
3. Batimentos de fusão.

Abordagem terapêutica

- As extra-sístoles assintomáticas, isoladas, raras não necessitam de medicação.
- Quando aparecem juntas (pareadas) ou ritmadas (bigeminadas, ou polimorfas na mesma derivação) ou em grande número por minuto, lembram ao médico a necessidade de procedimentos especiais [sejam exames esclarecedores, sejam drogas sedativas (ansiolíticas, tranqüilizantes)].
- Extra-sístoles sintomáticas (palpitações, mal-estar precordial, tonteiras, pré-síncope, sobretudo em idosos) induzem a urgência de um tratamento.
- Inicialmente, suspender o uso de estimulantes, controle alimentar, abstenção de fumo, além da sedação do paciente.
- Administrar antiarrítmicos (amiodarona, betabloqueadores): tratar a etiologia e as com causas existentes.
- Em casos de instabilidade hemodinâmica, providenciar o tratamento adequado, realizar os exames especiais (mapeamento endocárdico) e remover os focos excitantes com ablação pelo cateter.

TAQUICARDIAS PAROXÍSTICAS

Representam ritmos rápidos (taquicardias) de início e terminação súbitos (paroxismos).

A literatura os define como uma sucessão de 3 ou mais extra-sístoles.

A localização do foco no coração é determinada pela morfologia de QRS e pela relação entre P e QRS; os estímulos ectópicos podem partir dos átrios, da junção AV ou dos ventrículos (Fig. 4-13A a C).

Dois principais mecanismos são invocados para explicar estas arritmias: o *automático* por aumento do automatismo focal ou pela *reentrada* onde se combinam condução lenta, bloqueio unidirecional e um caminho disponível para se processar o circuito (rotas intranodais e caminhos anômalos).

Compreende-se como taquicardia supraventricular qualquer ritmo com freqüência superior a 100 bpm e originado acima dos ventrículos: sinusal, atrial, nodal, AV de reentrada; ventricular é aquela que nasce nos ventrículos, geralmente com QRS alargado, e eventualmente com QRS estreito (são as fasciculares).

TAQUICARDIAS ATRIAIS PAROXÍSTICAS

- São menos usuais que *flutter*/fibrilação atrial.
- Aparecem em vários formatos: atrial paroxística, incessante, atrial com BAV multiforme.
- Todas têm em comum, além da taquicardia, a presença de onda P com morfologia e eixo elétrico diferentes que identificam sua topografia (Fig. 4-14A a C).
- Taquicardia regular de início e término súbitos gerados fora do nódulo sinusal (Fig. 4-15).
- Podem aparecer em pequenos surtos durando minutos (100–160 bpm) ou surpreendidas no ECG – Holter, ou mais demoradas (vários dias com freqüência de até 250 bpm).
- P com pequena diferença do "P" sinusal e com eixo em quadrantes diferentes.
- PR: geralmente curto.
- QRS: normal ou ligeiramente alterado.

Freqüentemente é difícil, na prática, distinguir as variedades de taquicardias atriais (Fig. 4-16).

RECORDAR QUE

- ***Na automática,*** *uma extra-sístole desencadeia a crise, há aceleração inicial da taquicardia* (warm up)*,da morfologia de todas as ondas P, inclusive a primeira é igual.*
- ***Na reentrada,*** *não há necessidade de uma extra-sístole para iniciar a crise, pode sim, terminá-la; a primeira onda P do paroxismo é diferente das outras; não há "aquecimento" inicial do ritmo; o primeiro PR é geralmente prolongado.*

Taquicardia incessante (Fig. 4-17)

Taquicardia de origem atrial para alguns autores e juncional para outros, também conhecida como taquicardia de Coumel.

Caráter duradouro, provocado pelo automatismo anormal, chamada de inapropriada pela grande duração dos paroxismos (mais da metade do dia), evoluindo sem tratamento para cardiomiopatia.

Freqüente na criança, rara no adulto.

Início espontâneo ou provocado pela emoção ou esforço.

Freqüência: 110-220 bpm.

P: Positivo ou negativo em D_1 de acordo com origem no átrio direito ou esquerdo.

PR: Igual ou menor que intervalo R–P'.

QRS: Normal ou irregular na dependência da transmissão nodal.

TAQUICARDIA ATRIAL com BAV (Fig. 4-18)

Esta arritmia combina uma alteração da automaticidade (taquicardia atrial) com um distúrbio da condutibilidade (bloqueio atrioventricular). Necessita ser diferenciada do *flutter* com alta freqüência ventricular, o que se faz pelo ECG. A massagem do seio carotídeo aumentando o BAV revela melhor o *regimem* atrial rápido.

É apanágio de intoxicação digitálica.

P: Morfologia pouco diferente da sinusal com freqüência entre 140–250 por minuto, revelando a linha isoelétrica entre as ondas.

Ritmo irregular pela presença de BAV do 2º ou 3º grau.

A derivação esofágica reconhece as ondas P num regime atrial altamente taquicárdico. Excitação vagal intensifica o bloqueio AV e destaca o regime taquicárdico atrial.

QRS normal ou ligeiramente alterado.

TAQUICARDIA ATRIAL MULTIFOCAL (Fig. 4-19) [também chamada de ritmo atrial caótico (sem taquicardia)]

- Pouco comum, relaciona-se principalmente à DPOC e intoxicação digitálica.
- Ritmo rápido e irregular, interpretado como intermediação entre *flutter*/fibrilação atrial e extra-sistolia atrial freqüente.
- Principal característica:
  - P com variadas configurações (mínimo de três na mesma derivação).
- Espaços P–P e R–R variáveis.
- Presença de extra-sístoles supraventriculares.

TAQUICARDIAS JUNCIONAIS (NODAIS)

Há muita controvérsia em denominações e até na identificação das taquicardias juncionais; existem aquelas provocadas também por aumento da automaticidade e outras pelo mecanismo de reentrada.

TAQUICARDIA JUNCIONAL OU NODAL AUTOMÁTICA

Tem características pouco diferentes do ritmo juncional acelerado, praticamente são diferenciadas pela freqüência cardíaca (Fig. 4-20).

- Início e desaparecimento gradual.
- Freqüência cardíaca acima de 100 bpm (120–220 bpm).
- P dificilmente reconhecido (antes ou depois de QRS). Útil recorrer ao ECG esofágico.
- PR com intervalo variável, quando P é discernível.
- QRS estreito (às vezes ligeiramente aberrante).

TAQUICARDIAS JUNCIONAIS (OU NODAIS) PAROXÍSTICAS (REENTRADA)

Estas taquicardias são indicadas pelo mecanismo de reentrada.

- Fisiologicamente, o estímulo sinusal atravessa a junção AV anterogradamente pelos dois caminhos nodais nativos: o rápido (β) e o lento (α); o caminho lento atinge a parte inferior já refratária pela excitação prévia provocada pela via rápida; todavia, uma extra-sístole pode desequilibrar esta função e faz o estímulo circular rapidamente em torno do nódulo AV (é a chamada taquicardia nodal AV de reentrada) (Fig. 4-21).

TAQUICARDIA NODAL AV (REENTRADA) (Fig. 4-22) (em torno do NAV)

- Pode ser passageira (minuto, 1 hora) com sintomas discretos ou demorados (horas) causando palpitações, tonteiras, pré-síncope, porque a contração atrial direita dá-se contra um orifício tricúspide fechado.

  Freqüência: 150–280 bpm.

  Inicia e termina subitamente na presença de BAV.

P: Oculto dentro do QRS ou imediatamente após, retrógrado com intervalo R-P' curto (< 0,08 s)

QRS: Estreito.

Mecanismo. Um estímulo precoce (p. ex., extra-sístole) pode encontrar uma parte da junção AV ainda não recuperada, propagando-se até os ventrículos e retornando aos átrios, seja pelos feixes AV já recuperados, seja pelas vias anômalas, proporcionando um movimento circular que dá origem à taquicardia (Fig. 4-23A e B):

Daí 2 modelos.

1. Microrreentrada e
2. Macrorreentrada.

Microrreentrada

É gerada quando há desequilíbrio entre as duas rotas nodais (dissociação longitudinal do nódulo AV, também conhecida como duplo caminho nodal). Um estímulo prematuro (extra-sístole atrial) atravessa o nódulo AV para alcançar os ventrículos e retorna pela outra via, desenhando no ECG uma taquicardia (130–220 bpm) que se inicia e termina subitamente com onda P embutida no complexo QRS normal ou no seu final (RP < 0,09s) (Fig. 4-24 A e B). Massagem do seio carotídeo ou manobra de Valsalva alentece o ritmo e pode terminá-la. Aparece freqüentemente em pessoas normais.

Nesta microrreentrada existem diferentes modelos:

a) *Lento-rápido:* mais comum, onde não se vê a onda P; no máximo pequeno entalhe como R' em V_1 e/ou pequeno S em D_3 com QRS normal; taquicardia com freqüência entre 120–240 bpm.
b) *Rápido-lento*: menos comum, com reentrada inversa, pela apresentação de R–P' longo, QRS normal; 120–240 bpm. É chamada de incessante ou Coumel.

Há ainda uma variável, utilizando o circuito de vários caminhos lentos, observada em estudos eletrofisiológicos.

Macrorreentrada

TAQUICARDIA NODAL AV (microrreentrada) (dois modelos)	
Lento-Rápido	***Rápido-Lento***
Forma paroxística (comum)	Persistente ou incessante ou Coumel (incomum)
Reentrada pelo caminho lento anterógrada e retrógrada pela via rápida	Reentrada pela via rápida (anterógrada) e retrógrada pela lenta
Incidência > adultos	> crianças
Aparecimento de extra-sístole	Espontâneo ou com esforço físico ou emocional
P–R prolongado	Normal
Relação P′ junto com QRS (eventualmente um entalhe: r′ em V_1 e/ou s em D_3)	R–P′ > P′–R
QRS normal	Normal

Necessita de uma (ou mais) conexões anômalas com períodos refratários diferentes da junção AV; o estímulo alcança os ventrículos pelo sistema juncional e retorna pela via anômala desenhando QRS normal e onda P afastada tornando o espaço R–P' maior que PR; é chamada de ortodrômica.

A presença da alternância elétrica de QRS reforça o diagnóstico (Fig. 4-25).

A macrorreentrada é inerente à síndrome de pré-excitação ventricular (Wolff-Parkinson-White), porque o nódulo AV é somente passagem; o movimento circular utiliza uma ou mais vias da síndrome de WPW para atingir o ventrículo percorrendo um circuito maior – daí sua designação de macrorreentrada.

Taquicardia com QRS largo, semelhante aquela do WPW.

Na macrorreentrada há 2 percursos:

- O estímulo atravessa a junção AV para chegar aos ventrículos e retorna pela via anômala: como foi dito chama-se ortodrômica e tem QRS estreito (Fig. 4-26A).
- Ou, a excitação dirige-se aos ventrículos pela via anômala e volta aos átrios pela junção AV: denomina-se antidrômica e tem QRS alargado ou não (Fig. 4-26B).

A distinção diagnóstica entre as duas é feita pelo QRS como foi mostrado: que é estreito no ortodrômico e alterado e alargado no antidrômico.

Nota esclarecedora sobre terminologia:

Taquicardia AV de reentrada: é nome dado ao circuito menor feito dentro do nódulo AV; quando é usado um caminho anômalo, chama-se taquicardia AV de reentrada (sem a palavra nodal).

CLASSIFICAÇÃO DAS TAQUICARDIAS SUPRAVENTRICULARES (mediante origem e mecanismo)	
Taquicardia atrial	Ritmo juncional acelerado
Paroxística	Digital
Incessante	Infecciosa
Flutter e fibrilacão	Isquêmica
Taquicardia nodal AV	Pós-cirurgia cardíaca
Comum (lenta-rápida)	Taquicardia de movimento circular
Rara (rápida-lenta)	Paroxística ou não-paroxística

TAQUICARDIAS VENTRICULARES PAROXÍSTICAS

Diagnostica-se a origem ventricular da taquicardia paroxística, quando dificilmente se reconhece onda P, e o QRS está alargado (≥ 0,14 s) e alterado (Fig. 4-27).

Diz-se sustentada se o paroxismo taquicárdico tiver duração > 30 s, caso contrário denomina-se não-sustentada (Fig. 4-28).

Se os complexos ventriculares da taquicardia repetirem a mesma morfologia, é chamada de monomórfica; ao contrário da polimórfica que varia de aspecto a cada paroxismo (Fig. 4-29A e B).

Quando a crise taquicárdica alternar-se com uma série de batimentos sinusais, chama-se taquicardia ventricular repetitiva (Fig. 4-30).

Para se diagnosticar algumas taquiarritmias (por dissociação AV, complexos de fusão ou de captura) necessita-se de registros longos ou do ECG pelo método de Holter.

Há várias formas clínicas de taquicardias ventriculares: idiopática, *torsades de pointes*, bidirecional, com QRS estreito (fascicular).

Torsades de Pointes

É uma variedade onde os complexos ventriculares alargados, durante a taquicardia, revelam polaridades ora positivas ora negativas como se fossem torcidas em torno da linha de base, desenhando no seu polimorfismo um aspecto fusiforme. É uma arritmia relacionada ao maior grau de dispersão das fibras miocárdicas, originada no prolongamento do intervalo QT; é encontrada não somente na síndrome do QT longo, como em distúrbios eletrolíticos e na intoxicação por drogas antiarrítmicas.

No ECG lembramos "*torsades de pointes*" quando (Fig. 4-31):

- Aparecem episódios taquicárdicos com P ausente ou dificilmente identificado.
- QRS: polimórfico com aspecto fusiforme (polaridade positiva e negativa) com os últimos complexos alargados.
- Freqüência: 160-250 bpm.

Sem tratamento precipita fibrilação ventricular; daí equacionar a indicação de betabloqueadores, magnésio e marca-passo temporário logo após seu reconhecimento. No intervalo QT longo congênito tem sido tentada a simpatectomia cervical esquerda para cortar a influência sobre o coração.

Taquicardia bidirecional (Fig. 4-32)

Forma clínica onde os paroxismos taquicárdicos mostram ciclos cardíacos alternadamente positivos e negativos. Apresenta seu foco arritmogênico em qualquer ponto do coração, mais comumente na região do feixe de His antes da sua divisão: daí a morfologia revelar complexos semelhantes aos hemibloqueios.

É bastante freqüente na intoxicação digitálica.

O ECG indica apenas alterações descritas sem especificar se representam dois focos ou apenas dois caminhos diferentes da mesma origem (pelos sub-ramos).

P: É dissociado de QRS.
QRS: Alargado ou não, porém com a característica de alternâncias positiva e negativa dos ciclos.

Freqüência: 150-200 bpm.

Taquicardia ventricular com QRS estreito

São ritmos rápidos com QRS estreito. Não podem ser confundidos com taquicardia supraventricular pelo aspecto dos complexos ventriculares, porque estes apresentam desvio do eixo elétrico semelhante àqueles imprimidos pelos hemibloqueios esquerdos.

Essas taquicardias são também chamadas de taquicardia septal esquerda, podendo seu foco de origem situar-se na base do coração e revelar âQRS entre -30° e -90°, simulando padrão de hemobloqueio anterior esquerdo (Fig. 4-33A e B), às vezes acompanhado com sinais de bloqueio de ramo direito. Outras vezes esta variedade de taquicardia fascicular revela o padrão de hemibloqueio posterior esquerdo.

Têm caráter de taquicardia sustentada e são sensíveis ao verapamil endovenoso. São taquicardias encontradas na cardiopatia isquêmica e na miocardiopatia hipertrófica.

Diversos outros detalhes auxiliam a inclinar o diagnóstico da taquicardia com QRS largo para a origem ventricular como: a presença da dissociação AV (Fig. 4-34), o desvio de âQRS para os quadrantes superiores direito ou esquerdo (Fig. 4-35), a polaridade de QRS nas 6 derivações precordiais (Fig. 4-36A e B), o aspecto mono ou difásico de QRS, em V_1 (Fig. 4-37), bem como um entalhe na onda R de V_1 (chamado de orelha de coelho) (Fig. 4-38), o aparecimento de capturas ou batimento de fusão (Fig. 4-39).

Além do diagnóstico individual das taquicardias paroxísticas, importante, na prática, é distinguir: (a) a taquicardia ventricular da (b) supraventricular com complexo ventricular aberrante, o que é facilitado usando o organograma de Brugada (Quadro 4-1) (capaz de diagnosticar rapidamente a taquicardia

Quadro 4-1. **Diagnóstico diferencial entre a taquicardia supraventricular com condução aberrante e taquicardia ventricular (BRUGADA)**

1. Ausência de RS em todas as derivações precordiais
   - Sim → TV
   - Não → 2
2. Duração superior a 100 ms do início de "R" até a parte mais inferior de "S" m qualquer derivação precordial
   - Sim → TV
   - Não → 3
3. Dissociação AV
   - Sim → TV
   - Não → 4
4. Critério diagnóstico para a TV em V_1–V_2 e V_5–V_6 (consultar Quadro 4-2)
   - Sim → TV
   - Não → 5
5. Diagnóstico de Taqui supra com aberrância ventricular

ventricular) e a comparação dos vários detalhes do eletrocardiograma entre as duas hipóteses (Quadro 4-2).

Quadro 4-2. **Diagnóstico diferencial entre a taquicardia supraventricular com condução aberrante e a taquicardia ventricular**

	TAQUICARDIA PAROXÍSTICA	
Onda "P"	SUPRAVENTRICULAR	VENTRICULAR
	Identificação possível	Identificação difícil
Relação P/QRS	Presente	Dissociada (Fig. 4-40)
QRS		
Duração	< 0,10 s	raro = 0
Eixo elétrico	Normal ou desviado levemente para a D ou E	Para a E e principalmente entre -90 e ± 180° (Fig. 4-41)
Padrão de BRD	Freqüente	Raro
BRE	Raro (< 20%)	Freqüente (> 80%)
BRD + HBAE ou HBPE	Ausente	Freqüente
BRE com RV_1 > 30 ms	Ausente	Presente
Polaridade precordial concordante de V_1 a V_6 (positiva ou negativa)	Ausente	Freqüente
V_1 ou V_6 mono ou difásico	Ausente	Freqüente (Fig. 4-37)
V_1 ou V_6 trifásico	FreqÜente	Raro
Em V_1 "orelha de coelho" e/ou V_6 com relação R/S < 1	Ausente	Freqüente (Fig. 4-38)
Em derivações precordiais "R/S" com duração até a parte mais próxima de "S" > 100 ms	Ausente	Freqüente (Fig. 4-42)
Captura ventricular	Ausente	Presente (Fig. 4-39
Complexo de fusão	Ausente	Presente (Fig. 4-39)

LEMBRETE

Para uso na Sala de Emergência:

- *Taquicardia paroxística com QRS largo.*
  A compressão do seio carotídeo ajuda, mas pode não decidir:
  - *se desaparece o paroxismo, assegura sua origem supraventricular mesmo com QRS previamente alargado;*
  - *se não influencia, nada indica.*
- *Adenosina e verapamil são empregados no tratamento da taquicardia paroxística nodal AV; em uso endovenoso, essas substâncias podem terminar o paroxismo taquicárdico quando é de origem supraventricular. Adenosina é mais útil porque não apresenta os efeitos colaterais do verapamil.*

Flutter e fibrilação ventricular

São arritmias graves, representando contrações ventriculares desorganizadas, ocasionadas em geral por uma extra-sístole que incide no período vulnerável de um batimento (fenômeno R/T), desencadeando dissociação eletromecânica que induz ao colapso hemodinâmico. São estados precipitados pela taquicardia ventricular.

Flutter e fibrilação ventricular são fases evolutivas de um evento que aparece sem pródromos, há queda do débito cardíaco que freqüentemente leva à morte. Clinicamente, ocorre perda da consciência, apnéia, convulsões, parada cardíaca e ausência de pulsos arteriais e venosos.

O eletrocardiograma, quando consegue surpreender estes fenômenos (sobretudo pelo método de Holter), define bem os acontecimentos.

- Flutter *ventricular:* as ondas registradas sem nenhuma identificação apresentam um contorno uniforme de oscilações de aspecto sinusóide (Fig. 4-43).
- *Fibrilação ventricular:* ondas irregulares no contorno e na amplitude numa distribuição caótica onde não se pode identificar nenhum componente do ciclo cardíaco e que vão diminuindo até se tornarem uma linha reta (Fig. 4-44).

É emergência das mais graves que necessita ressuscitação cardiopulmonar imediata.

Orientação clínica

1. Os ritmos de escape não devem ser tratados pois representam defesa do organismo a um eventual dano no automatismo sinusal.
2. Taquicardias com QRS estreito dependendo do comprometimento hemodinâmico:
   a) Episódios breves, com queixas leves não necessitam de tratamento profilático, o exame clínico orienta a conduta.
   b) Massagem carotídea.
3. Taquicardias sintomáticas: empregar endovenosamente adenosina (salvo em pneumopatas), verapamil (nunca associado a betabloqueadores), com desequilíbrio hemodinâmico e sem responder a drogas, não hesitar em recorrer à cardioversão ou à hiperestimulação temporária *(overdrive pacing)*.
4. Os ritmos taquicárdicos com QRS largo merecem atenção emergencial: (desfibrilação imediata, ressuscitação cardiorrespiratória, drogas: epinefrina, amiodarona, magnésio).

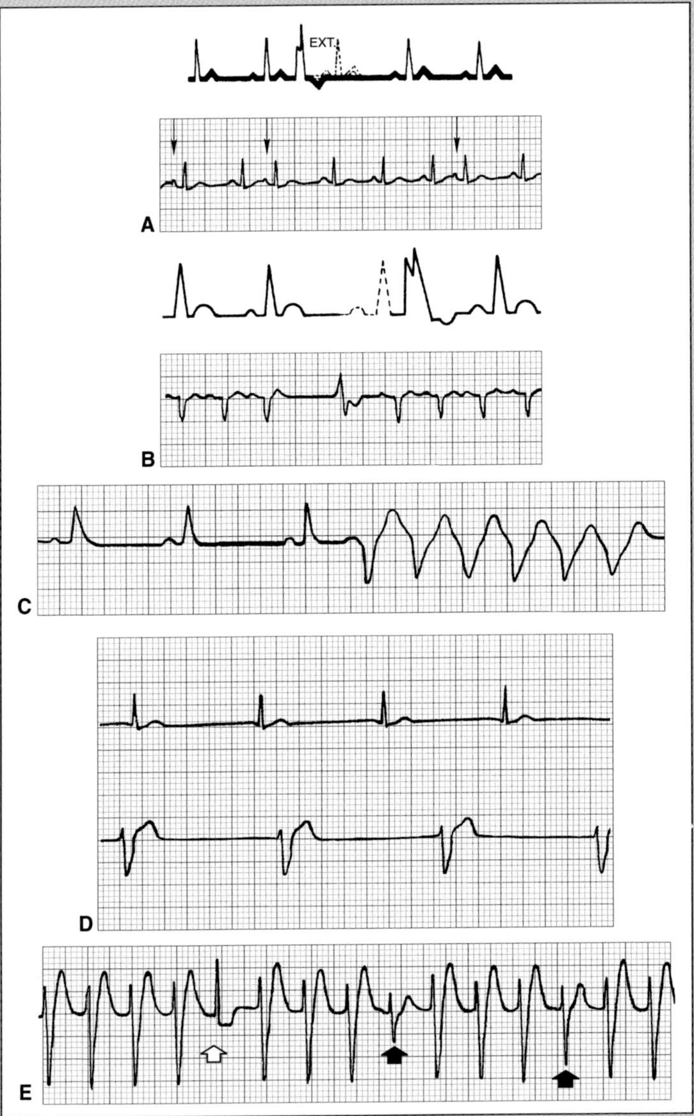

Fig. 4-1. Complexos aberrantes. (**A**) Extra-sístole. (**B**) Escape. (**C**) Taquicardia paroxística. (**D**) Ritmos de escape: juncional e ventricular. (**E**) Batimento de fusão.

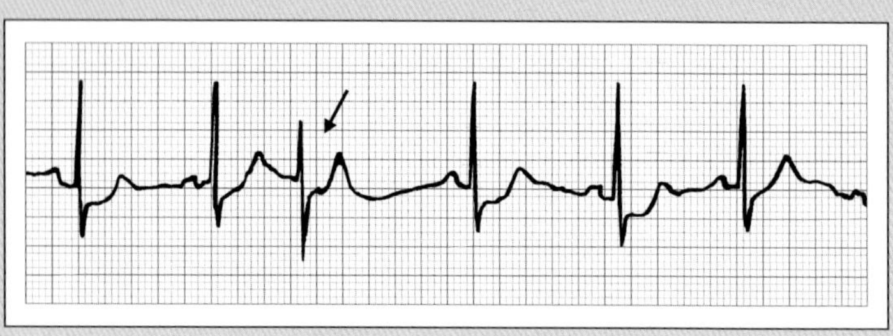

Fig. 4-2. Extra-sístole (seta) um círculo cardíaco prematuro.

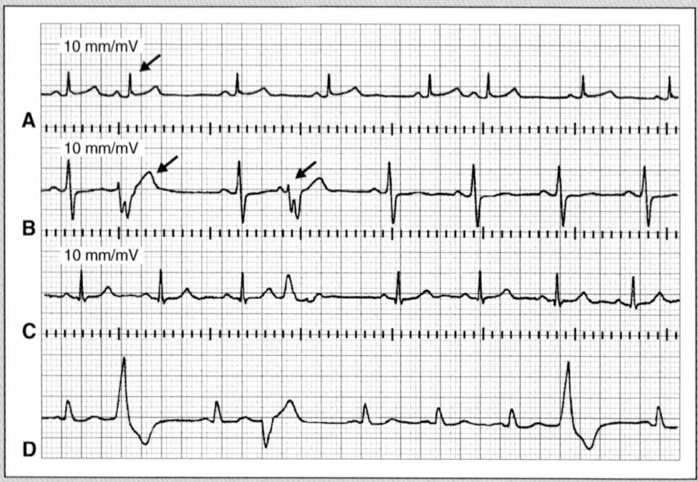

Fig. 4-3. Morfologias das extra-sístoles. (**A**) Atrial. (**B**) Atrial com complexo ventricular aberrante. (**C**) Ventricular. (**D**) Ventricular polimorfa (setas).

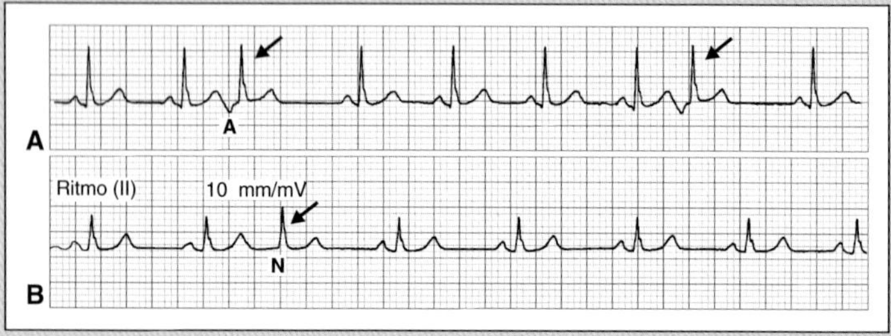

Fig. 4-4. Extra-sistolia supraventricular. (**A**) Atrial. (**B**) Nodal.

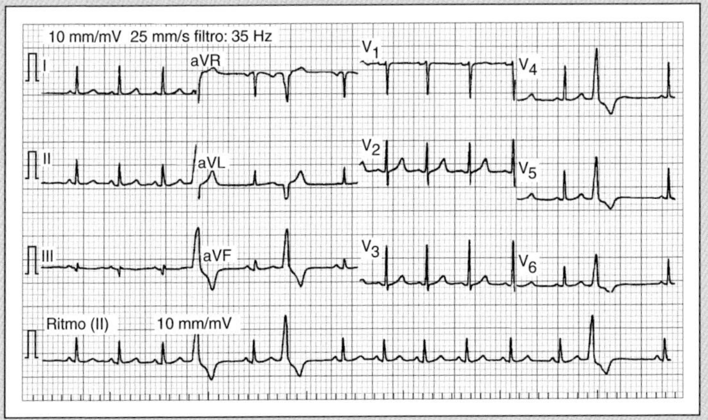

Fig. 4-5. Extra-sistolia ventricular.

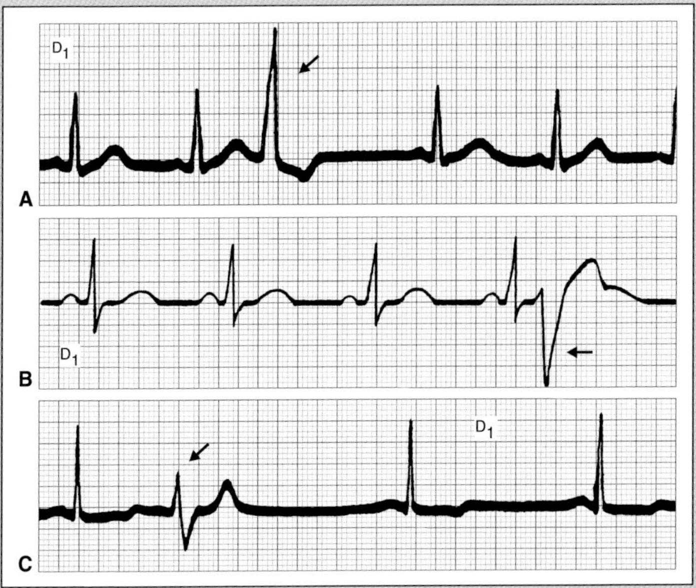

Fig. 4-6. Extra-sístole ventricular (derivações periféricas). (**A**) Direita. (**B**) Esquerda. (**C**) Septal (setas).

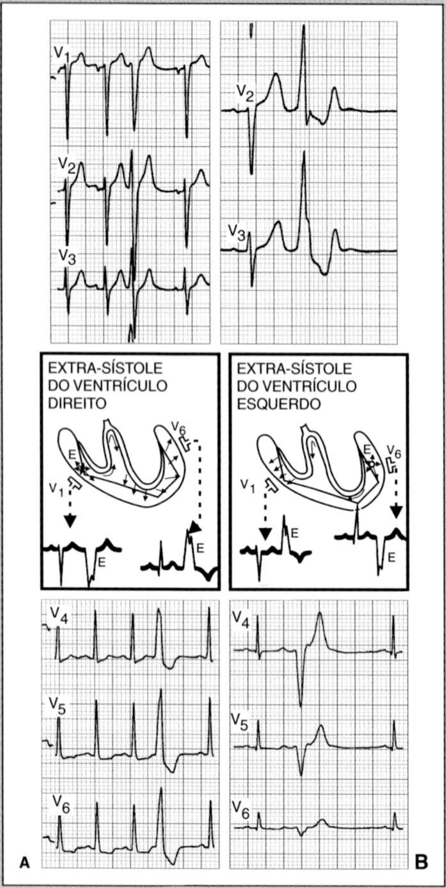

Fig. 4-7. Extra-sístole ventricular (**A**) (derivações periféricas): direita, esquerda. (**B**) Derivações precordiais.

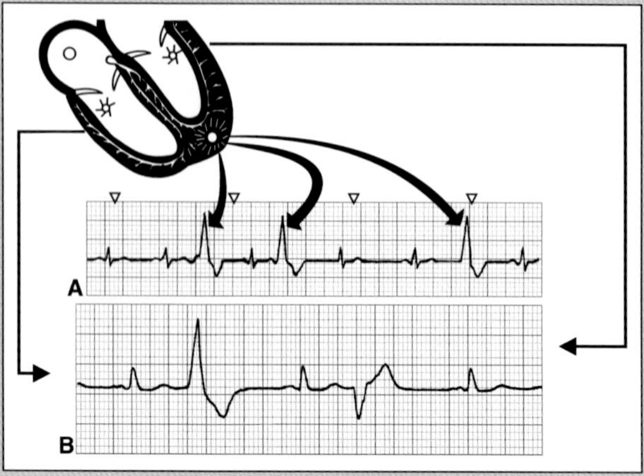

Fig. 4-8. Extra-sístole ventricular. (**A**) Monomórfica. (**B**) Polimórfica (setas).

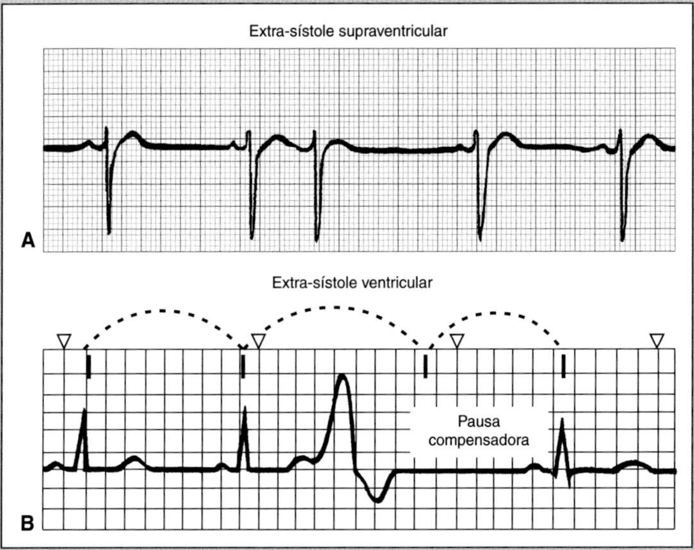

Fig. 4-9. Pausa compensadora da extra-sístole.
(**A**) Incompleta = supraventricular. (**B**) Completa = ventricular.

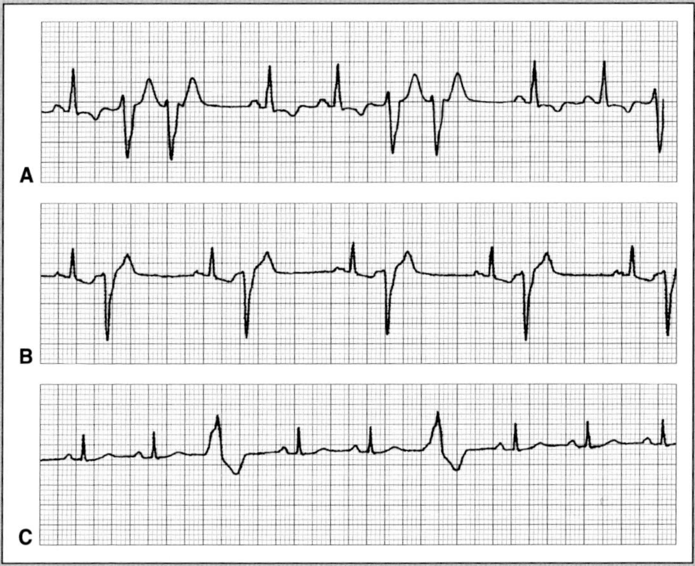

Fig. 4-10. (**A**) Extra-sístoles pareadas. (**B**) Bigeminadas. (**C**) Trigeminadas.

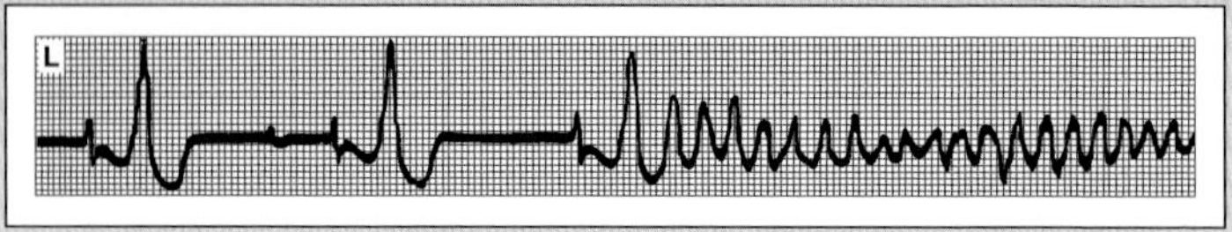

Fig. 4-11. Fenômeno R/T: extra-sístole incidindo no período vulnerável desenvolvendo taquicardia paroxística.

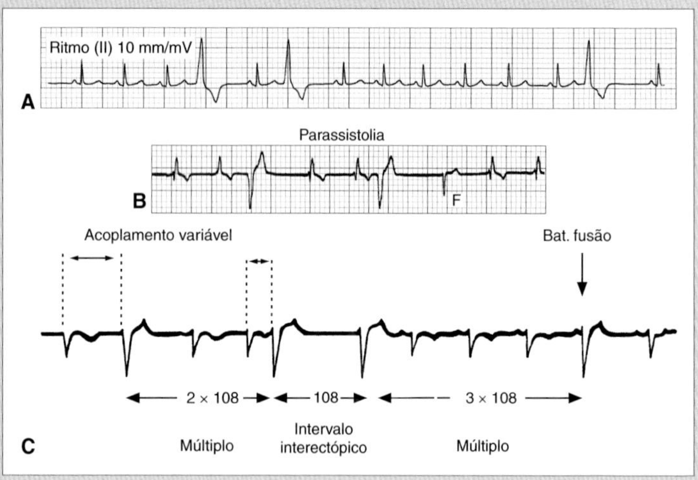

Fig. 4-12. Parassistolia. Vide texto.

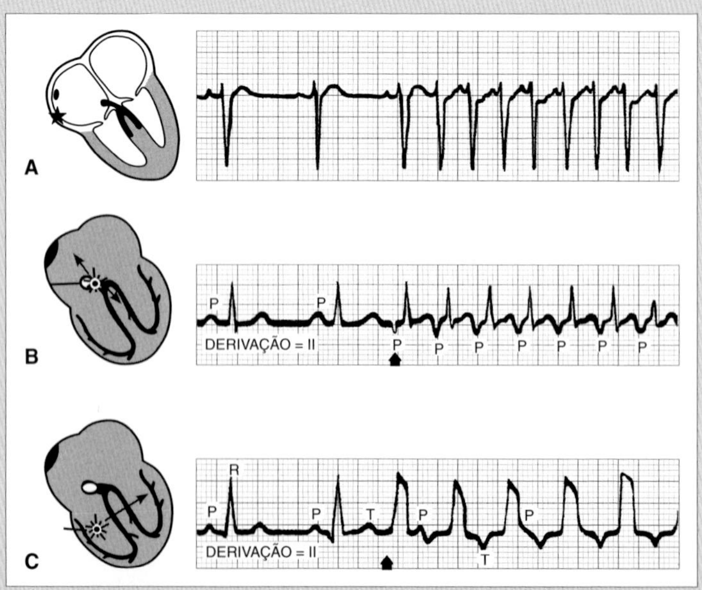

Fig. 4-13. Taquicardia paroxística (local determinado pela morfologia). (**A**) Atrial. (**B**) Juncional. (**C**) Ventricular.

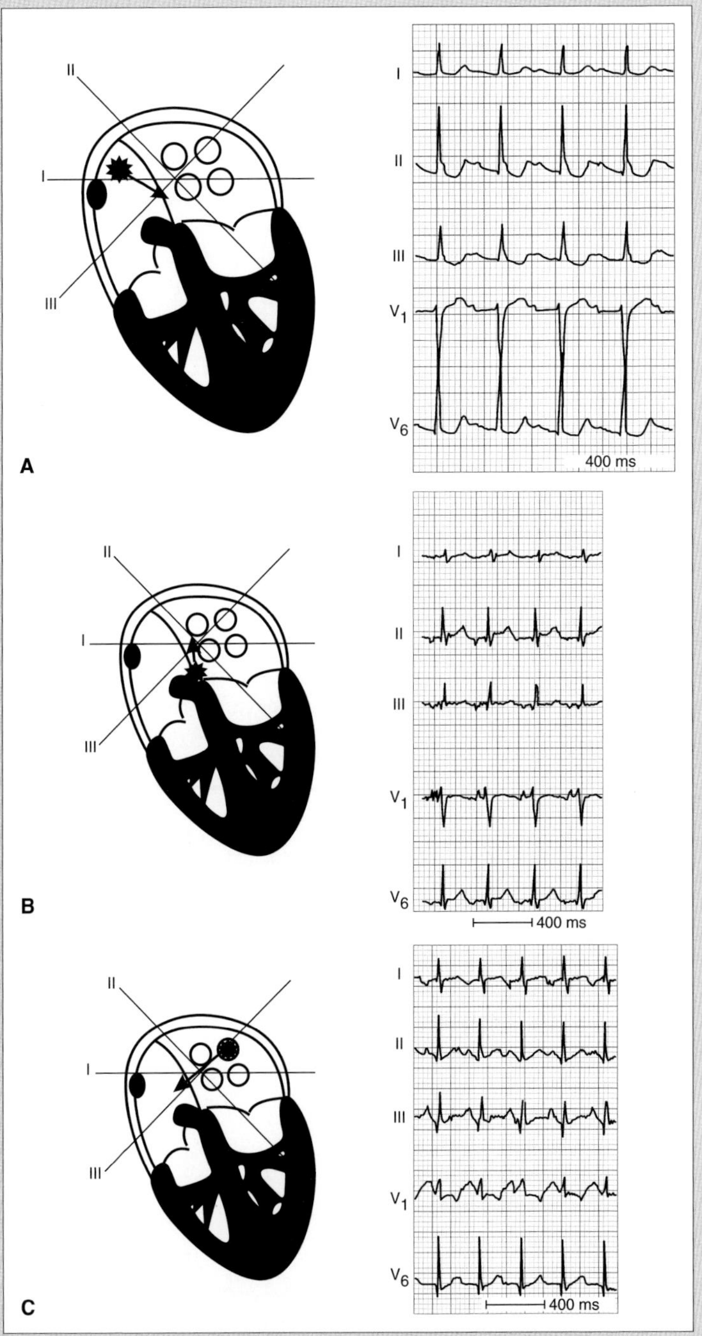

Fig. 4-14. Taquicardia atrial paroxística; três localizações. (**A**) Átrio direito alto. (**B**) Átrio direito baixo e (**C**) Átrio esquerdo.

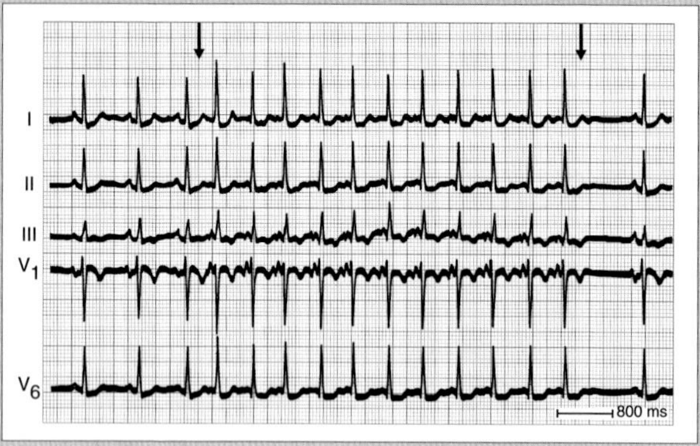

Fig. 4-15. Início e término de taquicardia atrial ectópica.

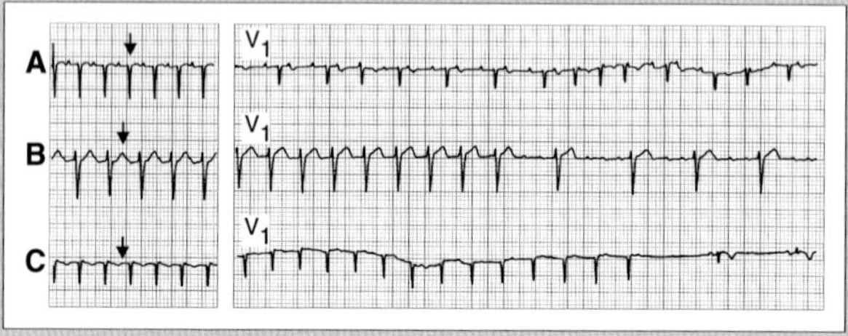

Fig. 4-16. Durante os surtos taquicárdicos, o ECG dos três pacientes revelaram morfologias semelhantes (seta), porém, pós-massagem carotídea indicaram diagnósticos diferentes: (**A**) taquicardia atrial, (**B**) *flutter* atrial e (**C**) taquicardia AV de reentrada.

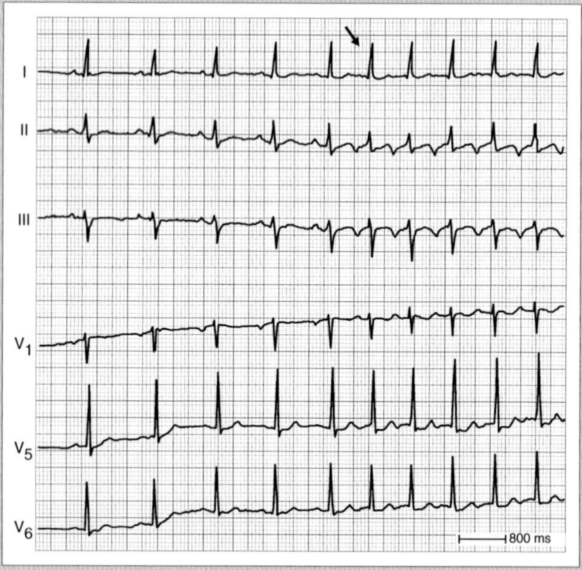

Fig. 4-17. Início de um período de taquicardia incessante (seta). Vide texto.

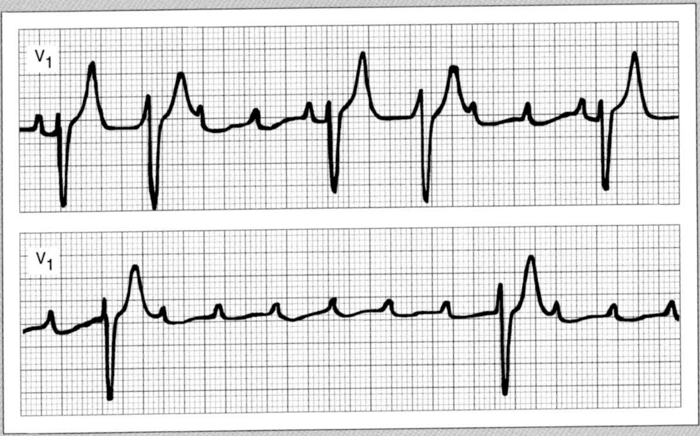

Fig. 4-18. Taquicardia atrial com bloqueio AV.

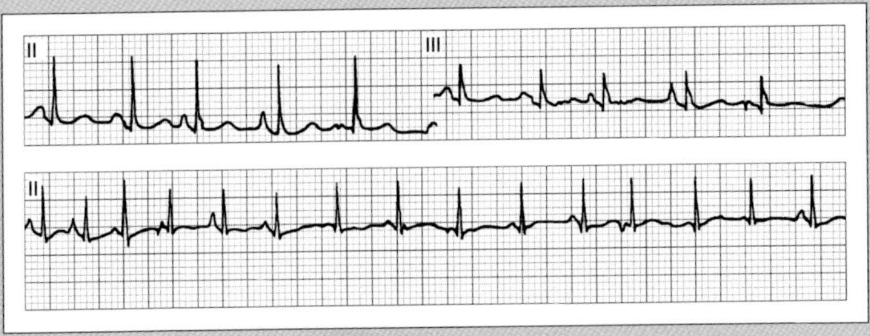

Fig. 4-19. Taquicardia atrial multifocal. Diferentes morfologias da onda P na mesma derivação. Espaços P–P e R–R irregulares.

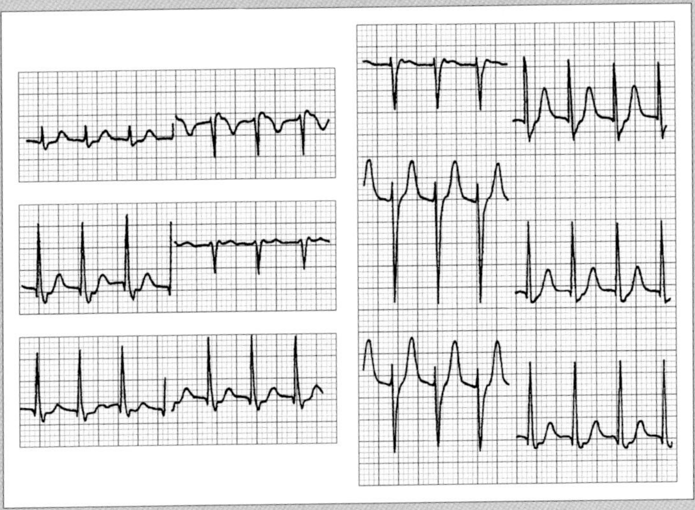

Fig. 4-20. Taquicardia juncional automática.

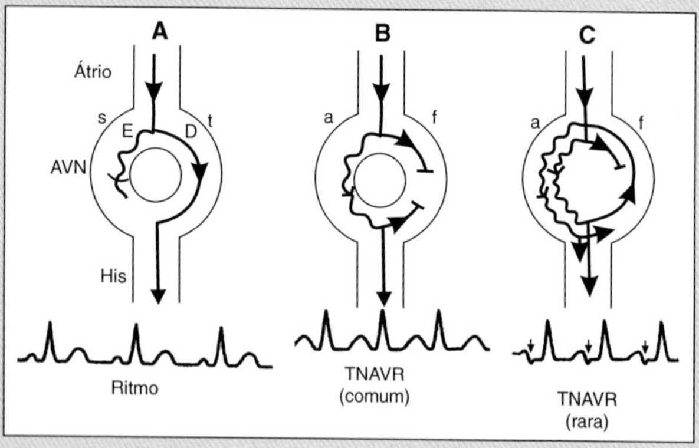

Fig- 4-21. Taquicardia juncional paroxística. Mecanismo de reentrada. Vide texto.

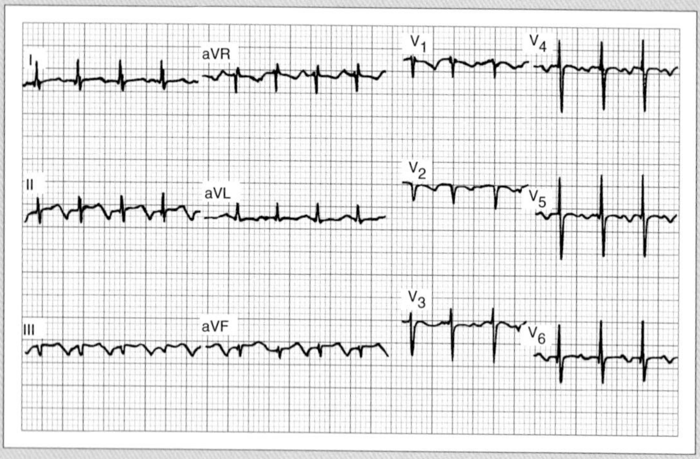

Fig. 4-22. Taquicardia nodal AV paroxística (microrreentrada).

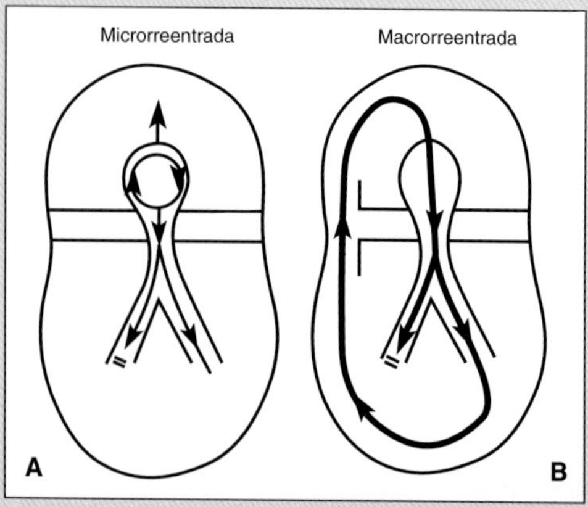

Fig. 4-23. Mecanismo de reentrada. (**A**) Microrreentrada. (**B**) Macrorreentrada. Vide texto.

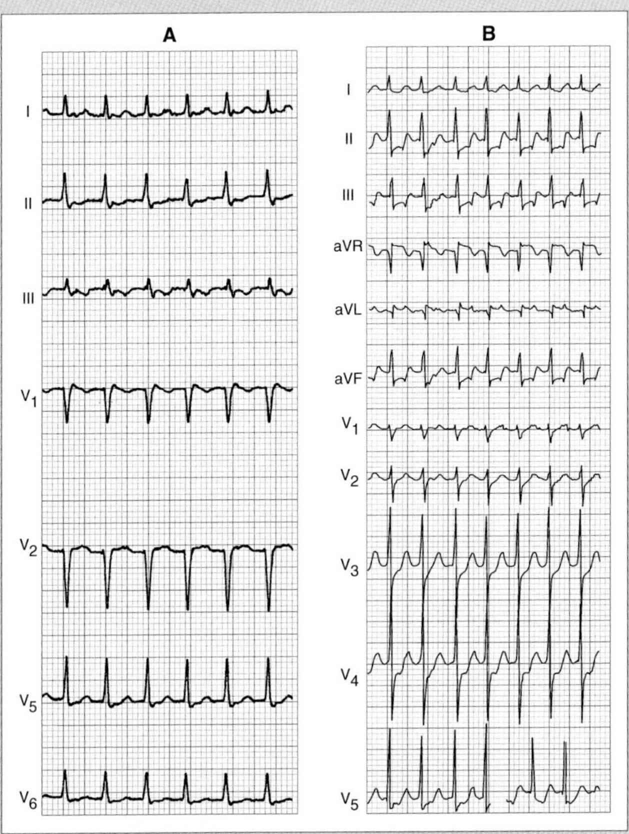

Fig. 4-24. (**A**) Taquicardia AV de reentrada (micro): onda P no final de QRS, isto é, pequena onda S em D_2 e D_3, pequeno R' em V_1. (**B**) Taquicardia de movimento circular (macro): onda P é bem afastada de QRS.

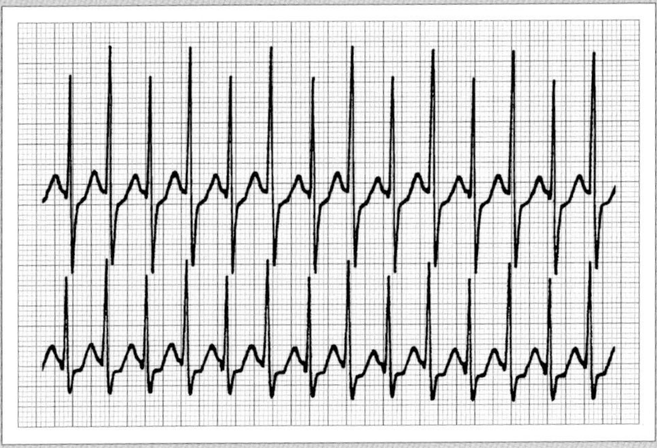

Fig. 4-25. Taquicardia AV de movimento circular, mostrando alternância elétrica de onda R.

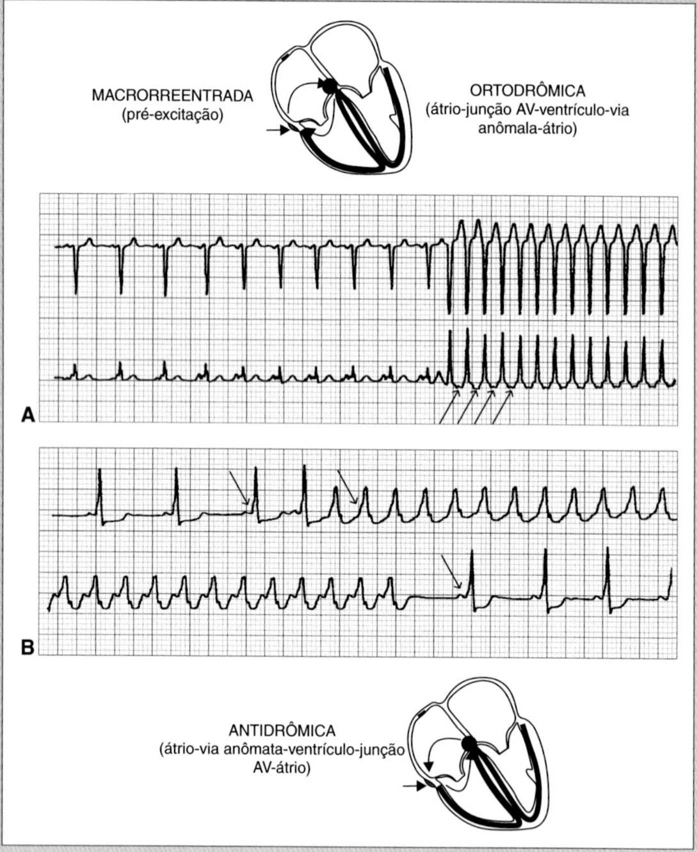

Fig. 4-26. (**A**) Microrreentrada – Ortodrômica. (**B**) Macrorreentrada – Antidrômica (observar fora da crise a morfologia da pré-excitação: PR curto e onda delta).

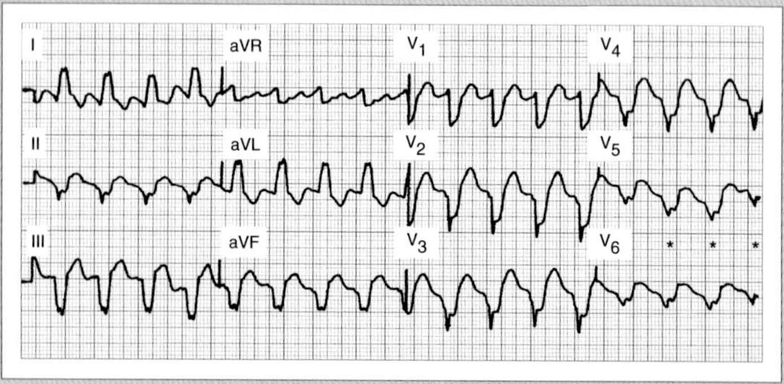

Fig. 4-27. Taquicardia ventricular paroxística: difícil reconhecimento da onda P e QRS alargado e alterado.

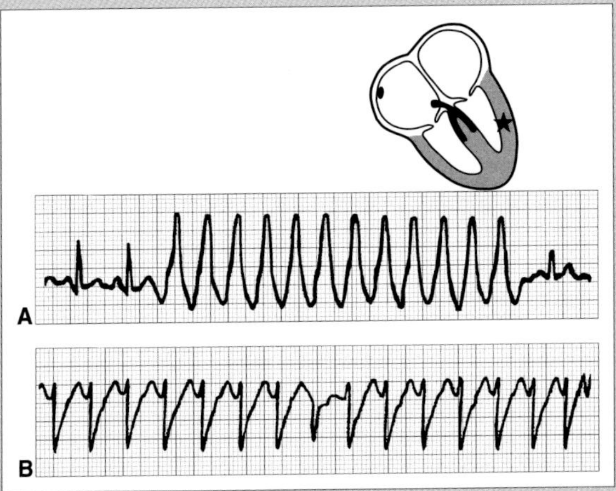

Fig. 4-28. (**A**) Taquicardia ventricular não-sustentada.
(**B**) Taquicardia ventricular sustentada.

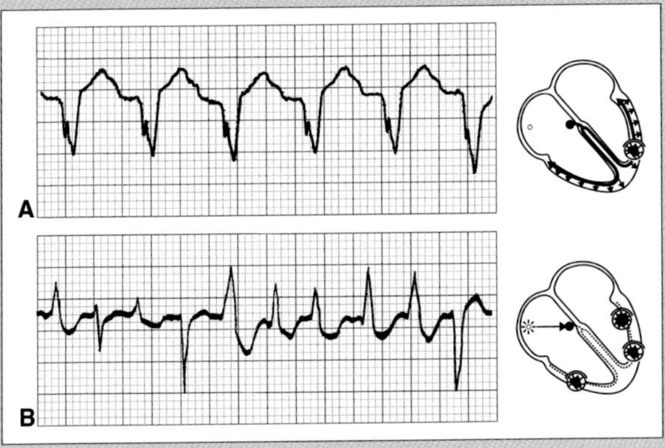

Fig. 4-29. (**A**) Taquicardia ventricular monomórfica.
(**B**) Taquicardia ventricular polimórfica.

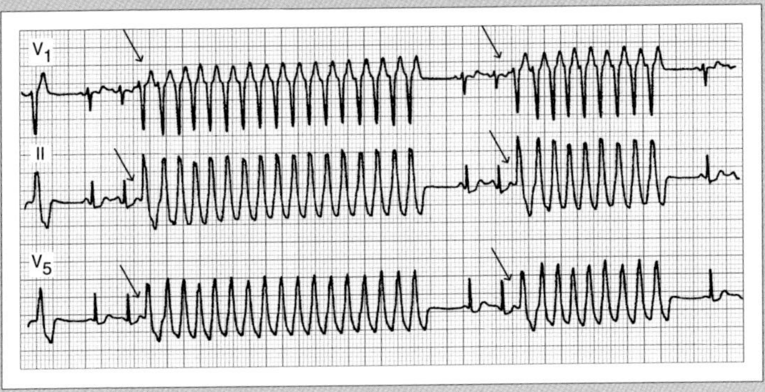

Fig. 4-30. Taquicardia ventricular repetitiva.

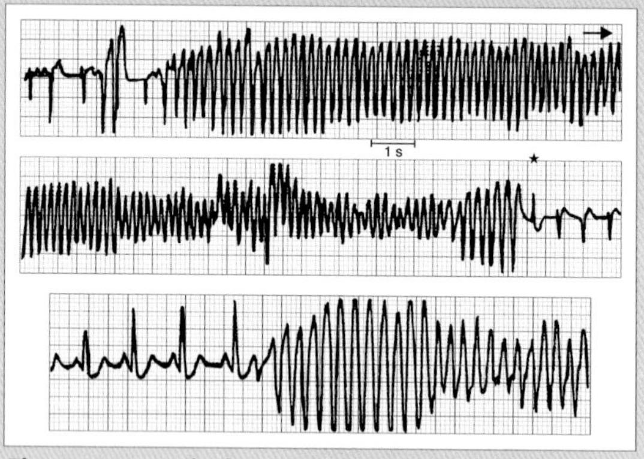

Fig. 4-31. *Torsade des pointes* (taquicardia: complexos positivos e negativos com aspecto fusiforme). Vide texto.

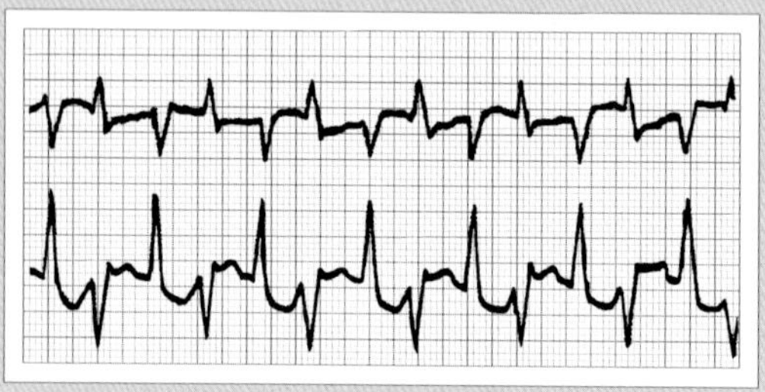

Fig. 4-32. Taquicardia bidirecional.

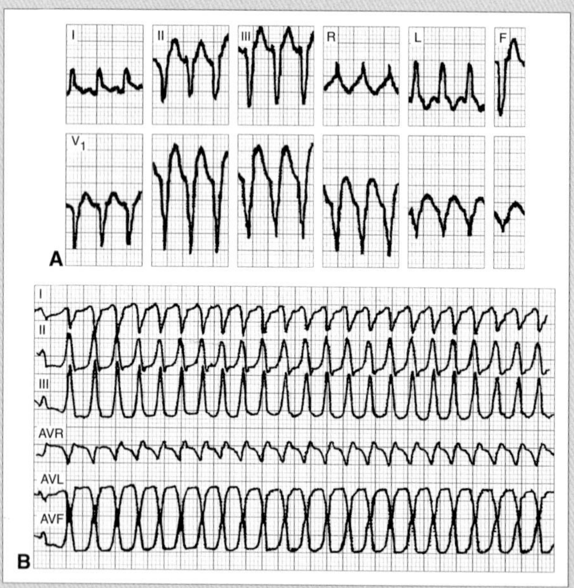

Fig. 4-33. Taquicardia fascicular. (**A**) Padrão do hemibloqueio anterior esquerdo. (**B**) Padrão do hemibloqueio posterior esquerdo.

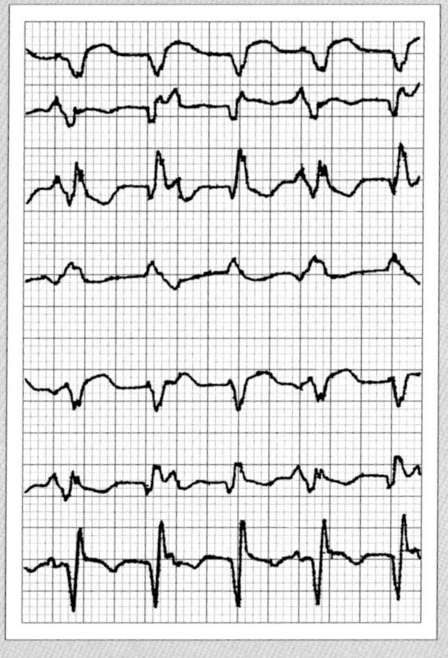

Fig. 4-34. Taquicardia paroxística. Dissociação AV.

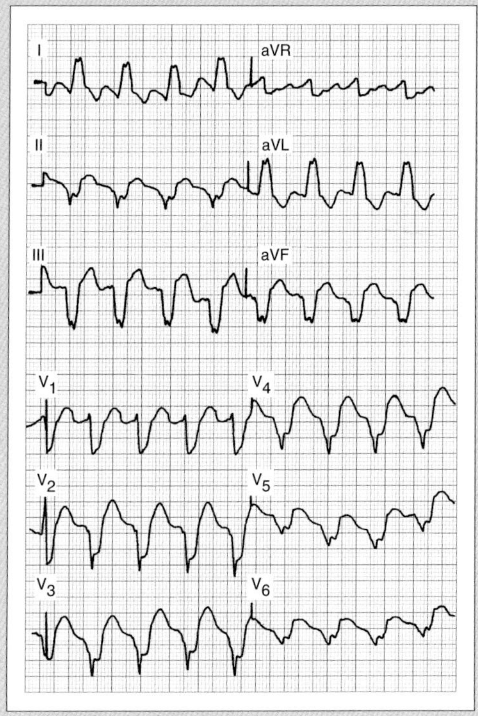

Fig. 4-35. Taquicardia ventricular: desvio de âQRS para esquerda (-60°), além de concordância negativa de QRS em todas as precordiais.

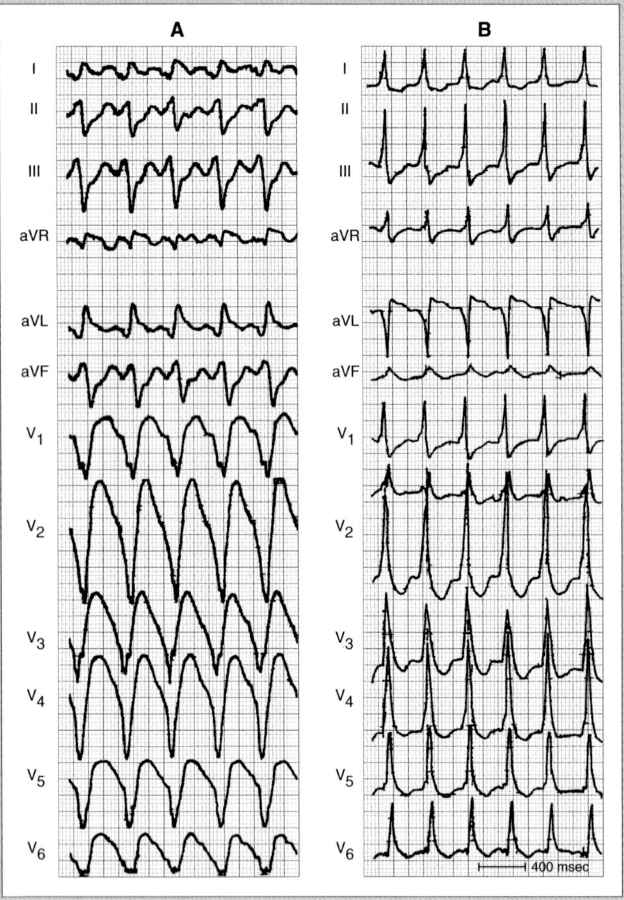

Fig. 4-36. Taquicardia ventricular: as 6 derivações precordiais com QRS concordantes. (**A**) Negativas. (**B**) Positivas.

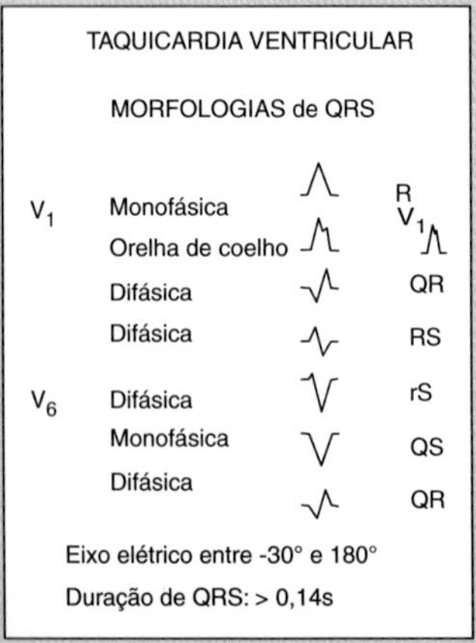

Fig. 4-37. Taquicardia ventricular. Morfologias de QRS em V_1 e V_6 (mono ou difásica) que auxiliam a reconhecer a origem ventricular. Notar o aspecto de orelha de coelho na 2ª coluna (V_1)

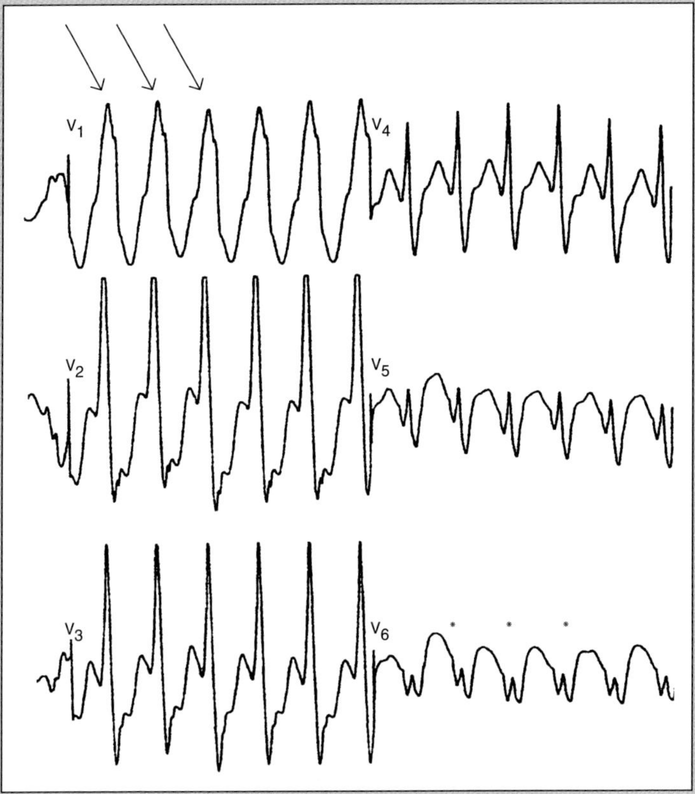

Fig. 4-38. Taquicardia ventricular. Presença de entalhe na onda R de V_1 (orelha de coelho) (setas).

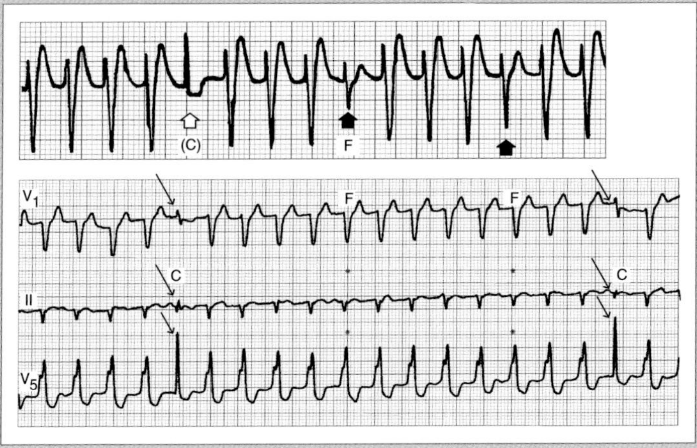

Fig. 4-39. Taquicardias ventriculares. Presença de capturas (C) e batimentos de fusão (F).

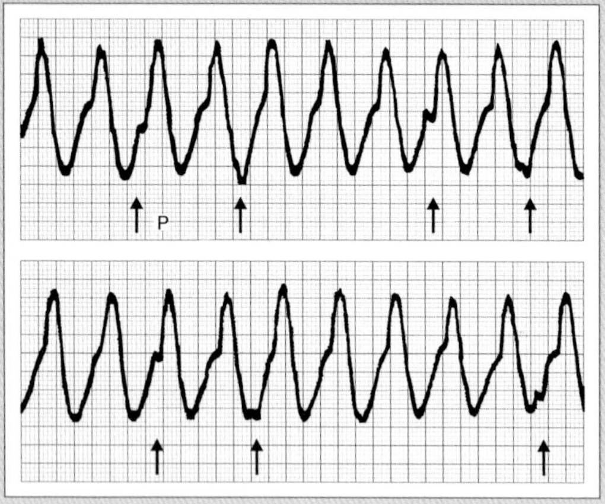

Fig. 4-40. Taquicardia ventricular. Dissociação entre átrios e ventrículos.

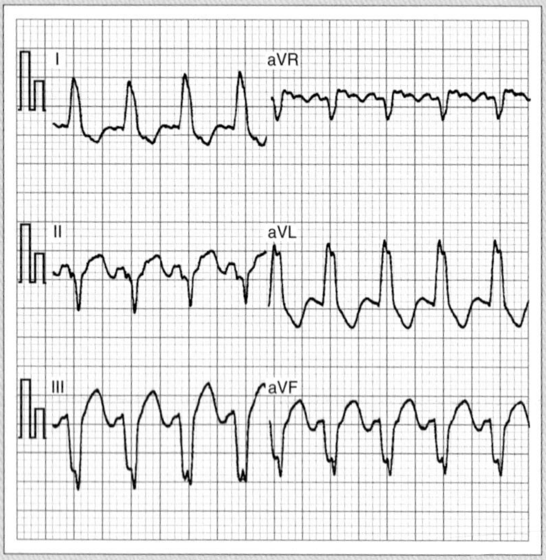

Fig. 4-41. Taquicardia ventricular: eixo elétrico desviado para o quadrante superior esquerdo (-70°)

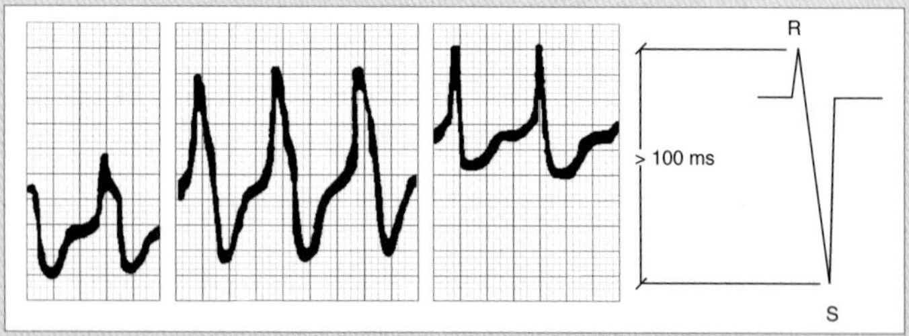

Fig. 4-42. Taquicardia ventricular = duração superior a 100 ms de R a S em qualquer derivação precordial.

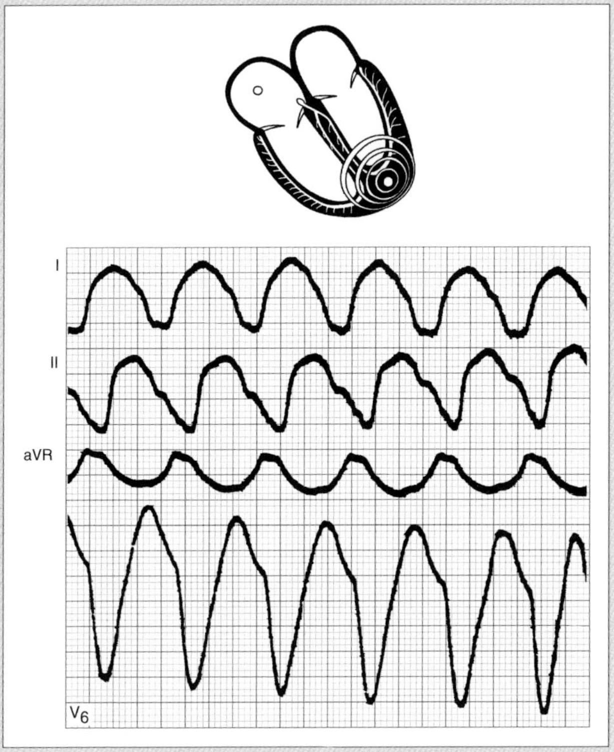

Fig. 4-43. Flutter ventricular. Vide texto.

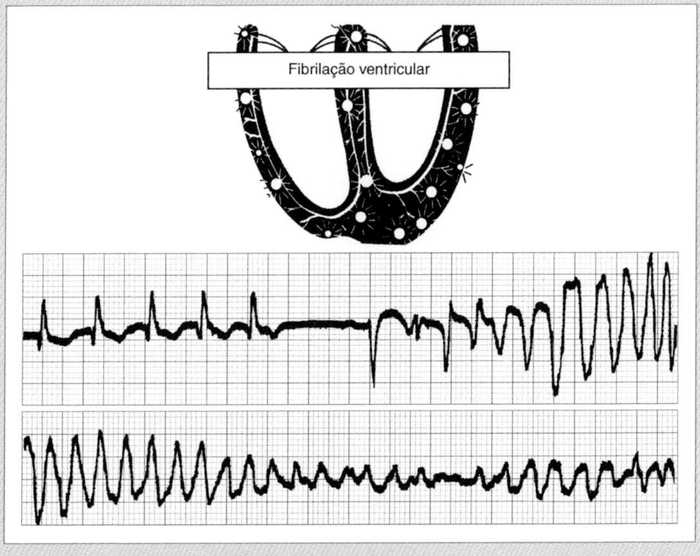

Fig. 4-44. Fibrilação ventricular. Vide texto.

CAPÍTULO 5

Bloqueios Cardíacos

Significam retardo ou impedimento na condução do estímulo através do sistema específico. Não representam um diagnóstico porque a etiofisiopatologia dos bloqueios está ligada às repercussões criadas numa determinada região especializada do coração e esclarecida pelo eletrocardiograma. É bom assinalar que poucos autores ainda impropriamente atribuem o nome bloqueio cardíaco apenas aos bloqueios atrioventriculares.

Assim, vamos dividir a apresentação dos bloqueios cardíacos consoante o local comprometido (Fig. 5-1):

a) Nódulo sinusal: bloqueio **sinoatrial**.
b) Átrios: bloqueios **intra-atriais** (Bachman).
c) Junção AV: bloqueios **atrioventriculares.**
d) Ramos do feixe de His: bloqueios de **ramo** (esquerdo e direito).
e) Subdivisões dos ramos:
   Esquerdo **(hemibloqueios anterior, posterior e septal).**
   Direito **(hemibloqueios superior, médio e inferior).**

BLOQUEIO SINOATRIAL (BSA)

O estímulo cardíaco nascido no nódulo sinusal encontra dificuldade em prosseguir logo na interface com o átrio direito; *conseqüência:* se não invade os átrios, estes não se despolarizam (ausência de onda P); se não há onda P, nenhuma excitação alcançará os ventrículos (ausência de QRS). Conclusão: bloqueio sinoatrial é o diagnóstico do desaparecimento de um ciclo cardíaco completo e onde o intervalo R–R englobando esta falha é igual ao dobro ou múltiplo daquele normal no BSA de 2º grau (Fig. 5-2).

Há três graus de bloqueio SA:

- *1º grau:* não pode ser reconhecido no ECG de superfície, somente em estudos eletrofisiológicos com estimulação intracardíaca programada.

- *2º grau:* ausência de um ciclo completo (P–QRS–T). Há duas variedades:
  - *Tipo I (Wenckebach):* existe um encurtamento progressivo e sucessivo do intervalo P–P antes do batimento atrial bloqueado; a distância P–P desta pausa é menor que o dobro e nunca é múltipla do P–P básico. Cuidado no diagnóstico diferencial com arritmia sinusal vagal.
  - *Tipo II:* não existe a diminuição prévia de P–P, e a pausa que engloba o espaço bloqueado é o dobro da distância P–P sinusal.
- *3º grau:* diagnóstico impossível, pois, é indistinguível da parada sinusal prolongada.

O bloqueio sinoatrial tanto aparece em indivíduos vagotônicos e na hipersensibilidade do seio carotídeo, como também na síndrome do nódulo sinoatrial, miocardites, insuficiência coronariana, intoxicação por drogas (antiarrítmicos e digital) e alterações eletrolíticas.

BLOQUEIO ATRIAL

É o embaraço que encontra a excitação cardíaca na despolarização dos átrios, seja intra-atrial ou interatrial; este último sendo conhecido também com o nome de bloqueio de Bachman. Este autor foi o primeiro a descrever um caminho de células especializadas ligando os dois átrios.

Identifica-se este bloqueio no ECG quando a onda P mostra-se alargada, bimodal com seus dois ápices positivos distanciados de mais de 0,06 s (Fig. 5-3).

É difícil diferenciar este aspecto da onda P do crescimento de átrio esquerdo.

BLOQUEIO ATRIOVENTRICULAR (BAV)

O tempo normal que o estímulo gasta de seu nascimento no nódulo sinusal até a despolarização inicial do septo interventricular esquerdo é representado pelo intervalo PR, que varia de 0,12 s a 0,21 s.

Difícil localizar, com precisão, pelo ECG de superfície a região do bloqueio numa estrutura que comporta a parte baixa do átrio direito, o nódulo de Aschoff-Tawara (NAV), o feixe de His e várias células em torno destes tecidos com algumas propriedades eletrofisiológicas especializadas.

Porém, quando se introduz um cateter-eletrodo pela via venosa até a entrada do ventrículo direito, é possível surpreender uma onda H (despolarização do feixe de His) entre P e QRS. Este procedimento chama-se eletrograma do feixe de His que permite localizar o defeito no trajeto atrial (onda A), quando atravessa o feixe de His (ondulação H) ou quando atinge o sistema His-Purkinje (onda V). Desse modo, pode-se localizar o bloqueio: acima, dentro ou abaixo do feixe de His; entre P e H (supra-hissiano), alterações da onda H (intra-hissiano) e abaixo, entre H e V (infra-hissiano). Este registro intracardíaco deve ser monitorado pelas derivações de superfície (Fig. 5-4).

BAV 1º grau

Espaço PR > 0,21 s; a excitação encontra obstáculos no seu trajeto ultrapassando a duração normal máxima; todas as ondas P são seguidas de QRS normais (Fig. 5-5).

ATENÇÃO

Este intervalo PR sofre a influência da idade e da freqüência cardíaca. Por exemplo: uma criança de 2 anos com 100 bpm tem PR normal máximo de 0,17s. Num adulto de pequena estatura com PR de 0,20 s e taquicardia de 114 bpm também se deve diagnosticar BAV – 1º grau – o máximo nestas condições é 0,18 s (Fig. 5-6). Consultar sempre que preciso o Quadro 1-1 no Capítulo 1.

BAV 2º grau

Neste grau nem todos os estímulos sinusais penetram nos ventrículos. O ECG revelará ausência ocasional ou ritmada de QRS (Fig. 5-7).

Há duas modalidades de BAV de 2º grau:

1. O intervalo PR vai, sucessiva e progressivamente, aumentando até que uma onda P não se acompanha de resposta ventricular; este aumento variável de PR caracteriza o fenômeno de Wenckebach que se passa geralmente dentro do nódulo AV. Este bloqueio chama-se BAV 2º grau tipo Wenckebach (ou Mobitz I) (Fig. 5-8). Também, lembra-se o diagnóstico de bloqueio AV tipo Wenckebach quando os impulsos cardíacos aparecem bigeminados mesmo sem identificar os intervalos PR na presença de fibrilação atrial.
2. Na segunda variedade não há o crescimento progressivo de PR. O ECG mostra ausência de QRS, aleatoriamente, ou com certo ritmo: 2 ondas P para 1 QRS, ou 3 ondas P para 1 QRS etc.

Geralmente o local deste bloqueio situa-se em torno ou abaixo do feixe de His; seu QRS usualmente é alterado. É denominado BAV 2º grau tipo Mobitz II (Fig. 5-9A e B).

Existe importância prognóstica e terapêutica na destrinça dessas duas variedades: a de Wenckebach usualmente é transitória e benigna, raramente passa para um grau mais acentuado; o tipo Mobitz II traduz doença cardíaca mais grave e tende a evoluir para 3º grau; enquanto no primeiro caso não há necessidade de tratamento, no segundo deve ser equacionada a inserção de marca-passo artificial.

BAV 2:1 é uma variedade difícil de definir; Mobitz I ou II? (Fig. 5-10).

O 2º espaço "PR", por motivos óbvios, não permite avaliar se está prolongado.

Algumas sugestões auxiliam a interpretar o mecanismo do BAV 2:1.

Sugere Mobitz I (Wenckebach) quando:

- QRS é estreito.
- Melhora com taquicardia (exercício, atropina).
- Agrava-se com a redução da freqüência cardíaca (compressão do seio carotídeo).
- Acompanha infarto diafragmático.
- Aparecem num ECG longo ou no método Holter períodos de Wenckebach.

Indica Mobitz II quando:

- Acompanha-se de QRS alargado.
- Agrava-se com o aumento da freqüência cardíaca.
- Melhora em resposta a manobras que reduzem o ritmo.
- Aparece no infarto anterior.
- Existe, com freqüência, história de síncope.

Considera-se BAV 2:1 de grau avançado quando há maior freqüência atrial e no ECG aparecem duas ou mais ondas P seguidas sem resposta ventricular e ausência de batimentos de escape (Fig. 5-9B).

BAV 3º Grau

Nenhuma onda P alcança os ventrículos; é também chamado de **BAV completo ou total**; há verdadeiro divórcio entre o regime atrial comandado pelo nódulo sinusal ou qualquer outro supraventricular e o ventricular dependente de ritmo de escape juncional ou ventricular obviamente com **freqüência mais lenta.**

No ECG, as ondas P mostram freqüência regular (60 a 100 bpm), e os complexos QRS estreitos (ou mais comumente deformados) obedecem a um ritmo mais lento (< 55 bpm) (Fig. 5-11). No próprio ECG algumas inferências permitem sugerir o local do bloqueio nesse trajeto.

Como?

Complexos QRS alargados, muito deformados, com baixa freqüência lembram a localização nos ventrículos abaixo do feixe de His; ao contrário, QRS estreito com ritmo mais elevado, o bloqueio deve estar situado na parte alta dos ventrículos em torno da junção AV.

A etiologia dos bloqueios de 1º e 2º graus inclui pessoas normais, hiperatividade vagal, febre reumática (na fase aguda), miocardites, cardiopatia isquêmica (parede inferior), drogas (digital, betabloqueadores, verapamil), doenças congênitas (CIA, canal arterial persistente). Entre as causas do BAV 3º grau são apontados: infarto do miocárdio, doenças degenerativas, infiltrativas, intoxicação digitálica, endocardites, hiperpotassemia grave, doença valvar aórtica.

ORIENTAÇÃO PARA O INTERNISTA

- BAV de 1º grau é assintomático; intervalo PR prolongado é sua única expressão diagnóstica; não progride para graus mais avançados de bloqueio AV; jamais tem indicação para marca-passo. Quando sua causa for corrigível pode desaparecer: drogas que o provocaram (digital, betabloqueadores), miocardites debeladas (diftérica, reumática).
- BAV de 2º grau do tipo Wenckebach (Mobitz I) pode ocorrer como expressão de hiperatividade vagal. Provocado por alguma patologia, tem prognóstico mais benigno que o Mobitz II. Raramente, merece indicação de marca-passo.
- BAV do tipo Mobitz II aparece mais ligado a processos estabelecidos nos meandros do sistema His-Purkinje, o que lhe confere maior gravidade. Seu aparecimento no infarto agudo do miocárdio, no pré-operatório em estados graves, leva à instalação de marca-passo profilático.
- BAV 3º grau tem definida gravidade, pois pequenas variações do ritmo ventricular podem instabilizar as condições hemodinâmicas. Por exemplo: no infarto agudo miocárdico da parede diafragmática é colocado o implante como profilático e utilizado ao menor sintoma, enquanto naquele da parede anterior seu emprego é mandatório.

BLOQUEIOS INTRAVENTRICULARES

Para caracterizar qualquer bloqueio intraventricular é preciso que o estímulo cardíaco tenha origem supraventricular; em outras palavras, é necessária a presença de onda P precedendo em tempo hábil o complexo QRS deformado.

Esta introdução evita confundir estes bloqueios com os ritmos de escape ventricular pela semelhança do aspecto de QRS.

Recordemos que os chamados ritmos de escape ventricular aparecem quando os marca-passos atriais e atrioventriculares estão deprimidos, e o ritmo cardíaco passa a ser regido por estímulos nascidos nos ventrículos, naturalmente com menor freqüência.

Os bloqueios intraventriculares modificam a seqüência da excitação ventricular onde normalmente há despolarização simultânea de ambos os ventrículos, com duração máxima de 0,10 s; no bloqueio os ventrículos são excitados seqüencialmente: primeiro aquele com ramificação preservada; em seguida o ventrículo bloqueado (através do septo); assim, QRS mostra-se alterado (pelo caminho anormal percorrido) e alargado (pelo maior tempo de ativação ventricular).

Os bloqueios intraventriculares são divididos em duas categorias:

1. Bloqueios de ramo (direito e esquerdo); estes bloqueios são mais bem identificados nas derivações precordiais, embora possam ser sugeridos também nas periféricas (sobretudo D_1).
2. Hemibloqueios (esquerdo e direito) quando a excitação proveniente dos átrios é bloqueada em algumas das subdivisões dos ramos. Os hemibloqueios são diagnosticados quase exclusivamente pelos desvios do eixo elétrico nas derivações periféricas, corroborados por pequenas alterações morfológicas de QRS.

BLOQUEIOS DE RAMO DIREITO (BRD)

Metodologia prática

a) Nas derivações periféricas o bloqueio do ramo direito é lembrado pela presença de onda S alargada, aumentada e espessada em D_1, (Fig. 5-12A e B) e uma onda R final aumentada e entalhada em aVR.
b) V_1 e V_2 são as principais derivações que diagnosticam BRD.
   Nestas derivações, o coração **normal** inscreve pequena

onda r e acentuado S (rS) e em V_5 e V_6 há uma figura oposta: pequeno q e grande R (qR); representando o domínio fisiológico do ventrículo esquerdo.

No BRD à figura anteriormente descrita em V_1 e V_2, acrescenta-se a despolarização tardia do ventrículo direito sem a oposição do esquerdo, desenhando-se então o padrão característico do BRD: rSR'; no precórdio esquerdo aparecerá uma onda S final aumentada e/ou alargada (qRS) (Fig. 5-13).

c) O eixo elétrico tende a desviar-se para a direita.
d) A despolarização atrasada do ventrículo direito é responsável pelo alargamento de todo o QRS (maior que 0,12 s) e também pelo atraso da deflexão intrinsecóide (> 0,035 s).

Todas essas modificações espelham a orientação dos vetores da ativação ventricular (para alguns autores, de um 4º vetor) que aparecem nos bloqueios de ramo.

Da mesma maneira modifica-se o vetor da repolarização ventricular no precórdio direito tornando-se o segmento ST infradesnivelado e a onda T negativa (alterações secundárias).

Resumindo, procurar o diagnóstico de BRD (Fig. 5-14):

Em V_1 e V_2 com RSR' e deflexão intrinsecóide retardada (> 0,035 s).

Complementar com outros sinais:

- Onda S alargada, acentuada e espessada em D_1, V_5 e V_6.
- Onda R retardada em aVR.
- Duração aumentada de QRS (> 0,12 s).
- Eixo elétrico de QRS normal ou com pequeno desvio para a direita.
- ST–T com alterações secundárias (polaridade contrária à deflexão tardia de QRS em V_1 e V_2).

Classificação

Há vários graus de BRD. Antigamente eram divididos pela duração de QRS em completos (> 0,12 s) e incompletos (< 0,12 s).

Para uso clínico é melhor dividi-los em três graus (Fig. 5-15) revelados nas derivações precordiais direitas.

1º: R maior que R' (RSr').
2º: R menor que R' (rSR').
3º: Igual ao 2º grau, porém apresentando um grande entalhe (meseta) no segundo R (rSR' com meseta).

A morfologia do BRD de 1º grau pode ser encontrada em determinadas pessoas normais (longilíneos, crianças) em cerca de 3% como variante do normal; porém, também, é assinalada na hipertrofia ventricular direita, infarto dorsal, dismorfias do tórax, comunicação interatrial.

Na presença de BRD de grau avançado devemos buscar uma etiologia dentre: cardiopatia isquêmica, hipertensiva, chagásica, reumática, congênita (doença de Ebstein, CIA, drenagem anômala das veias pulmonares), doenças infiltrativas e excepcionalmente em pessoas normais.

BLOQUEIOS DO RAMO ESQUERDO (BRE)

Neste bloqueio o impulso supraventricular entra pelo ramo direito indene, despolariza o respectivo ventrículo, atravessa o septo interventricular (sentido direita-esquerda) para alcançar o VE que se ativa atrasado (na segunda metade de QRS). Conseqüência eletrocardiográfica: traduzindo este caminho vetorial uma deflexão negativa (QS ou rS) no precórdio direito (V_1 e V_2) chama a atenção a ausência da onda Q neste padrão em D_1, aVL e V_6, e uma positiva (R) em V_5 e V_6 (Fig. 5-16);

O sinal indicativo de BRE está no precórdio esquerdo, representado pelo padrão R puro alargado, espessado e de maior amplitude (ausência de Q e S), com onda T negativa nos graus mais adiantados.

Estas morfologias são decorrentes da direção de vetores modificados pela dificuldade da condução pelo ramo esquerdo.

A duração total de QRS é aumentada em relação ao comprometimento deste ramo.

A morfologia típica de BRE no precórdio esquerdo é antecipada também em D_1 e aVL

O eixo elétrico de QRS desvia-se para a esquerda podendo ultrapassar -30°.

O tempo de deflexão intrinsecóide no precórdio esquerdo é aumentado (> 0,045 s).

Classificação

Do mesmo modo que no BRD, os **bloqueios de ramo esquerdo** são divididos em três graus (Fig. 5-17):

1º Ausência da onda q, espessamento da porção inicial de R em D_1, aVL e V_5/V_6; onda T positiva.

2º Ausência da onda q e espessamento tanto do ramo ascendente quanto do descendente de R; onda T positiva ou negativa, nas mesmas derivações.
3º Igual ao 2º grau, porém com a presença de grande entalhe (meseta) no ápice de R; onda T negativa.

Resumindo, procurar o diagnóstico (Fig. 5-18):

- Em D_1 e V_5/V_6 revelando apenas onda R espessada, entalhada, alargada **sem onda Q.** Deflexão intrinsecóide aumentada no precórdio esquerdo (> 0,045 s).
- V_1 e V_2 com aspecto QS ou rS.

Complementar:

- QRS com duração aumentada (> 0,12 s).
- Eixo elétrico desviado para a esquerda.

Etiologia, ao contrário do BRD, é duvidosa sua presença em pessoas normais. É encontrado freqüentemente em cardiopatias (hipertensiva, arteriosclerótica, degenerativa, infiltrativa, congênita).

INTERESSANTE DESTACAR

- O padrão de BRE dificulta sobremodo reconhecer um infarto da parede anterior do miocárdio.
- Bloqueio de ramo esquerdo de qualquer grau significa sempre doença miocárdica.
- Bloqueio de ramo direito é comum em pessoas normais (sobretudo os de 1º grau), mas também é assinalado em corações doentes.

BLOQUEIO DE RAMO BILATERAL

Bloqueios de ramo bilateral e bifascicular não expressam a mesma coisa em eletrocardiografia.

Bloqueio de ramo **bilateral** significa lesão dos dois ramos do feixe de His. Isto não pode ser diagnosticado num só traçado, a não ser que apareçam ciclos transitórios com BRD e outros com BRE. É mais facilmente observado em ECG seriados ou pelo método de Holter.

BLOQUEIO DE RAMO FREQÜÊNCIA-DEPENDENTE

Qualquer um dos bloqueios de ramo pode aparecer de modo persistente ou transitório; entretanto, em algumas pessoas o bloqueio somente se registra numa determinada freqüência, chamada de crítica.

Este fenômeno relaciona-se a um retardo na recuperação num dos ramos. Quando a freqüência cardíaca se acelera, o impulso pode encontrar um dos ramos ainda em estado refratário, bloqueando temporariamente a passagem do estímulo; daí, a morfologia aberrante de QRS, similar aos bloqueios de ramo e que desaparece logo restabelecida a freqüência original. É conhecido como bloqueio freqüência-dependente da fase 3 do potencial de ação (que aparece prolongada) (Fig. 5-19).

O mesmo fenômeno pode surgir quando alentece o ritmo cardíaco, embora mais raramente, é o chamado **bloqueio freqüência-dependente da fase 4** (do potencial de ação) mal explicado até hoje: influência vagal, alteração multifatorial, despolarização diastólica lenta.

O diagnóstico de bloqueio-dependente é alertado quando o padrão de BRE ou BRD surge com alteração transitória da freqüência cardíaca.

Curioso é que nem sempre a freqüência crítica para revelar o bloqueio de ramo é a mesma que o faz desaparecer.

HEMIBLOQUEIOS

Denomina-se hemibloqueio ao retardo da condução nas ramificações dos ramos esquerdo e direito.

São mais facilmente caracterizados, até agora, somente os defeitos de condução nos dois sub-ramos esquerdos: anterior e posterior (Fig. 5-20A e B):

Fascículo anterior (ou ântero-superior) despolarizando a região ântero-lateral do ventrículo esquerdo e parte anterior do septo interventricular, e seu bloqueio é reconhecido no ECG:

Principalmente (Fig. 5-20A): desvio de âQRS para a esquerda em torno de -60° (desde -45° a mais de -90°).

Complementando o diagnóstico com:

- Aspecto qR em D_1 e aVL e a morfologia rS em D_3.
- Duração normal de QRS.
- Onda S aumentada em V_4, V_5 e V_6.
- Deflexão intrinsecóide aumentada em aVL (> 0,045 s).

Fascículo posterior (ou póstero-inferior) responsável pela excitação da parte inferior de VE e posterior do septo interventricular, revelando-se o bloqueio no ECG:

Principalmente (Fig. 5-20B): Desvio de âQRS para a direita em torno de +120°.

Outros sinais:

- Aspecto rS em D_1 e em aVL e qR em D_2, D_3 e aVF.
- Espessamento ou entalhe no ramo descendente de R em D_2, D_3 e aVF.
- Duração normal de QRS.
- Deflexão intrinsecóide aumentada em aVF (> 0,045 s).
- Ausência de outras causas que desviem o eixo elétrico para a direita (HVD, BRD de alto grau, doença pulmonar crônica, pré-excitação).

Os hemibloqueios ântero-superiores são mais comuns (Fig. 5-21) que os póstero-inferiores (Fig. 5-22), porque os feixes são mais delgados e menos vascularizados.

Fascículo septal esquerdo despolariza o septo interventricular, iniciando a despolarização pelo terço médio esquerdo.

Falta uma indicação mais definida no ECG quando há bloqueio desta ramificação média esquerda; no entanto, aponta-se o aparecimento de pequena onda Q em V_1 e V_2 e seu desaparecimento nas derivações que normalmente deveriam existir (D_1, aVL, V_5 e V_6) (Fig. 5-23A e B).

Entretanto, no BAV de 1° grau decorrente de retardo infra-hissiano poder-se-ia sugerir, também, que o bloqueio estaria situado neste fascículo septal; esta hipótese se corporifica quando no ECG estão presentes outros hemibloqueios.

Os **hemibloqueios das ramificações direitas** têm sido apontados na literatura, contudo seu reconhecimento no ECG é pouco esclarecido, além de mais raros. São mais bem estudados através da vetocardiografia. Entretanto, podem ser sugeridos:

1. Na **subdivisão superior:**
    - Eixo elétrico de QRS desviado para a esquerda (entre -30° e -90°) ou indeterminado.
    - Duração de QRS < 0,10 s.
    - Onda "S" de D_2 > que "S" de D_3.

- Onda "R" tardia e espessada em aVR.
- Onda "S" com espessamento no ramo ascendente e menos freqüente rSr' em V_1 e V_2.
- Onda "S" presente e espessada em V_5 e V_6.

2. Na **subdivisão inferior** (Fig. 5-24):
   - Eixo elétrico de QRS desviado para a direita (entre +70º e +110º).
   - Duração de QRS < 0,10s.
   - S_1, R_2 e R_3 com onda "R" de baixa voltagem (< 10 mm), em geral S_1, S_2 e S_3.
   - Onda "R" com entalhe no ramo descendente em D_2 e D_3.
   - Onda "R" tardia e espessada em aVR.
   - Onda "S" espessada em V_1 e V_2 presente e espessada até V_5 e V_6.
3. Na **subdivisão média:**
   - Maior desvio de âQRS para a direita (até +150º).
   - Duração de QRS normal.
   - Padrão S_1, R_2 e R_3 como no inferior, mas ondas "S" pequenas em D_2 e D_3, ausente ou diminuída em aVF.
   - rSr' em V_1 e V_2, ocasionalmente.

MODERNIDADE

Não esquecer que a região central em torno do anel atrioventricular tem uma composição e distribuição bizarra de células com propriedades especializadas. Também, a subdivisão do ramo esquerdo possui peculiaridades individuais como: a) três fascículos (esquerdo, direito e septal) ou disposição mais freqüente em anterior e posterior; b) uma subdivisão septal derivada do fascículo posterior ou mesmo nascendo do próprio ramo direito. Com estudos eletrofisiológicos feitos em "anima nobile" consegue-se mapear melhor esta intrincada ramificação alterando nossos conhecimentos clássicos.

Hoje, alguns estudiosos acreditam que a ativação ventricular é desencadeada pelo sub-ramo septal esquerdo, e que o bloqueio deste é representado em V_1 e V_2 pela pequena onda q, outrora considerada exclusivamente como fibrose septal. Como julgar a verdadeira interpretação do aparecimento da pequena onda q em V_1 e V_2: hemibloqueio septal ou fibrose septal?

Procurando no mesmo traçado a presença de outros bloqueios intraventriculares como hemibloqueio esquerdo e/ou bloqueio de ramo direito ou ao contrário sinais que denunciem necrose septal.

BLOQUEIOS E HEMIBLOQUEIOS ASSOCIADOS

Recordemos que a ativação ventricular é feita através de sistema especializado por intermédio de seus feixes: ramo direito, esquerdo e os sub-ramos esquerdos.

A proximidade dos feixes e fascículos deste sistema pode comprometer mais de um ramo simultaneamente. Neste contexto, os bloqueios intraventriculares podem ser classificados: uni, bi ou trifascicular (Fig. 5-25).

Monofascicular

Diagnóstico já previamente assinalado separadamente neste Capítulo (BRD, BRE, HBAE, HBPE).

Bifascicular

Diz-se bloqueio bifascicular quando se compromete o ramo direito e uma das subdivisões do ramo esquerdo.

1. **BRD + hemibloqueio anterior esquerdo**. Fibrose septal (Fig. 5-26):
   É o mais comumente encontrado:
   - Morfologia típica de BRD (V_1, V_2 com rSR').
   - Desvio de âQRS para esquerda (> -45°).
2. **BRD + hemibloqueio posterior esquerdo:**
   - rSR' em V_1/V_2.
   - Desvio de âQRS para a direita próximo a +120°
3. **BRE + hemibloqueio anterior esquerdo** (Fig. 5-27):
   - Ausência de Q, com espessamento e maior duração de R em D_1, aVL, V_5 e V_6.
   - Desvio de âQRS para a esquerda (além de -45°).
4. **BRD + hemibloqueio direito superior:**
   - rSR' em V_1 e V_2.
   - Desvio de âQRS para a esquerda (entre -30° e -90°).
   - Onda S em D_2 menor que S em D_3.
   - Onda R tardia e espessada em aVR.
5. **BRD + hemibloqueio direito médio:**
   - RSR' em V_1 e V_2.
   - Desvio de âQRS para a direita (até +150°).
   - Padrão S_1, R_2 e R_3 com S pequeno em D_2 e D_3 e ausente ou diminuído em aVF.
6. **BRD + hemibloqueio direito inferior:**
   - rSR' em V_1 e V_2.
   - Desvio de âQRS para a direita (entre +70° e +130°).

- S_1 R_2, R_3 com onda R de baixa voltagem ou padrão S_1, S_2, S_3.
- Onda R com entalhe no ramo descendente em D_2 e D_3.
- Onda R tardia e espessada em aVR.
- Onda S espessada em V_1 e V_2 e presente e espessada em V_5 e V_6.

7. **BAV + Hemibloqueio posterior** (Fig. 5-28):
   - PR aumentado (ou dissociação AV).
   - QRS com eixo elétrico para a direita.

Trifascicular

Bloqueios de várias ramificações trifascicular, simultaneamente:

- Bloqueios de ramo direito + hemibloqueio anterior esquerdo + hemibloqueio posterior esquerdo.
- Bloqueio de ramo esquerdo + hemibloqueio anterior esquerdo + BAV 1° grau (Fig. 5-29).
  [rSr' do BRD, âQRS desviado para a esquerda (> -45°) ou para a direita (+120°), PR aumentado (> 0,21 s)].

Lembretes para o internista: bloqueios bi ou trifasciculares assintomáticos merecem pesquisa cuidadosa de sua causa. Porém, quando sintomáticos devem ser prontamente equacionados para a necessidade de implantação de marca-passo.

E, também, cautela na interpretação: várias condições alteram a morfologia de QRS além dos bloqueios de ramo e de suas ramificações:

- Complexos aberrantes ventriculares (ritmos de escape, bloqueio de ramo freqüência-dependente, extra-sistolia e taquicardias paroxísticas, fenômeno de Ashman na fibrilação atrial).
- Hipertrofias ventriculares.
- Fibroses.
- Pré-excitação ventricular.
- Marca-passo artificial ventricular.

ETIOLOGIA

Em nosso meio, é prudente lembrar inicialmente doença de Chagas, sem esquecer a cardiopatia arteriosclerótica.

Abordagem

O aparecimento de bloqueios intraventriculares não exige medicação específica. Porém, devem ser cotejados com a clínica do paciente para conclusão diagnóstica e uma conduta adequada a cada caso.

Os bloqueios do lado direito do coração têm menor impacto prognóstico que os evidenciados sobre a ramificação do ventrículo esquerdo.

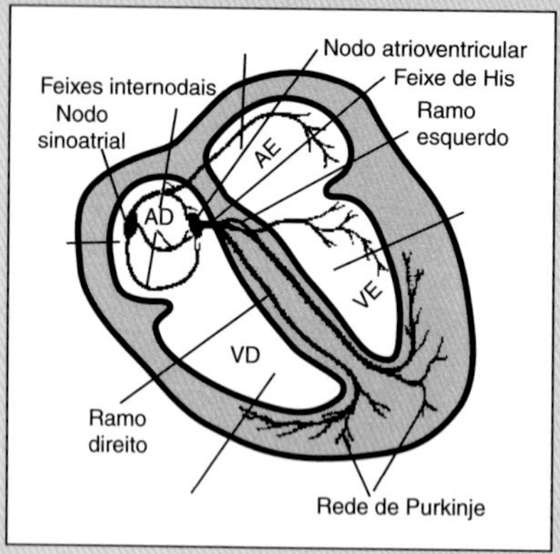

Fig. 5-1. Distribuição do sistema de condução cardíaco.

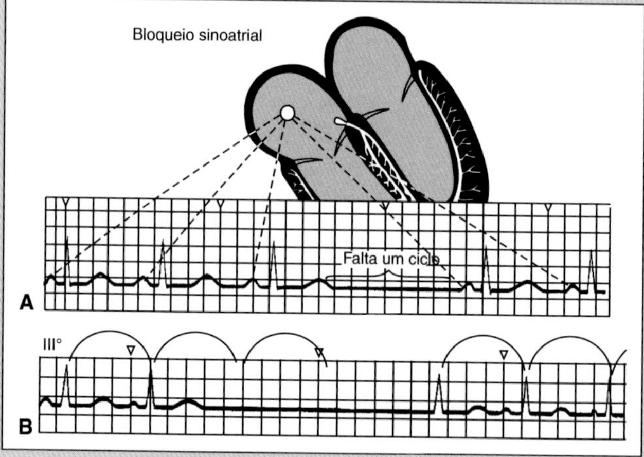

Fig. 5-2. Bloqueio sinoatrial. (**A**) Distância R–R, dobro da basal. (**B**) Distância R–R, múltiplo da basal.

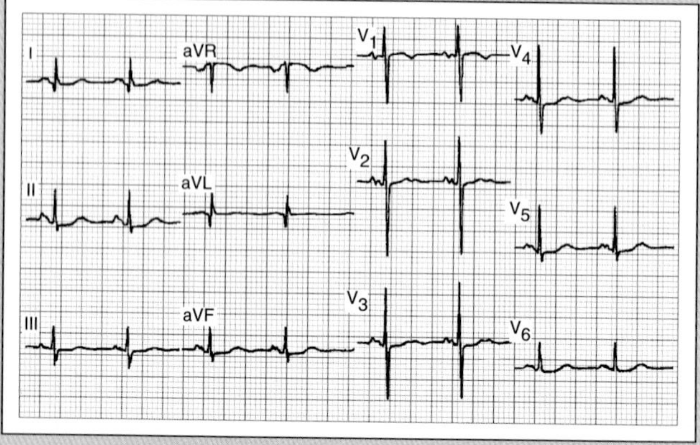

Fig. 5-3. Bloqueio de Bachman (onda P bimodal). Vide texto.

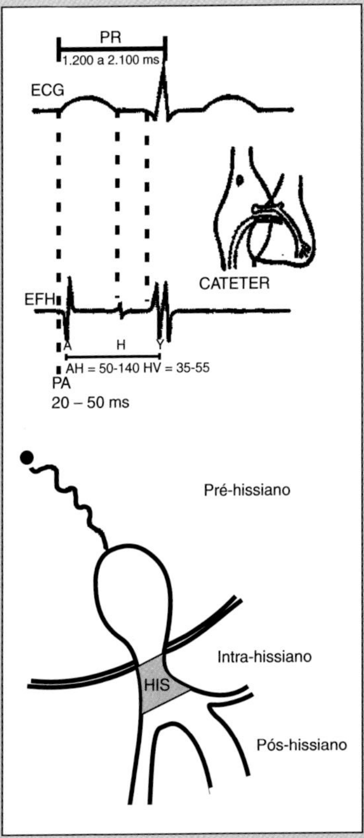

Fig. 5-4. Eletrograma do feixe de His. Técnica e registro (ondas A, H, V) (Vide texto).

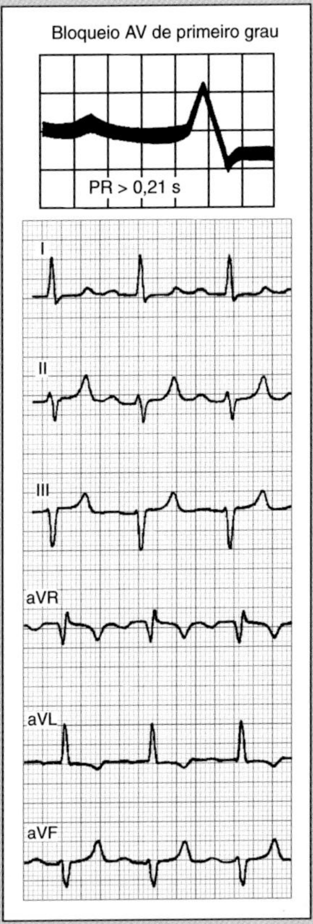

Fig. 5-5. Bloqueio AV – 1º grau (PR > 0,21 s).

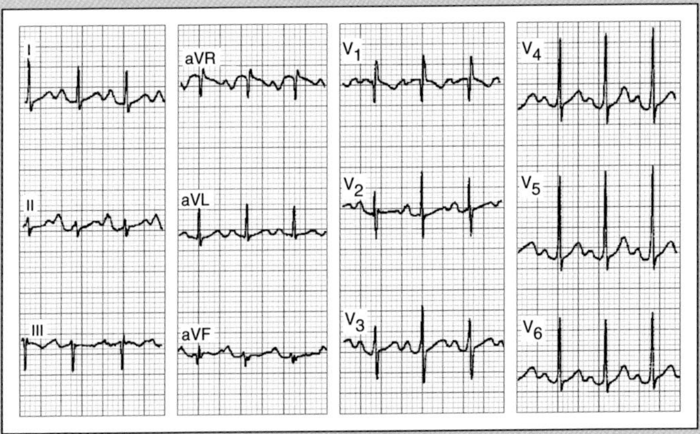

Fig. 5-6. Bloqueio AV – 1º grau (PR = 0,18 s com freqüência cardíaca = 114 bpm num adulto, já representa BAV). Vide Quadro 1-1 do Capítulo 1.

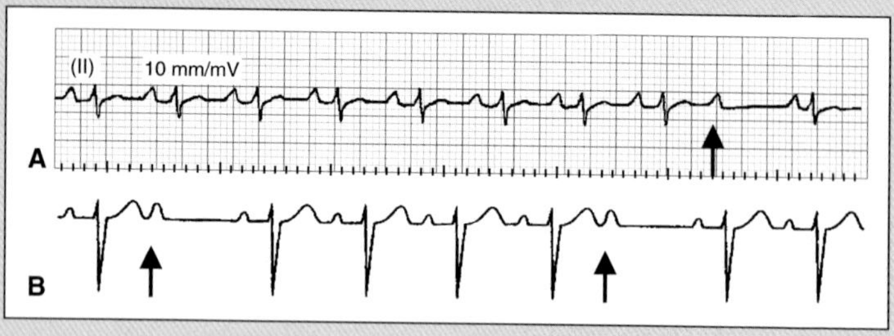

Fig. 5-7. BAV 2º grau (onda P sem resposta ventricular) (setas). Dois casos: A e B.

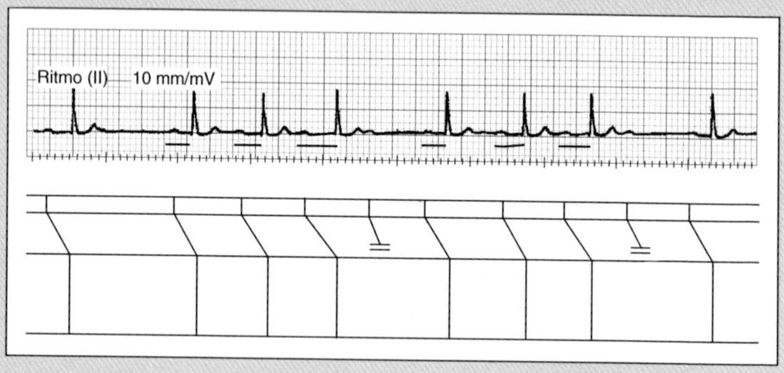

Fig. 5-8. Bloqueio AV – 2º grau, tipo I – Wenckebach (antes do bloqueio: PR aumenta progressiva e sucessivamente).

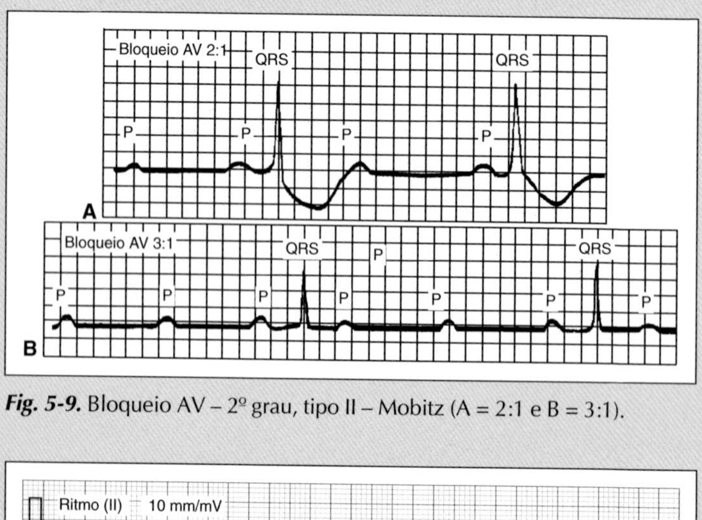

Fig. 5-9. Bloqueio AV – 2º grau, tipo II – Mobitz (A = 2:1 e B = 3:1).

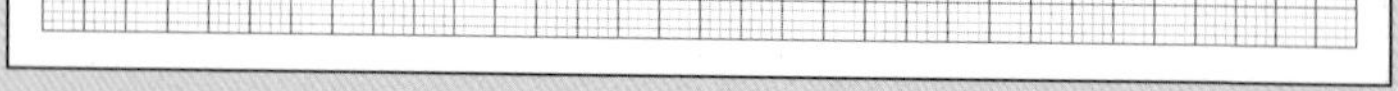

Fig. 5-10. Bloqueio AV de 2º grau 2:1.

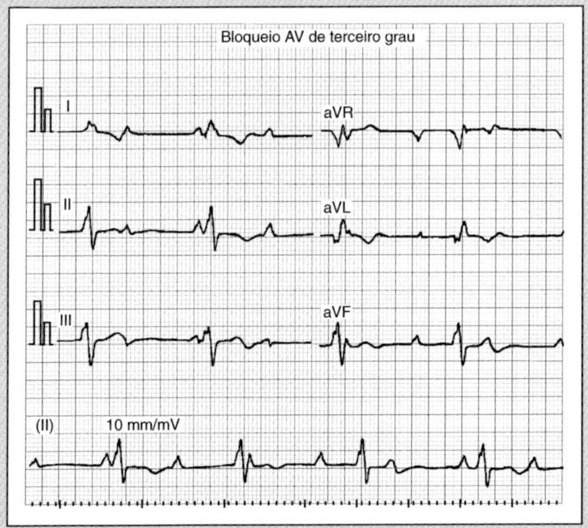

Fig. 5-11. Bloqueio AV de 3º grau. (Bloqueio AV completo). Átrios: 75 bpm. Ventrículos: 42 bpm.

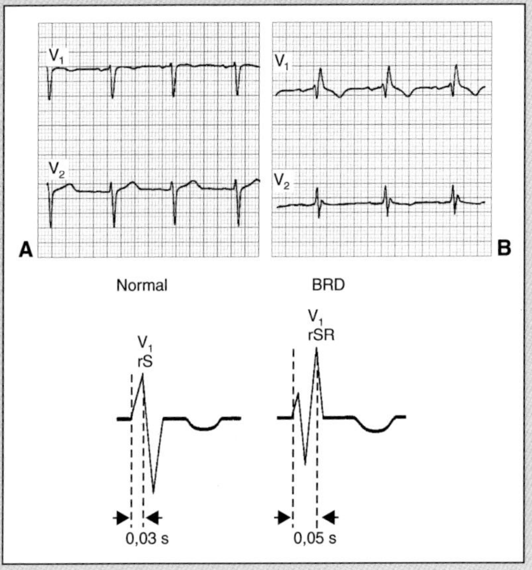

Fig. 5-12. Bloqueio de ramo direito. (**A**) Normal. (**B**) RSR′ em V_1 e V_2 = BRD.

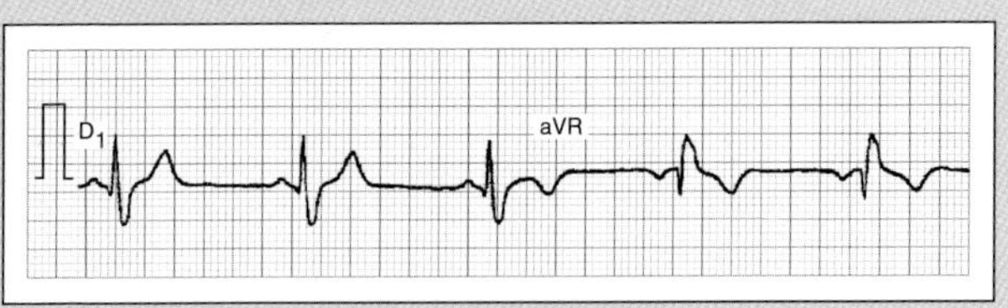

Fig. 5-13. Bloqueio de ramo direito (S alargado, aumentado e espessado em D_1 e R aumentado e entalhado em aVR).

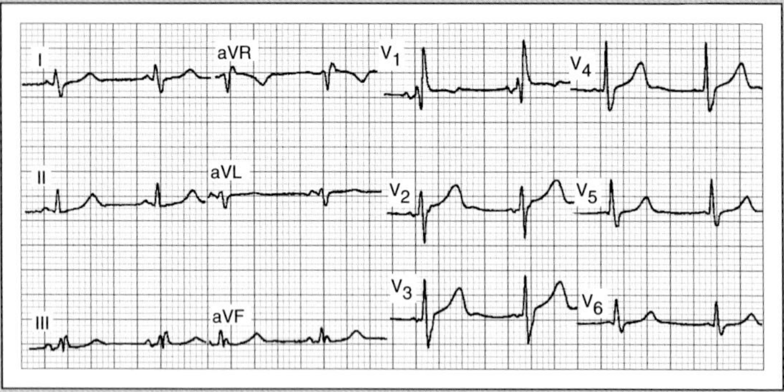

Fig. 5-14. Bloqueio de ramo direito, 2º grau. (S_1 alterado. RsR′ em V_1)

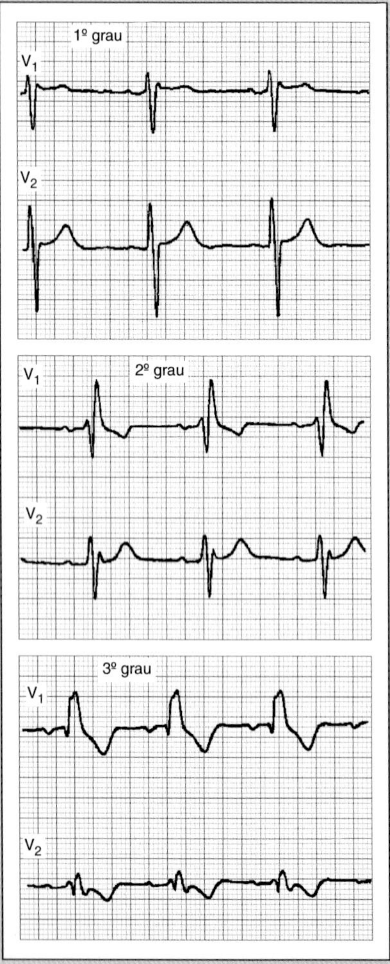

Fig. 5-15. Graus de bloqueio de ramo direito (1º, 2º e 3º graus). Vide texto.

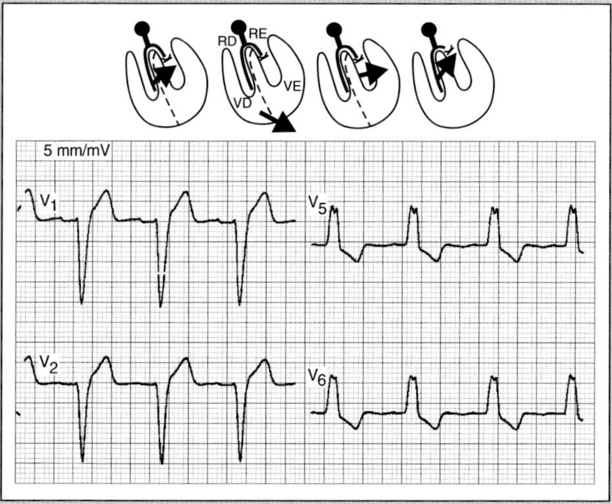

Fig. 5-16. Bloqueio de ramo esquerdo (vetores e morfologia eletrocardiográfica), em V_1/V_2 e V_5/V_6.

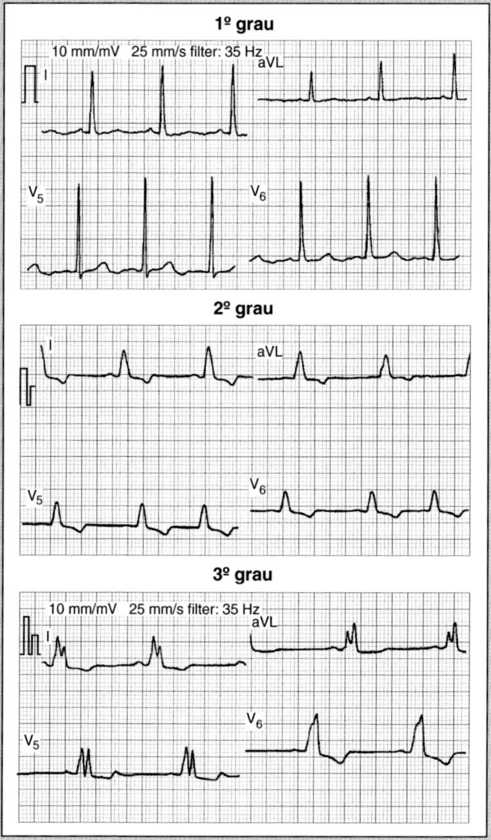

Fig. 5-17. Graus de bloqueio de ramo esquerdo. (1º, 2º e 3º graus). Vide texto.

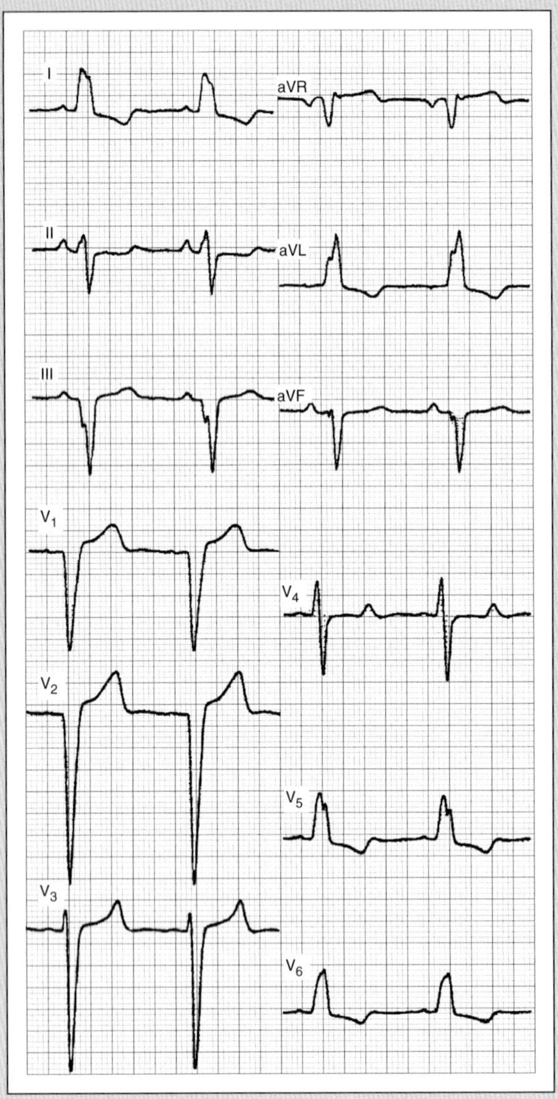

Fig. 5-18. Bloqueio de ramo esquerdo (3º grau): ausência de onda Q; onda R com ramos espessados, (meseta), onda T invertida em D_1, aVL e V_5/V_6.

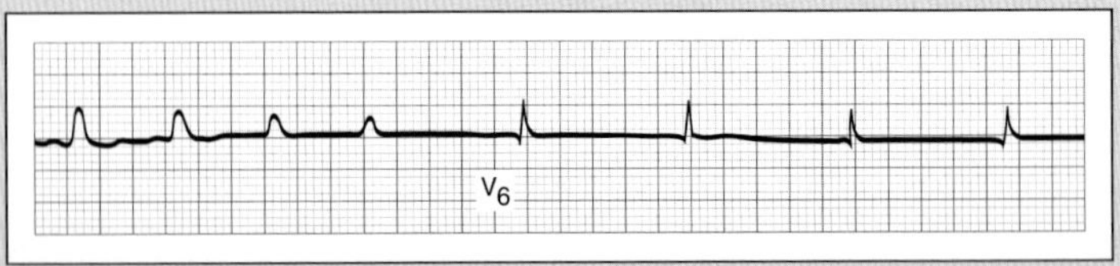

Fig. 5-19. Bloqueio de ramo freqüência-dependente. Vide texto.

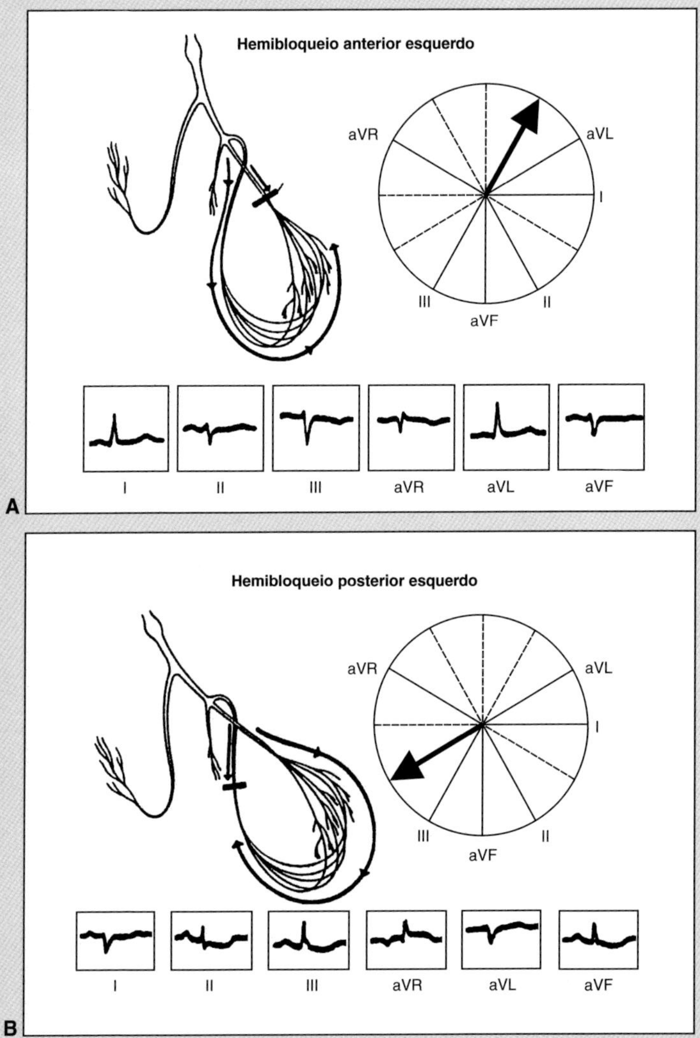

Fig. 5-20. (**A**) Hemibloqueio anterior esquerdo. (**B**) Hemibloqueio posterior esquerdo.

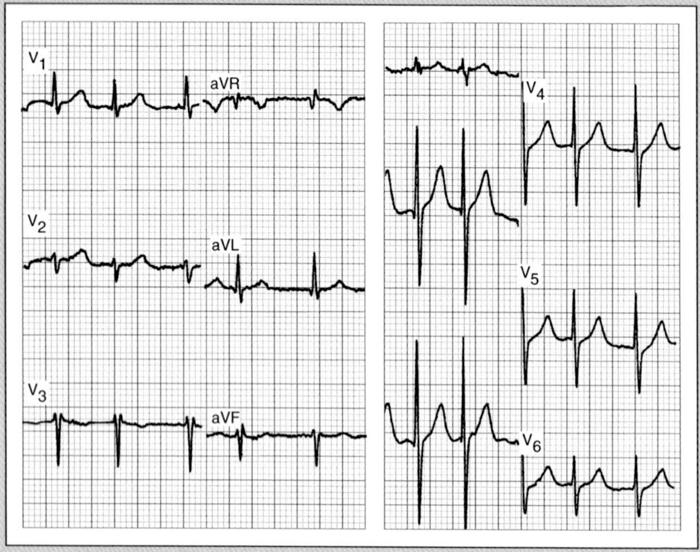

Fig. 5-21. Hemibloqueio anterior esquerdo: âQRS = –70°, precordiais: onda S até V_6.

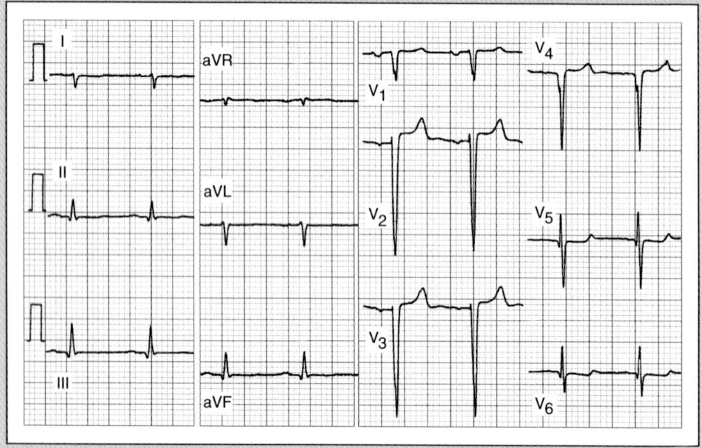

Fig. 5-22. Hemibloqueio posterior esquerdo: âQRS = +120º.

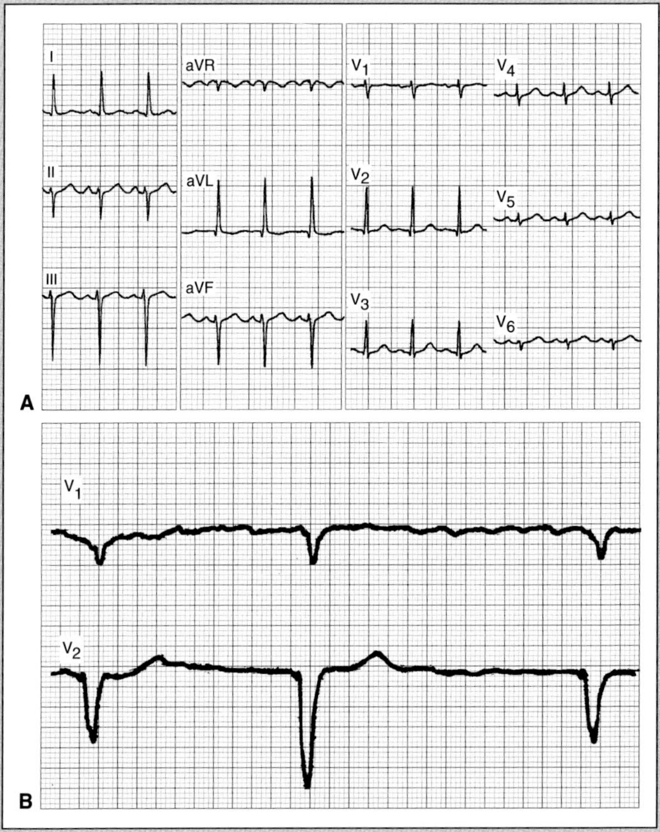

Fig. 5-23. (**A**) Hemibloqueio septal esquerdo. (**B**) Hemibloqueio septal esquerdo com as derivações V_1 e V_2 ampliadas.

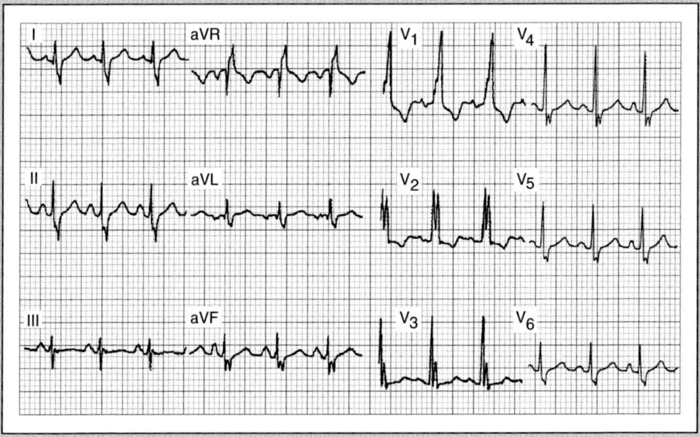

Fig. 5-24. Hemibloqueio direito inferior. Vide texto.

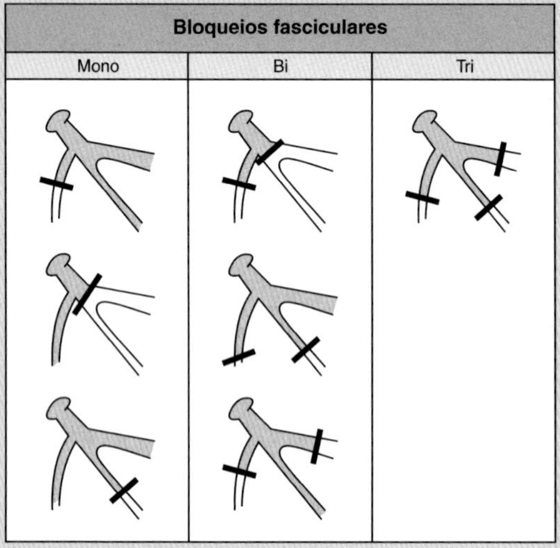

Fig. 5-25. Classificação dos bloqueios fasciculares (mono, bi e trifasciculares).

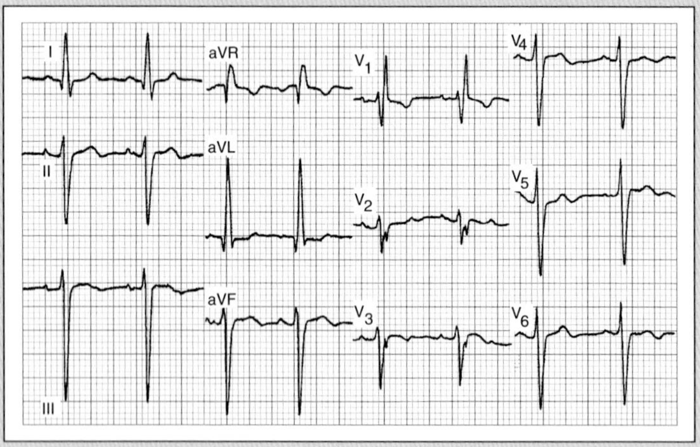

Fig. 5-26. Hemibloqueio anterior esquerdo + BRD + fibrose septal (infarto anterior).

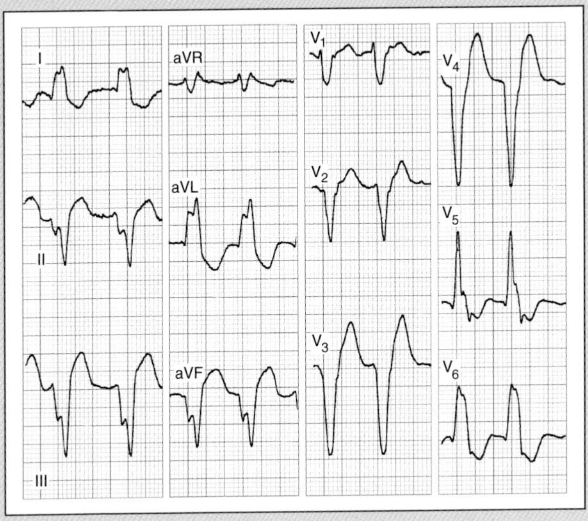

Fig. 5-27. Bloqueio bifascicular (BRE + hemibloqueio anterior esquerdo).

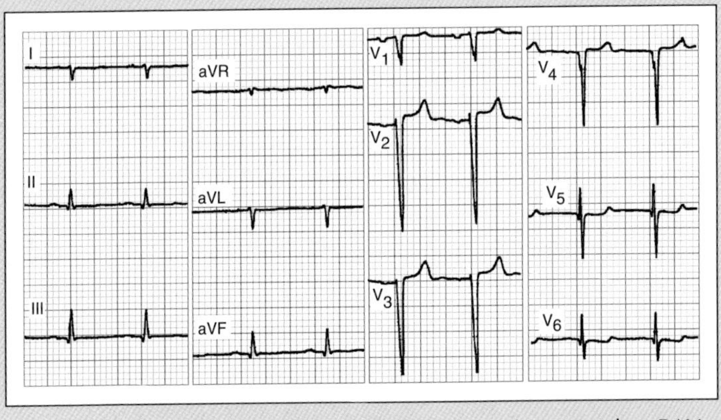

Fig. 5-28. Bloqueio bifascicular (hemibloqueio posterior esquerdo + BAV 1º grau).

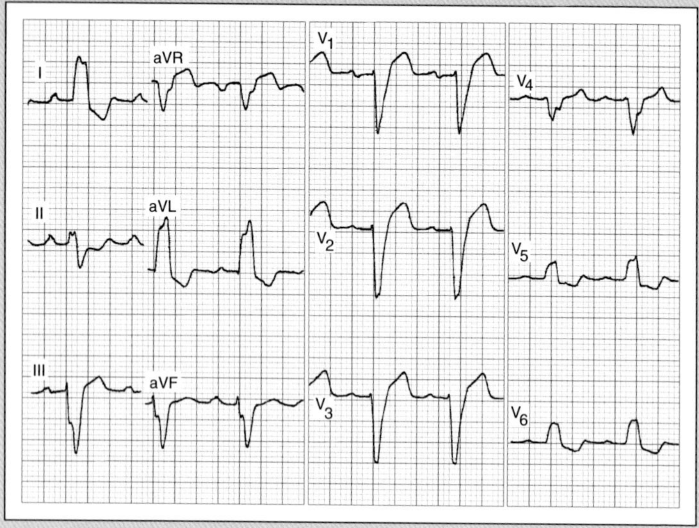

Fig. 5-29. Bloqueio trifascicular (BRE + hemibloqueio anterior esquerdo + BAV 1º grau).

CAPÍTULO 6

Síndrome de Pré-Excitação Ventricular (Wolff-Parkinson-White)

Em 1930 foi descrita como síndrome de Wolff-Parkinson-White, mais tarde como síndrome de condução acelerada e ainda de pseudobloqueio de ramo. Atualmente, dá-se o nome de Wolff-Parkinson-White apenas a uma das variedades eletrocardiográficas da pré-excitação ventricular.

É uma síndrome congênita (1:3.000 normais) que permite que o estímulo cardíaco atinja prematuramente parte dos ventrículos.

Como?

Por um caminho anômalo, enquanto o impulso atravessa a junção AV que, fisiologicamente, retarda cerca de 0,10 s a passagem da excitação a fim de permitir o esvaziamento do sangue de átrios para ventrículos.

Por onde?

O anel fibroso no qual se inserem as válvulas mitral e tricúspide está orientado com sua parte anterior colocada superiormente. Nesta estrutura permanece em corações normais o nó AV como a única via de comunicação entre átrios e ventrículos.

Vias anômalas, estruturas musculares especializadas, que, em determinadas condições, podem transmitir, também, o impulso cardíaco para os ventrículos (Fig. 6-1).

Resultado

O intervalo PR (que mede a distância entre o nascimento do estímulo sinusal até o início da excitação ventricular) encurta-se (< 0,11 s).

Conseqüências

Nos ventrículos tem lugar um batimento de fusão pelas duas ondas de excitação que lhes chegam: uma através dos caminhos anormais e outra pela junção AV (Fig. 6-2A e B).

Localizações dos caminhos anômalos

Foram descritos vários tipos destas conexões (Fig. 6-3A e B), sendo as mais comuns as do tipo AV laterais (feixes de Kent), que como as demais vias (fibras de Mahaim) podem ter condução anterógrada, retrógrada ou ambas: estima-se que cerca de 70% destes feixes possuem apenas a primeira (atrioventricular).

O tecido destas vias anômalas tem condução em 2 direções: atrioventricular e ventriculoatrial. Chama-se via acessória *conceaded* (oculta) quando apresenta condução somente na direção retrógrada (ventriculoatrial).

Uma anomalia de inserção de um dos tratos internodais (fibras de James), posicionando-se abaixo da região nodal de retardo fisiológico, também se pode relacionar à síndrome de pré-excitação (Fig. 6-3C).

CLASSIFICAÇÃO

Baseado nestes defeitos embrionários são descritas três variedades eletrocardiográficas desta síndrome:

1. ***Wolff-Parkinson-White:*** o estímulo supraventricular chega aos ventrículos pelos feixes de Kent, e o ECG revela (Fig. 6-4B):
   - PR curto (< 0,11 s).
   - Onda delta (Fig. 6-4A).
   - QRS modificado, alargado.
   - ST–T com alterações secundárias.

   Onda delta: é o espessamento da parte inicial do QRS (Q ou R) provocado pela excitação prematura e lenta de parte dos ventrículos, facilitada por um caminho anômalo.
   Este **QRS:** com a chegada do impulso normal através da junção AV origina um batimento de fusão ventricular pela despolarização rápida do restante do ventrículo (QRS alterado) (Fig. 6-5).
2. ***Mahaim:*** a excitação atravessa normalmente a junção AV e passa para os ventrículos pelos tratos nodoventricular ou fasciculoventricular (Fig. 6-6), registrando no ECG:

- PR normal, atenção = normal.
- Onda delta.
- QRS alargado, bizarro.
- ST–T alterado.

3. *Lown-Ganong-Levine:* o estímulo sinusal alcança a junção depois da área de retardo e segue para os ventrículos apresentando no ECG (Fig. 6-7):
   - PR curto (< 0,11 s); novamente atenção = PR curto.
   - QRS normal.

Cuidado: O espaço PR encurtado nem sempre corresponde à síndrome de Lown-Ganong-Levine. No diagnóstico diferencial, em primeiro lugar, devemos afastar um ritmo ectópico atrial que pode ter PR < 0, 11 s, porém, a morfologia da onda P é alterada; hipertireoidismo, simpaticotonia, algumas formas de infarto miocárdico e febre reumática em atividade podem causar um PR curto.

Eventualmente, a síndrome de pré-excitação ventricular surge de modo intermitente talvez ligada ao problema da condução supernormal (Fig. 6-8).

O ECG é o exame principal para diagnosticar qualquer dessas anormalidades estruturais; porém, a clínica modifica o enfoque prognóstico ao assinalar a existência de taquiarritmias.

Por quê?

> A simples constatação desses padrões eletrocardiográficos nada mais significa que anomalia embriológica; a história, contando crises isoladas (palpitações) ou repetidas de taquiarritmias (Fig. 6-9) alerta para o perigo de morte súbita.

Duas variedades de taquiarritmias estão geralmente associadas à pré-excitação ventricular (Fig. 6-10A e B).

Taquicardia paroxística supraventricular

Esta arritmia tem como mecanismo a reentrada, facilitada aliás pela presença do caminho acessório; este conduz mais rápido que as vias normais, contudo tem período refratário mais demorado.

Assim, um batimento atrial *prematuro* encontra a junção AV já recuperada e segue até os ventrículos, retornando aos átrios pela ligação anômada (já recuperada). Este movimento circular se perpetua e explica o aparecimento de taquicardia supraventricular de reentrada, com QRS estreito, porque a excitação ventricular foi ativada pelo estímulo conduzido através do sistema His-Purkinje normal. Esta rota circular é chamada ortodrômica (Fig. 6-11A).

Outro mecanismo circular (antidrômico) – da pré-excitação – é menos comum e mais perigoso (arritmias graves): o estímulo prematuro atrial faz o caminho inverso; **desce pelo trato anômalo**, excita os ventrículos e retorna aos átrios pela junção AV. Neste circuito, os ventrículos são despolarizados diferentemente, desenhando QRS alargado e bizarro (com aspecto semelhante ao da taquicardia ventricular) (Fig. 6-11B).

No ECG encontramos (Fig. 6-12):

- Freqüência: 150-250 bpm.
- P dificilmente reconhecido ou englobado no QRS.
- RP' variável.
- QRS alargado, bizarro.

Fibrilação atrial

Tem sua presença assinalada nesta síndrome (35%), com alta resposta ventricular, quando utiliza a via anômala (sem retardo funcional da junção AV). Muitas questões têm sido levantadas para explicar sua gênese: a própria presença da via anômala seria uma trilha; um circuito de microrreentrada em torno da localização atrial da conexão acessória seria outro. A elevada freqüência ventricular favorece a temida fibrilação ventricular.

O ECG registra: (Fig. 6-13).

- Freqüência rápida.
- P substituído por onda *f* (difícil de ser observada) quando há grande taquicardia com duração e freqüência irregulares.
- QRS normal ou ligeiramente alargado.

A importância do ECG nessa patologia é derivada de vários enfoques tanto diagnóstico quanto terapêutico:

1. A descoberta da síndrome é essencialmente baseada nos sinais eletrocardiográficos. De início, classificavam-se duas variedades:
   a) *Tipo A:* com deflexões positivas de QRS no precórdio direito, indicando localização do feixe de Kent à esquerda (Fig. 6-14).

b) *Tipo B* – ao contrário: QRS negativo em V_1 e V_2, lembrando a existência de via anômala ligando átrio e ventrículo direitos (Fig. 6-15).

2. A localização do feixe anômalo no anel AV pode ser mais bem determinada através de um conjunto de sinais eletrocardiográficos; a mais freqüente é o feixe de Kent à esquerda (45% a 50%), seguido das vias póstero-septais esquerda e direita (30%), feixe de Kent direito (18%); as vias anteriores e ântero-septais são as menos encontradas. Caminhos acessórios múltiplos têm sido assinalados (Fig. 6-16).
3. Com o desenvolvimento de técnicas de mapeamento endocárdico, por meio de estudos eletrofisiológicos, abriu-se um campo para melhor localizar os caminhos acessórios, oferecendo à cirurgia oportunidade para suprimir taquiarritmias cardíacas refratárias ao tratamento medicamentoso.
4. O emprego de radiofreqüência para ablação de focos arritmogênicos, sem necessidade de cirurgia, foi a maior conquista na terapêutica das arritmias comprovada pelo seu uso, hoje rotineiro.
5. Com este panorama, a eletrocardiografia vem buscando novas interpretações para localizar mais seguramente os focos arritmogênicos.

ONDA DELTA E QRS NEGATIVOS EM V_1: VIA ANÔMALA EM VENTRÍCULO DIREITO

1. Com onda delta negativa em D_2–D_3–aVF:
   Via anômala em região póstero-septal do VD.
2. Com onda delta positiva em D_2–D_3–aVF e desvio do eixo elétrico do QRS para baixo ou para a direita:
   Via anômala em região ântero-septal do VD.
3. Com onda delta positiva em D_2–D_3–aVF e desvio do eixo elétrico do QRS para a esquerda:
   Via anômala em parede livre do VD.

ONDA DELTA E QRS POSITIVOS EM V_1: VIA ANÔMALA EM VENTRÍCULO ESQUERDO

1. Com onda delta negativa em D_2–D_3–aVF:
   Via anômala em região póstero-septal do VE.
2. Com onda delta isoelétrica ou negativa em D_1–aVL–V_5–V_6:
   Via anômala em região lateral do VE.

No eletrocardiograma, para a localização das vias anômalas, analisamos vários sinais, como a polaridade da onda delta, a morfologia do QRS nos paroxismos de fibrilação atrial, comparando-os com os do ritmo sinusal, a polaridade da onda P e o padrão da repolarização ventricular durante as taquicardias paroxísticas atriais.

As vias laterais esquerdas são as mais comuns. A seguir vêm as póstero-septais e com menor participação as laterais direitas e as ântero-septais.

QRS predominantemente positivo em V_1 e V_2 indica via acessória à esquerda, e com predomínio negativo, via acessória à direita.

A via acessória à esquerda, durante taquicardia ortodrômica, origina uma onda P retrógrada de polaridade positiva (a ativação do átrio esquerdo precede à do direito).

As vias acessórias anteriores do anel AV, situadas superiormente, como vimos, dirigem-se para as derivações inferiores, originando QRS com ondas deltas positivas em D_2, D_3 e aVF; já as posteriores, localizadas inferiormente, geram ondas deltas negativas nestas mesmas derivações. As ondas deltas vão apresentando polaridades progressivamente negativas à medida que os feixes musculares se aproximam da parede posterior (inferior).

LEMBRETE

- *O diagnóstico diferencial pelo QRS, tendo em vista a semelhança com outras doenças, deve ser sempre equacionado. Assim, devemos distinguir uma síndrome de WPW com complexos QRS bizarros (alargados e espessados) dos bloqueios de ramo.*
- *O infarto de miocárdio é outro diagnóstico a ser evitado na presença de WPW. Simula: infarto diafragmático, pela ondulação Q espessada pela onda delta em D_2, D_3 e aVF; infarto dorsal pela onda R alta nas precordiais direitas; infarto septal: pelo aspecto QS em V_1 e V_2 ou infarto ântero-lateral pela onda q de V_4 a V_6.*

Abordagem

A simples evidência da síndrome de pré-excitação não requer qualquer medida terapêutica.

Todo cuidado é preciso ao despontar as crises taquiarrítmicas, denunciadas pelas palpitações e taquiarritmias. Então, um estudo eletrofisiológico é sugerido para localizar a via anômala e, no mesmo ato, executa-se a ablação do tecido arritmogênico.

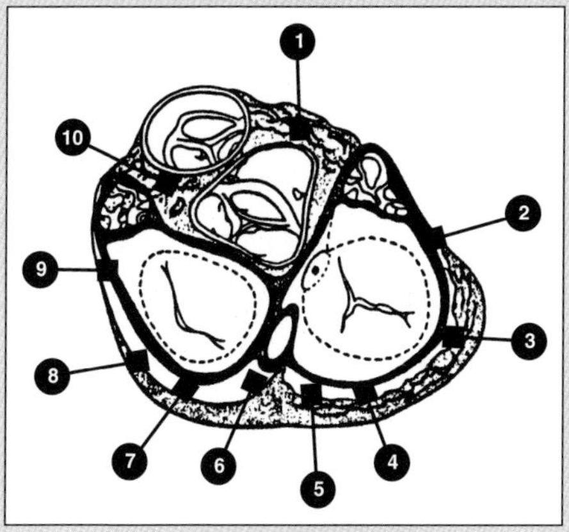

Fig. 6-1. Caminhos anômalos. 1. Parasseptal anterior direito. 2. Anterior direito. 3. Lateral direito. 4. Posterior direito. 5. Parasseptal direito. 6. Parasseptal posterior esquerdo. 7. Posterior esquerdo. 8. Lateral esquerdo. 9. Anterior. 10. Parasseptal anterior esquerdo.

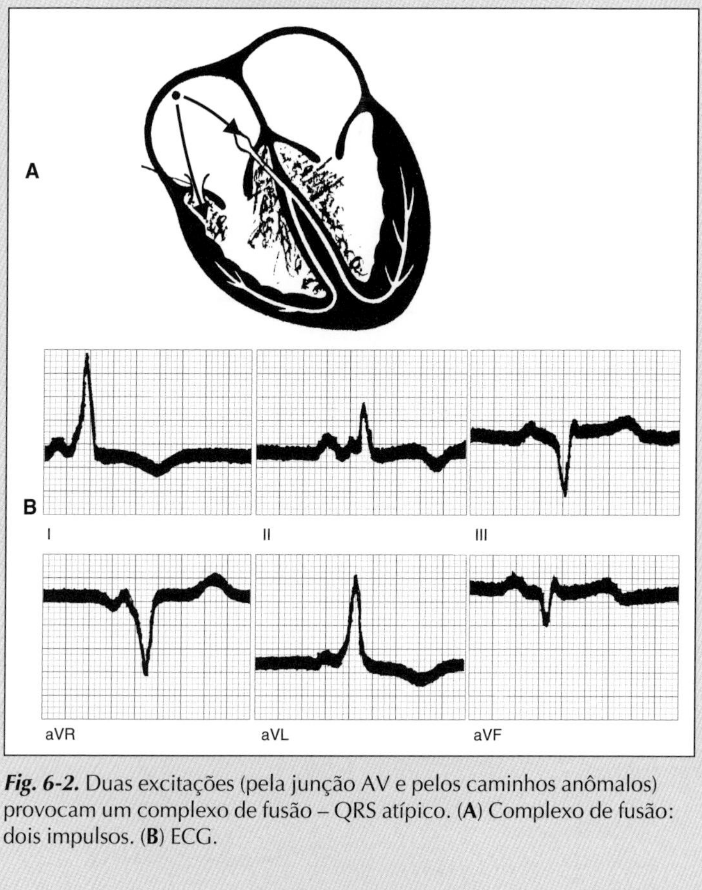

Fig. 6-2. Duas excitações (pela junção AV e pelos caminhos anômalos) provocam um complexo de fusão – QRS atípico. (**A**) Complexo de fusão: dois impulsos. (**B**) ECG.

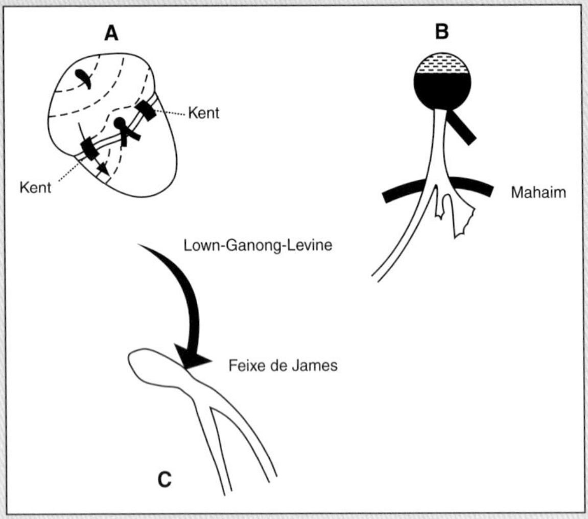

Fig. 6-3. Feixes anômalos: (**A**) Kent. (**B**) Mahaim. (**C**) James (inserção anômala). Vide texto.

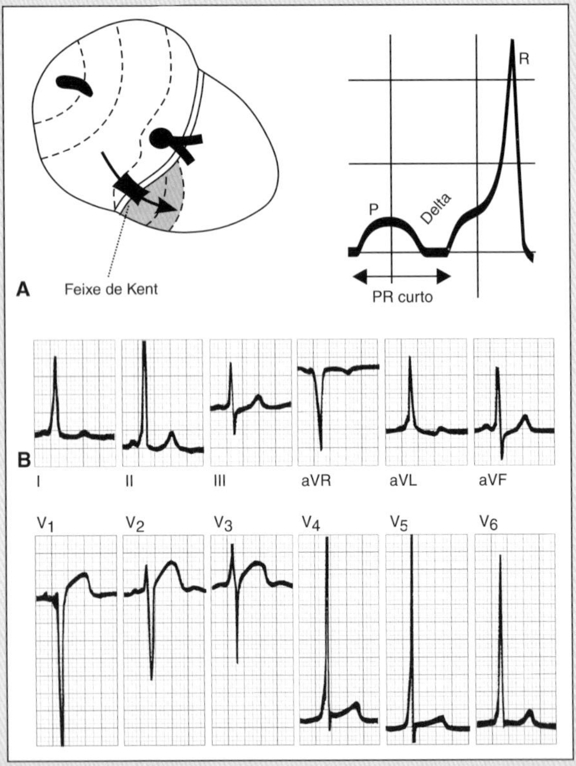

Fig. 6-4. (**A**) Onda delta. (**B**) Síndrome Wolff-Parkinson-White (PR curto, onda delta e QRS alterado).

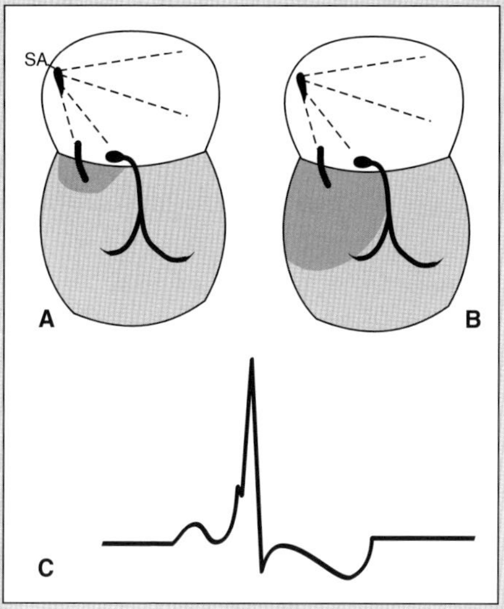

Fig. 6-5. Batimento de fusão ventricular pelos dois impulsos supraventriculares. (**A**) Excitação ventricular pelo feixe de Kent. (**B**) Início da despolarização ventricular pela junção AV. (**C**) Eletrocardiograma.

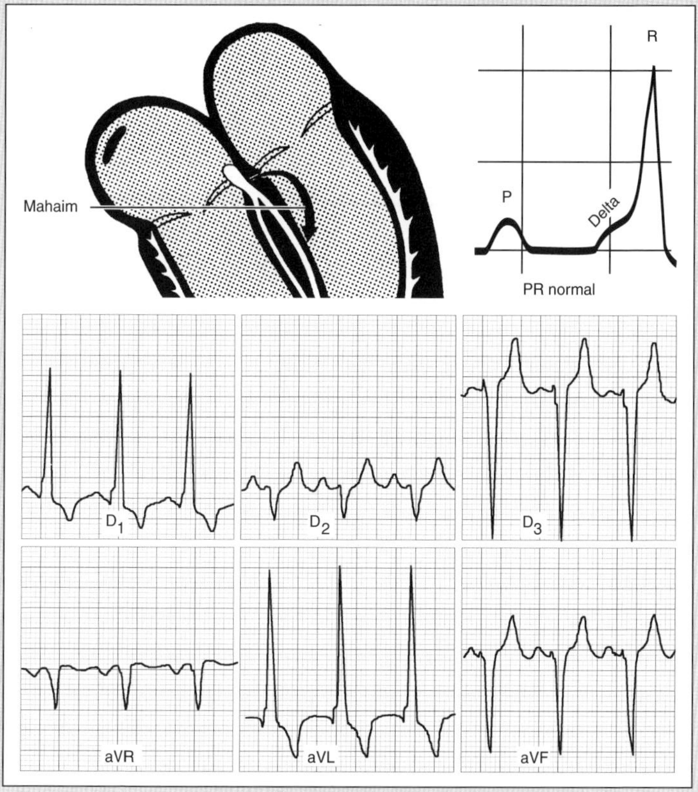

Fig. 6-6. Síndrome de Mahaim (PR normal, onda delta, QRS alterado).

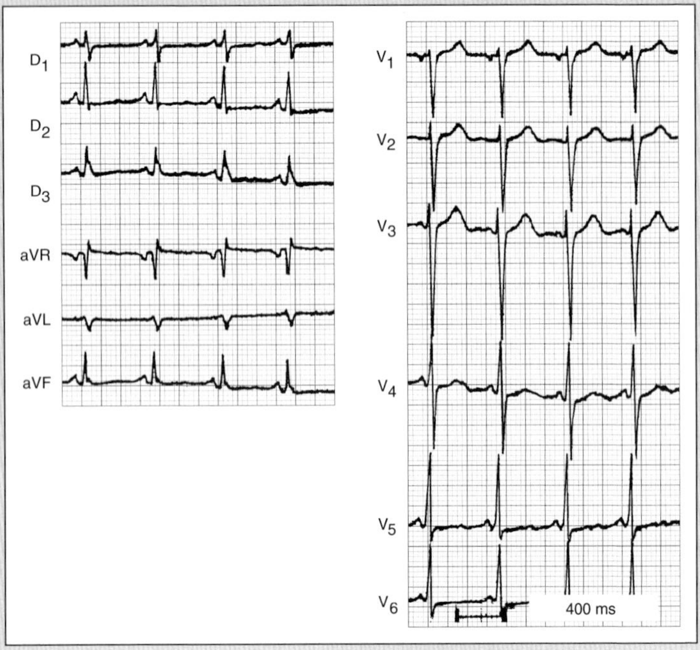

Fig. 6-7. Síndrome de Lown-Ganong-Levine (PR curto, QRS normal).

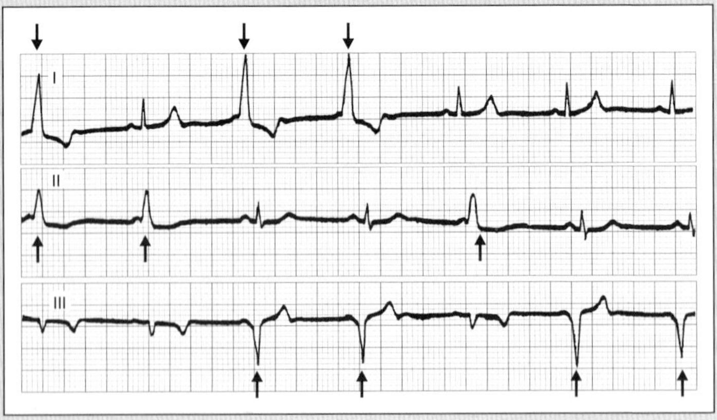

Fig. 6-8. WPW intermitente; complexos com pré-excitação assinalados com setas.

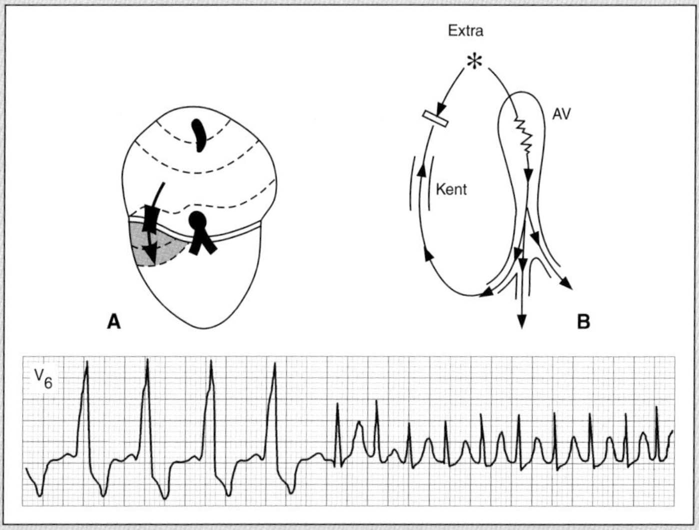

Fig. 6-9. Taquiarritmia supraventricular. (**A**) Mecanismo. (**B**) ECG com início de taquicardia.

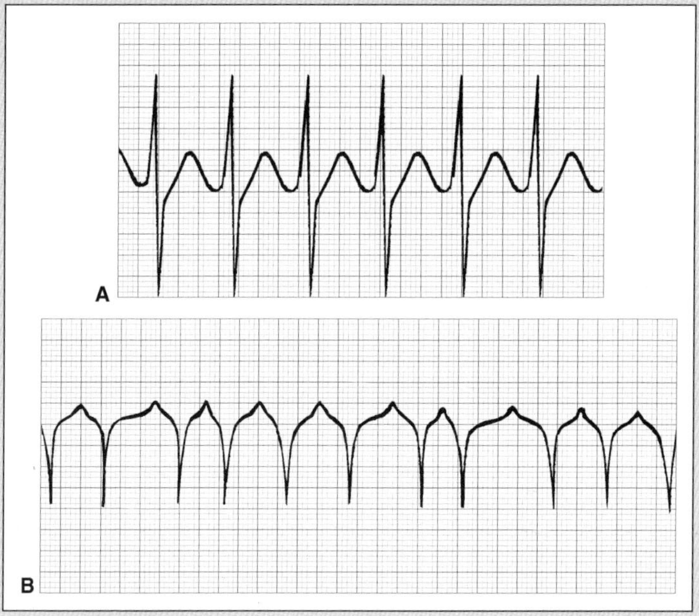

Fig. 6-10. (**A**) Taquicardia supraventricular paroxística. (**B**) Fibrilação atrial.

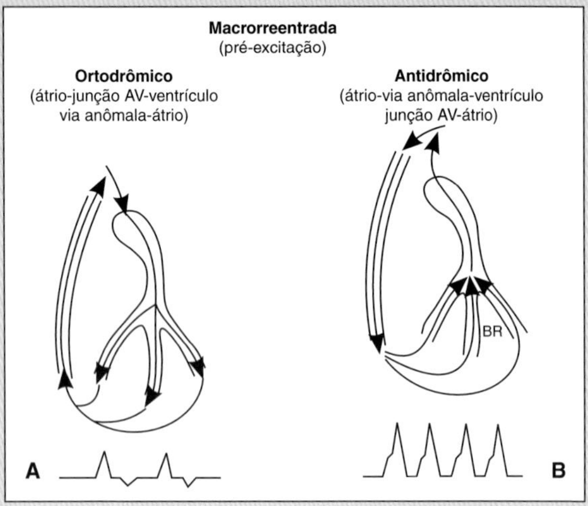

Fig. 6-11. Mecanismo circular. (**A**) Ortodrômico. (**B**) Antidrômico.

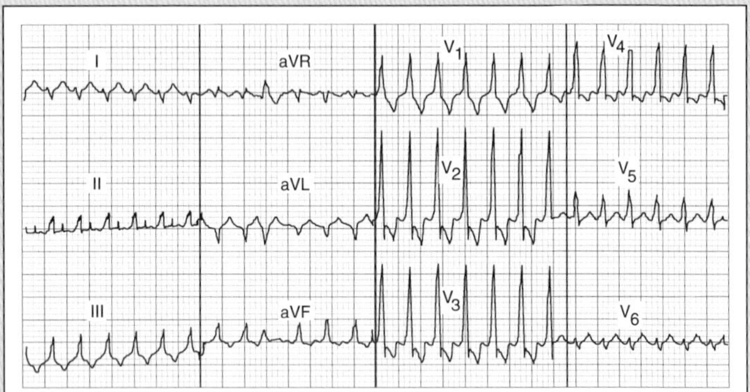

Fig. 6-12. Taquicardia supraventricular (antidrômica).

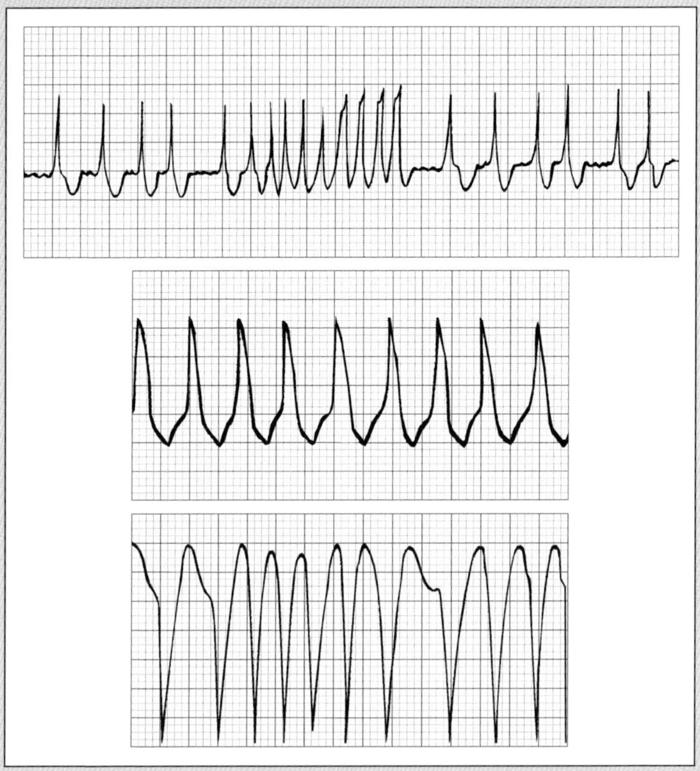

Fig. 6-13. Fibrilação atrial (três exemplos).

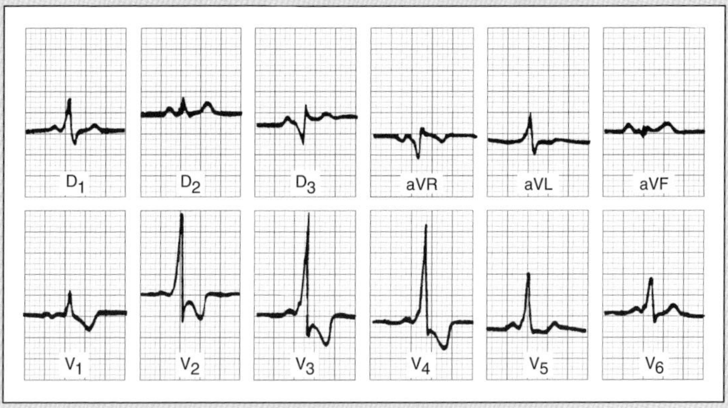

Fig. 6-14. WPW tipo A (deflexão de QRS positiva em V_1).

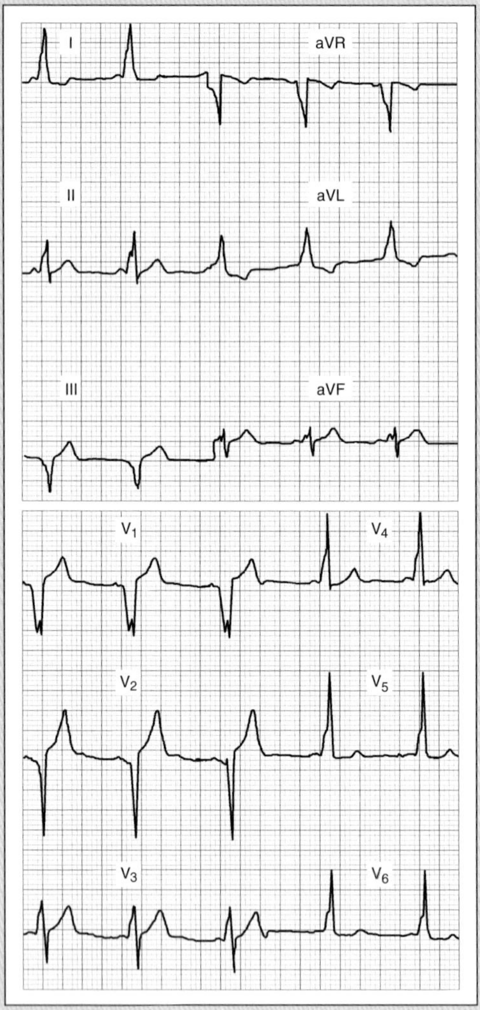

Fig. 6-15. WPW tipo B (deflexão de QRS negativa em V_1).

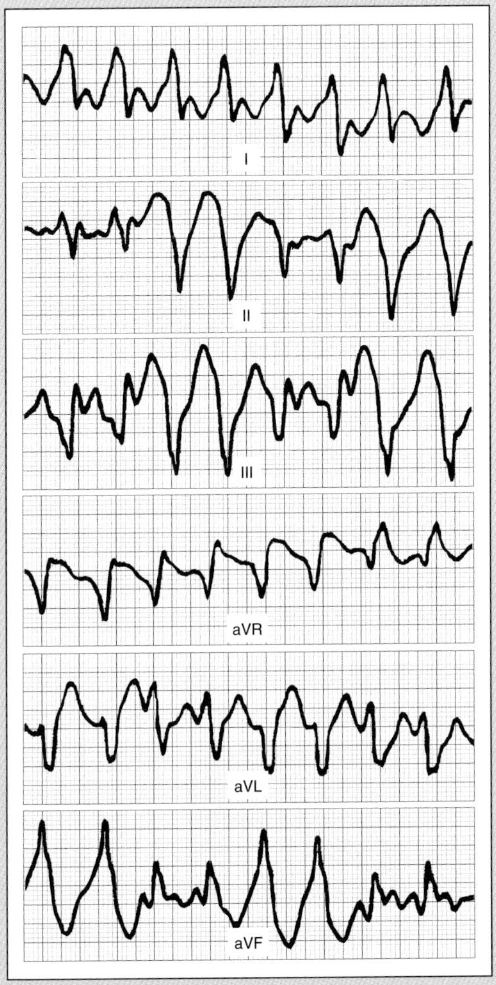

Fig. 6-16. Taquiarritmia (vários caminhos simultâneos).

CAPÍTULO 7

Aumentos Cavitários

CRESCIMENTO DAS CAVIDADES CARDÍACAS NO ECG

Para os átrios usa-se a expressão aumento ou crescimento atrial (nunca hipertrofia); modernamente, a literatura propõe uma designação mais ambígua, denominada anormalidade atrial.

Para **ventrículos**, emprega-se o termo hipertrofia seja quando o miocárdio ventricular está espessado, seja quando há sobrecarga de volume. O ECG não é bom para fazer esta diferença, mesmo porque quase sempre ambas coexistem num mesmo paciente.

AUMENTOS ATRIAIS

A atividade elétrica desenvolvida pelos átrios, do início ao fim, é representada pela onda P. Como o nódulo sinusal está situado na parte superior do átrio direito, este é o responsável pelo início de P (ramo ascendente); o ramo final descendente dessa onda corresponde à despolarização atrial esquerda (Fig. 7-1). A onda P **normal** (morfologia, duração, amplitude, eixo elétrico) está descrita no Capítulo 1 – Semiologia do Ciclo Cardíaco Elétrico.

Crescimento do átrio esquerdo

Onda P	
Morfologia:	Lesão mitral
Entalhada, bimodal em várias derivações	Hipertensão arterial
Aspecto difásico em V_1 com a porção terminal > 1 mm de profundidade e duração > 0, 04 s (sinal de Morris) (Fig. 7-2)	Doença valvular aórtica Infarto miocárdico Insuficiência cardíaca congestiva
Amplitude: Normal	
Duração: > 0,12 s	
Eixo elétrico: entre +40° e -30°	

Crescimento do átrio direito (Fig. 7-3)

Onda P	
Morfologia: acuminada **Amplitude:** > 2,5 mm (Fig. 7-4) **Duração:** normal **Eixo elétrico:** em torno de +70° a +90° **Sinais indiretos** Aspecto qR em V_1, Pequena voltagem de QRS em V_1 com aumento abrupto (mínimo de três vezes) em V_2	Doença pulmonar crônica Hipertensão pulmonar Embolia pulmonar (transitória) Malformações congênitas (estenose pulmonar, Fallot, atresia da tricúspide) Variante do normal

Crescimento biatrial (Fig. 7-5)

Derivações periféricas P = com amplitude > 2,5 mm e duração > 0,12 s	Insuficiência cardíaca congestiva
Derivações precordiais P = V_1 difásico (positividade > 1,5 mm e negatividade > 1 mm e duração > 0,04 s) P = alta e pontiaguda no precórdio direito e alargada e entalhada no precórdio esquerdo **Resumo:** soma das modificações de AD e AE	Lesões orovalvulares combinadas

A derivação V_1 posicionada praticamente sobre os átrios é importante para estudar os crescimentos atriais, sobretudo, o esquerdo; a morfologia típica identificada por Morris – onda P difásica com pequena deflexão positiva e componente negativo retardado (Fig. 7-6) – é bom sinal diagnóstico de aumento atrial esquerdo.

Nota. Detalhes da atividade atrial, sobretudo em ritmos rápidos, podem ser obtidos com o eletrocardiograma transesofágio (Fig. 7-7).

HIPERTROFIAS VENTRICULARES

No coração normal do adulto há predominância das forças elétricas do ventrículo esquerdo (VE). A distribuição normal dos vetores da ativação ventricular – 1º vetor (septal), 2º (paredes livres) e 3º (basal) – resulta na morfologia de QRS (vide Capítulo 1) e revela deflexão negativa nas derivações do precórdio direito e positiva nas do esquerdo.

E na hipertrofia ventricular esquerda?

A hipertrofia ventricular esquerda não altera a direção normal dos referidos vetores; apenas aumenta a amplitude; em outras palavras, há um **exagero** do padrão normal (Fig. 7-8A e B).

Com esta simples exposição podemos descrever os outros sinais eletrocardiográficos da HVE.

Inicialmente, procuramos observar as derivações precordiais para verificar:

1. Maior profundidade de onda S em V_1 e V_2 e onda T positiva.
2. Crescimento da onda R em V_5–V_6. A onda T evolui de positiva para negativa, seguindo o desenvolvimento da sobrecarga ventricular, tornando seus ramos assimétricos (Fig. 7-9A, B e C).
3. A deflexão intrinsecóide aumenta em V_5 e V_6 (> 0,45).

Em seguida vamos analisar as derivações periféricas:

4. O eixo elétrico de QRS tende a desviar-se para a esquerda atingindo até -30° (Fig. 7-10).

Amplitude

Difícil estabelecer um limite entre o normal e o patológico; é sugestivo de HVE, quando:

5. **Voltagem de R ou S > 25 mm, nas derivações periféricas e precordiais** D_1, V_5 e V_6.
6. **R em aVL > 13 mm.**
7. **S em** V_2 **> 30 mm.**
8. Soma das voltagens de **QRS** em todas as **12** derivações **> 175 mm.**

Outros sinais

9. Onda **U negativa.**
10. **Segmento ST retificado em** D_1**, aVL,** V_5 **e** V_6 (Fig. 7-11).

11. Aspecto em **M** ou em **W** nas derivações D_1 e/ou **aVL**.
12. Rotação anti-horária de QRS no plano horizontal.

Sinais indiretos

13. **Aumento do átrio esquerdo** (na ausência de patologia da mitral).
14. História clínica de cardiopatias **(hipertensiva, arteriosclerótica, degenerativa, infiltrativa, miocardiopatia hipertrófica)**.

Índices

Vários podem ser usados para apoiar ou sugerir o diagnóstico de HVE; os mais usados são:

Sokolow-Lyon

É o dos mais empregados pela facilidade de execução, porém, pouco sensível:

$$S \text{ de } V_1 + R \text{ de } V_5 \text{ ou } V_6 > 35 \text{ mm}$$

Ou uma variante:

$$S \text{ de } V_1 \text{ ou } V_2 + R \text{ de } V_5 \text{ ou } V_6 > 35 \text{ mm}$$

Romhilt–Estes	
1. R ou S em qualquer derivação dos membros ≥ 20 mm	3 pontos
Ou S de V_1, V_2, V_3 ou R em V_4, V_5 e V_6 > 30 mm	
2. Sobrecarga ventricular esquerda	
Segmento ST e onda T em oposição à direção do complexo QRS	
sem digital	3 pontos
com digital	1 ponto
3. Aumento atrial esquerdo (sinal de Morris)	
Negatividade terminal da onda P em V_1 ≥ a 1 mm em profundidade e ≥ a 0,04 s em duração	3 pontos
4. Desvio do eixo para a esquerda ≥ a -30°	2 pontos
5. Duração de QRS ≥ a 0,09 s	1 ponto
6. Deflexão intrinsecóide em V_5 ou V_6 ≥ a 0,05 s	1 ponto

HVE	POSITIVO	5 ou mais pontos
HVE	PROVÁVEL	4 ou mais pontos

Cornell

- Mulheres: onda R em aVL + S em V_3 > 20 mm.
- Homens: onda R em aVL + S em V_3 > 28 mm.

Opinião. Dentre os vários índices anteriormente descritos, o de Cornell tem maior incidência de acertos.

Nossa experiência indica que todos tendem a fortalecer mais do que, isoladamente, diagnosticar hipertrofia ventricular.

O Quadro 7-1 resume os sinais de HVE encontrados no eletrocardiograma.

***Quadro 7-1.* Critérios eletrocardiográficos para o diagnóstico de HVE**

1. Aumento do átrio esquerdo
2. âQRS com desvio para a esquerda até -30°
3. Duração do QRS até 0,11 s; deflexão intrinsecóide em V_6 > 0,45 s
4. Amplitude da onda "R" de aVL > 11 mm
5. Amplitude da onda "R" de aVF > 20 mm
6. Qualquer amplitude de "R" ou "S" no **plano frontal** > 25/30 mm
7. Amplitude da onda "R" de V_5 ou V_6 > 25/30 mm
8. Amplitude da onda "S" de V_1 > 25 mm
9. Amplitude da onda "S" em V_2 > 30 mm
10. Voltagem total de QRS das 12 derivações > 175 mm
11. Aspecto em "M" ou "W" em D_1 e/ou aVL
12. *White-Bock:* R de D_1 + S de D_3 > 25 mm
13. *Lewis:* $(RD_1 + SD_3) - (RD_3 + SD_1) > 17$ mm
14. *Cornell:* R de aVL + S de V_3 (homem > 28 mm e mulher > 20 mm)
15. "S" de V_2 + R de V_6 > 45 mm
16. "S" de V_1 ou V_2 + R de V_5 ou V_6 > 35 mm
    "S" de V_1 + R de V_5 ou V_6 > 35 mm (*Sokolow-Lyon)*
17. ST retificado em D_1, aVL, V_5 e V_6
18. "T" negativo em D_1, aVL, V_5 e V_6
19. "U" negativo em V_4, V_5 e V_6
20. Escore de *Romhilt–Estes* = 5 pontos

LEMBRETE

- *O vetor médio de **QRS** dirige-se normalmente para baixo, para a esquerda (entre 0 e +90°) atualmente alguns autores tentam ampliar de -30° até +110°, o que não temos adotado pois, que passariam despercebidas algumas sugestões para hipertrofias.*
- *Sem o preciosismo de apontar um vetor mais definido, pode-se perceber num relance que o eixo está normal, quando em **D_1** e a**VF** são positivos (Fig. 7-10); isto estabelecido, o vetor está desviado: **para a esquerda** (AQUÉM DE 0°) ou **para a direita** (DEPOIS de +90°).*

Não há **limite** claro dos desvios de eixo à esquerda, para separar **HVE**, **BRE** e **HBAE**; didaticamente apontaríamos os limites teóricos:

- HVE em torno de -30°.
- BRE em torno de -40°/-45°.
- HBAE além de -45°.

Há sinais sugestivos, mas não definitivos de hipertrofia ventricular, a saber:

- Amplitudes de QRS anormais isoladas ou somadas (aceitável no adulto, mas perigoso no jovem).
- Duração da deflexão intrinsecóide de QRS aumentada (confiável, mas pouco usado).
- Alterações secundárias de ST–T (difícil de separar de outras etiologias).
- Onda U negativa (seguro, mas raro).
- Desvio do eixo elétrico de QRS (pouco sensível).
- Índices e critérios (utilizados, sobretudo, em trabalhos de pesquisa).

É mais seguro buscar um conjunto DELES, para aproximar-se da VERDADE.

Hipertrofia ventricular direita

Como se comportam os vetores na HVD?

Na HVD, há inteira inversão na direção dos vetores da ativação ventricular.

Conseqüência:

O padrão precordial da despolarização ventricular na HVD é o oposto do normal – onda R dominante no precórdio direito e onda S acentuada ou apenas predominante em V_5/V_6; e isto fica bem definido quando se comparam os traçados de HVE, HVD e biventricular (Fig. 7-12).

A par destes sinais definitivos da hipertrofia ventricular direita, outros corroboram (Fig. 7-13):

- Desvio de ÂQRS para a direita.
- Padrão S_1, S_2, S_3 com $S_2 > S_3$ (ou S_1 R_3).
- Deflexão intrinsecóide retardada no precórdio direito (≥ 0,035 s).
- Onda T negativa no precórdio direito.
- Rotação horária de QRS no plano horizontal.

O Quadro 7-2 enumera os sinais eletrocardiográficos de HVD.

***Quadro 7-2.* Sinopse dos sinais eletrocardiográficos que podem ser encontrados na HVD**

1. Desvio do eixo elétrico para a direita (> +100°)
2. P *pulmonale* ou *congenitale*
3. Padrão S_1, S_2, S_3 com "S" de D_2 > S de D_3
4. Rotação horária nos planos frontal e horizontal
5. Padrão de BRD
6. Deflexão intrinsecóide de V_1 > 0,34 s
7. Índice de Cabrera em V_1 > R ÷ pela soma de R + S = 0,5
8. R/S em V_1 > 1
9. "R" V_1 > 7 mm
10. "R" alto nas derivações precordiais direitas + eixo elétrico em torno de +120° (hipertrofia de parede livre)
11. "R" alta ou RS em V_3 e V_4 + eixo elétrico entre +90° e +120° (hipertrofia septal)
12. "R" de V_1 + S de V_5 ou V_6 > 10 mm
13. "R" alto em aVR + S_1, S_2, S_3 + eixo elétrico no quadrante superior direito + rS de V_1 a V_6 (hipertrofia basal)
14. S/R em V_6 > 1 ou S acentuado em V_6
15. Sokolow-Lyon: R de V_1 + S de V_5 ou $V_6 \geq 11$ mm

Índices

- **Cabrera:** em V_1 altura de R dividida pela soma de R + S > 0,5 mm.
- **Sokolow-Lyon para HVD:** R de V_1 + S de V_5 ou $V_6 \geq 11$ mm.

LEMBRETE

- *A predominância normal da atividade elétrica de VE dificulta reconhecer os sinais iniciais da hipertrofia do ventrículo direito.*
- *Com o agravamento da HVE ocorrem modificações no QRS, às quais se somam as de ST–T (até a pouco estranhamente chamadas de sobrecarga). Alguns autores atribuem estas modificações de ST–T a um miocárdio funcional hipóxico. As alterações de ST–T relacionadas à hipertrofia são mais evidentes nas derivações com grande positividade do R; desse modo serão vistas em D_1, aVL, V_5 e V_6 na HVE e em V_1 e V_2, na HVD. A prática diária nos ensina que elas são muito mais comuns na HVE.*

HIPERTROFIA BIVENTRICULAR

De modo teórico firmar-se-ia este diagnóstico ao encontrar-se sinais de hipertrofia de ambos os ventrículos; na prática é feito – **quando R é dominante tanto no precórdio direito quanto no esquerdo, com deflexão intrinsecóide retardada nos dois lados** (Fig. 7-14).

Outros sinais sugestivos que lembram a hipertrofia biventricular:

1. HVE com ÂQRS para a direita.
2. HVD com ÂQRS para a esquerda.
3. Aumento da onda R nas derivações de todo o precórdio.
4. HVE + R/S > 1 em V_1 e V_2.
5. HVD + R/S > 1 em V_6.
6. Sinal de **Katz-Wachtel**, na infância (amplo difasismo de QRS no meio do precórdio) (Fig. 7-15).
7. Aumento do AE (indireto de HVE) associado a R/S menor ou igual a 1 em V_5 e V_6 ou **S** > 7 mm em V_5 ou V_6 ou ÂQRS para a direita maior que + 90º.

O que se entende por sobrecarga associada à hipertrofia?

As alterações secundárias (ST deprimido e T invertido) nas hipertrofias são por alguns autores relacionadas como sinais de sobrecarga: para HVE o padrão de sobrecarga seria colhido em D_1, aVL, V_5 e V_6 (Fig. 7-16); para HVD no precórdio direito (Fig. 7-17).

HIPERTROFIA VENTRICULAR NA CRIANÇA

Os critérios eletrocardiográficos das hipertrofias ventriculares são os mesmos que nos adultos, porém um **alerta** é necessário para a interpretação na criança.

Por quê?

A hipertrofia ventricular esquerda – recorde – inicialmente é assinalada pela profundidade da onda **S** no precórdio direito e pelo aumento da onda **R** em V_5 e V_6. Ora, a criança tem um panículo músculo-adiposo torácico pouco desenvolvido, o que reflete a colocação do eletródio precordial muito mais próximo do coração, ocasionando normalmente maiores deflexões e simulando **HVE** (Fig. 7-18).

Também a hipertrofia ventricular direita é lembrada quando a onda **R** é francamente dominante em V_1 e V_2. Nos primeiros meses de vida, sabemos que há predominância normal do **VD** como resquício da circulação fetal. Este fato, nesta fase da vida, precisa ser recordado para não se diagnosticar erradamente **HVD** (Fig. 7-19). Do mesmo modo, a onda **T** alterada pode indicar equivocadamente sobrecarga ventricular. Não esquecer que a onda T no precórdio direito, nos primeiros momentos de vida extra-uterina (70 a 90 horas), mostra-se positiva, em virtude do reajuste hemodinâmico provocado pelo início da atividade do ventrículo esquerdo.

Outro quesito importante no diagnóstico da hipertrofia ventricular esquerda nesta faixa etária é a presença do eixo elétrico de **QRS**, próximo a 0º; isto é verdade porque sabemos que o **ÂQRS normal** da criança está desviado para a direita (próximo de +90º).

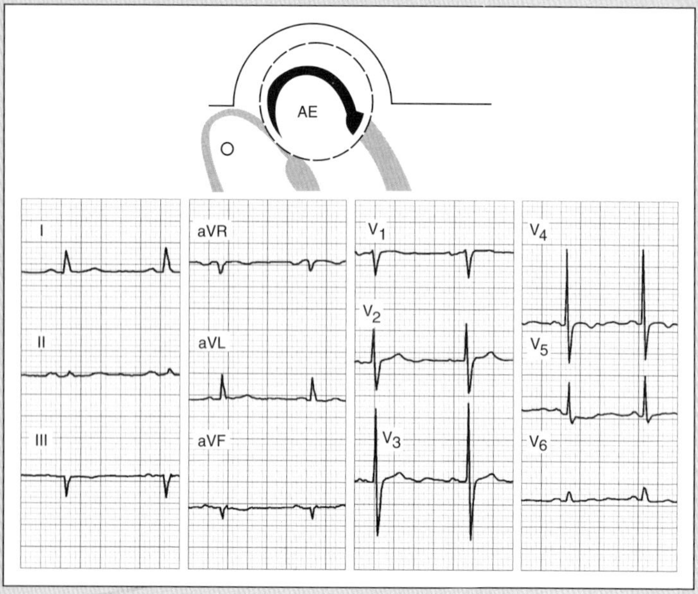

Fig. 7-1. Aumento atrial esquerdo (+ HVE).

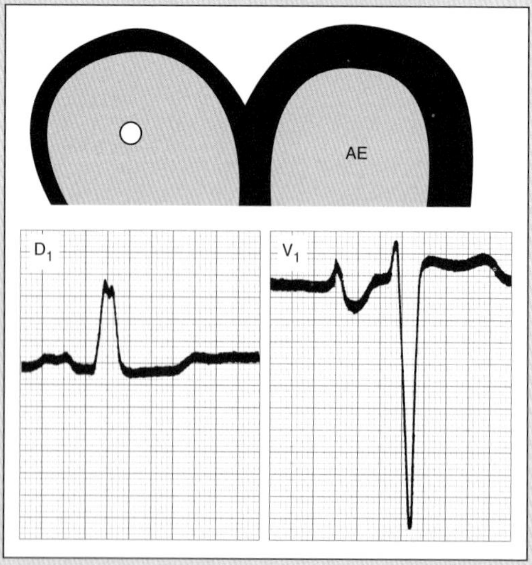

Fig. 7-2. Aumento atrial esquerdo em D_1 e sinal de Morris em V_1.

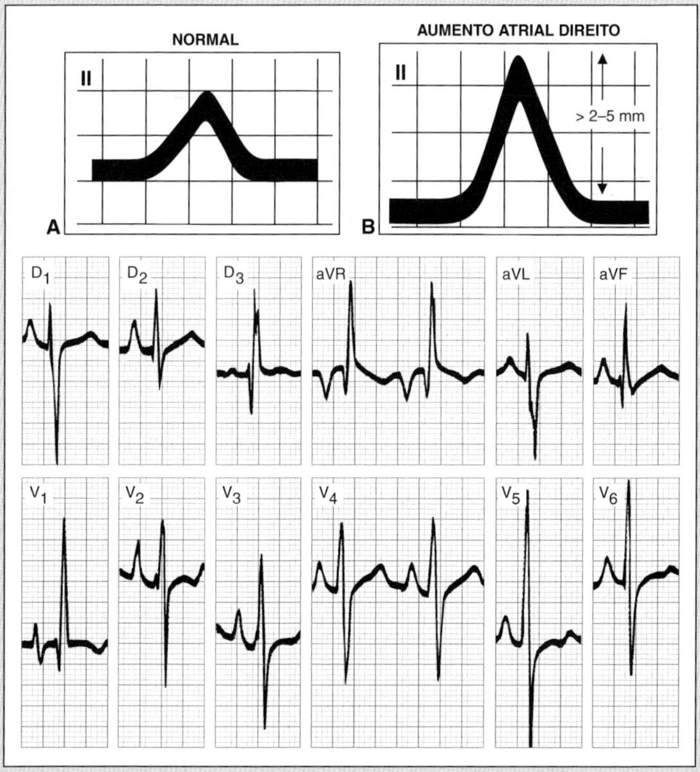

Fig. 7-3. Aumento atrial direito: onda P alta e acuminada. ECG revelando aumento atrial direito + HVD.

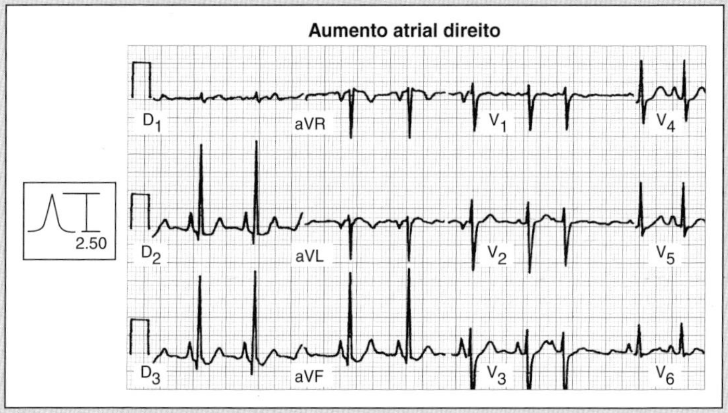

Fig. 7-4. Onda P alta (> 25 mm) e acuminada.

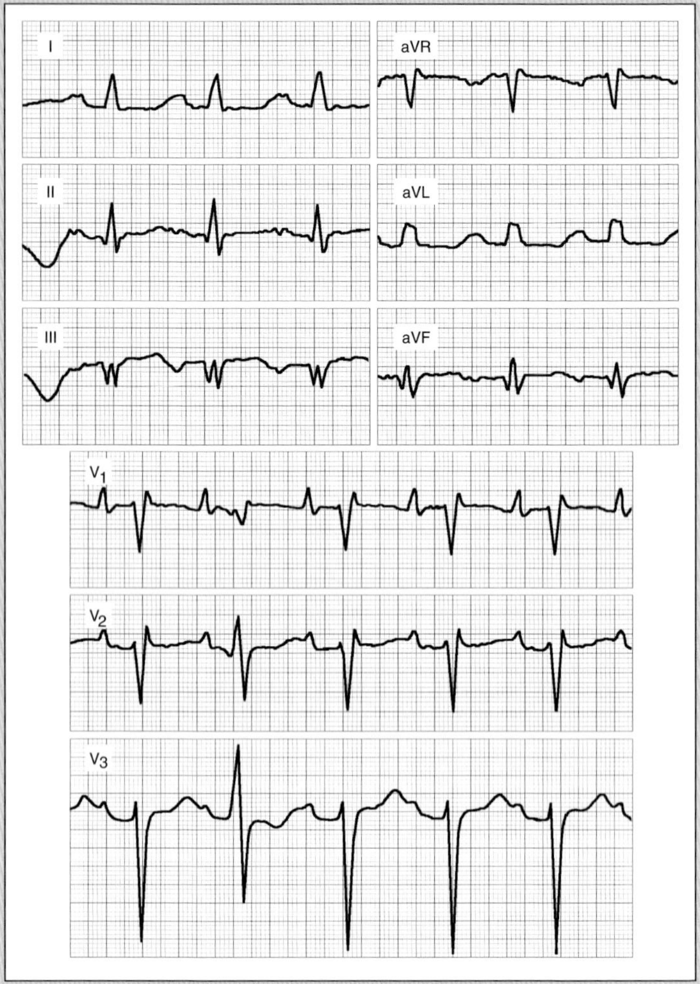

Fig. 7-5. Aumento biatrial. (P alargado em algumas derivações e acuminado em outras).

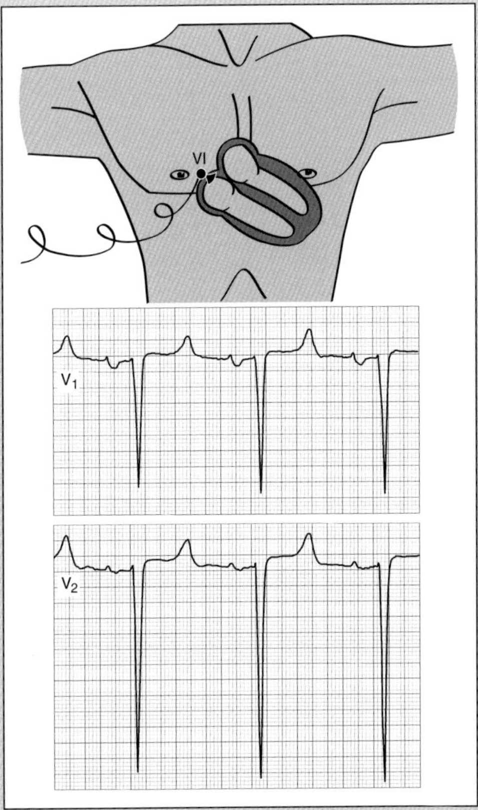

Fig. 7-6. Sinal de Morris (P em V_1 difásico com predomínio negativo e lento).

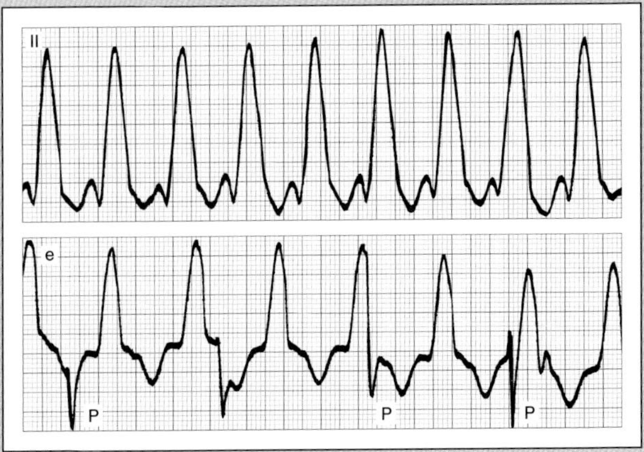

Fig. 7-7. ECG em D_2, simultâneo com derivação esofágica destacando onda P.

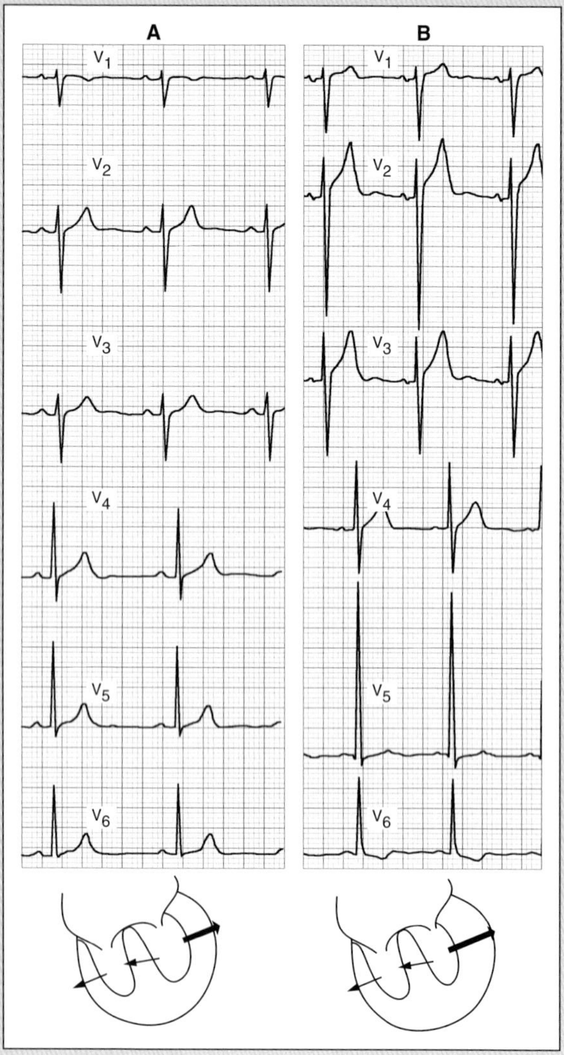

Fig. 7-8. (**A**) Normal. (**B**) HVE (maior amplitude de R em V_5, V_6 e de S em V_1 e V_2.

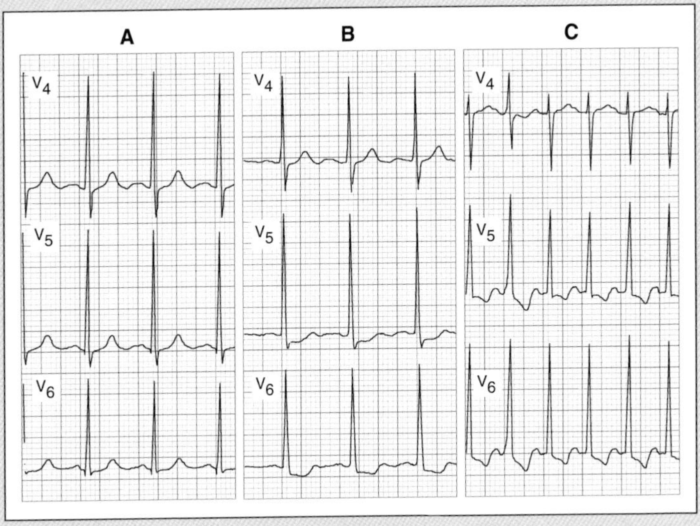

Fig. 7-9. HVE – evolução da onda T (**A**, **B** e **C**) de positiva a negativa e assimétrica.

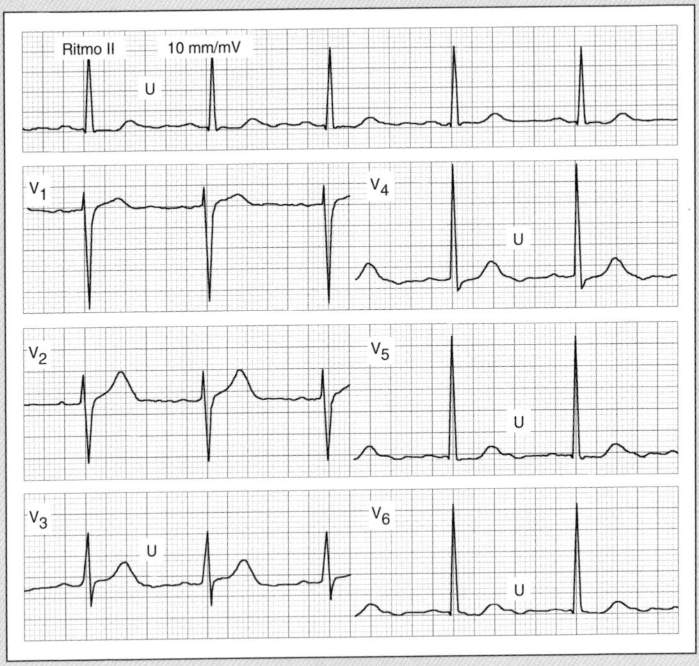

Fig. 7-10. HVE – onde V negativa, ST retificado.

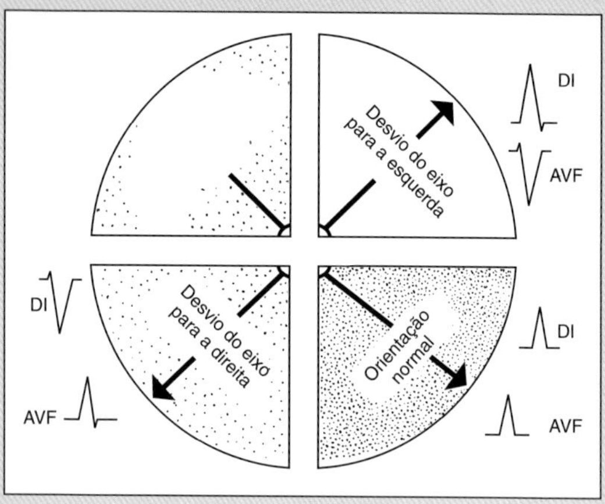

Fig. 7-11. Eixo elétrico da QRS orientado por 2 derivações (D_1 e D_2).

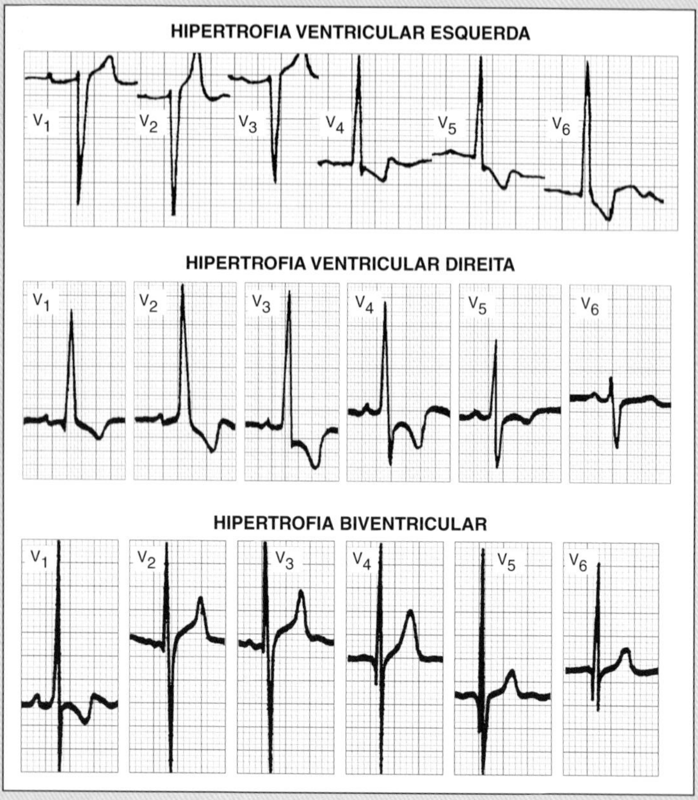

Fig. 7-12. Hipertrofia ventricular. Derivações precordiais. (**A**) Esquerda. (**B**) Direita. (**C**) Biventricular (onda R dominante tanto em V_1 como V_6).

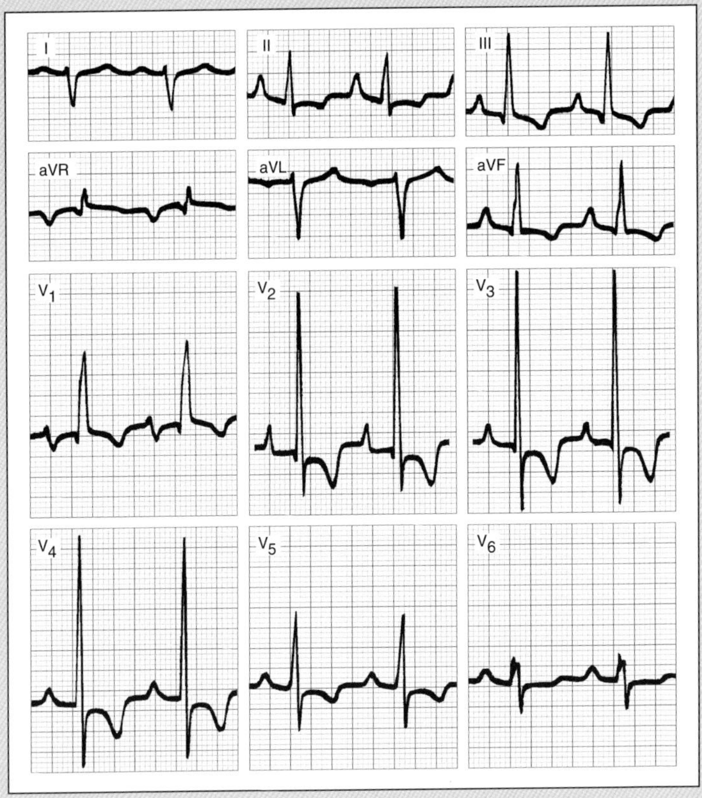

Fig. 7-13. ECG com hipertrofia ventricular direita, aumento atrial direito e bloqueio AV 1º grau.

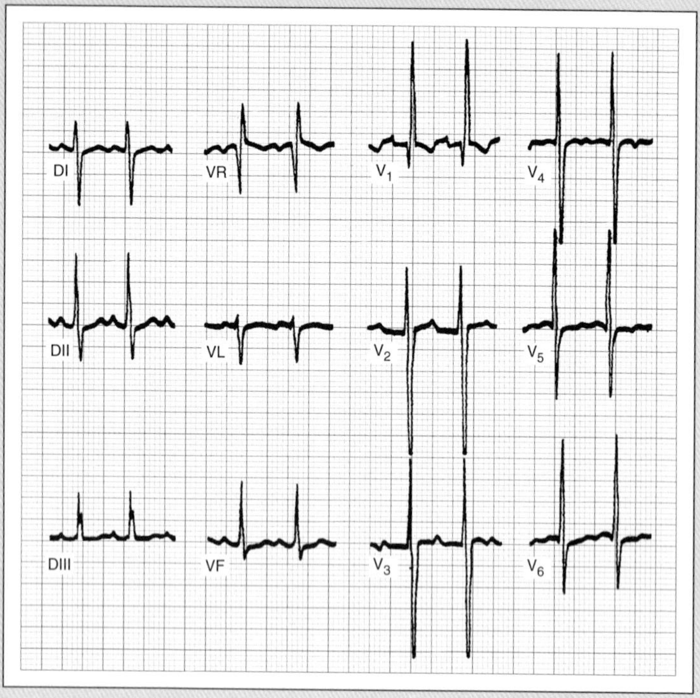

Fig. 7-14. Hipertrofia biventricular, onda R dominante em V_1 e em V_6.

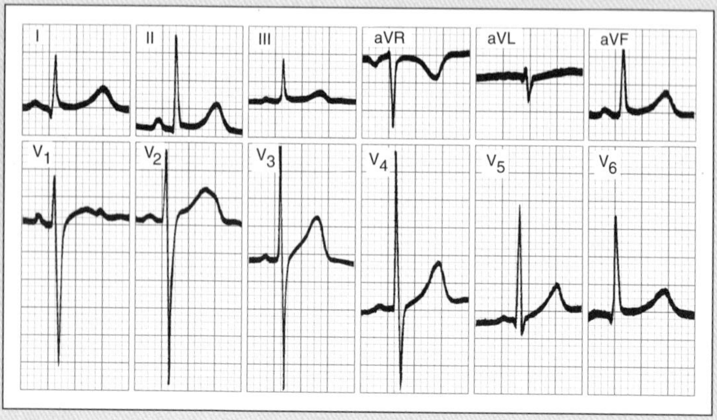

Fig. 7-15. Hipertrofia biventricular na criança: sinal de Katz-Wachtel (QRS isodifásicos amplos em V_2–V_4).

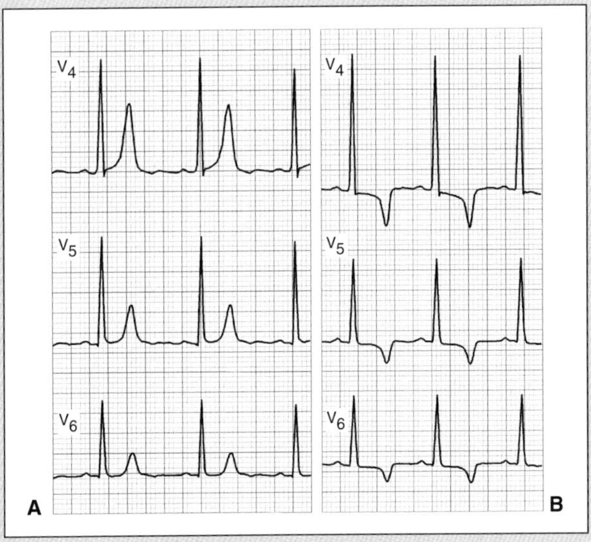

Fig. 7-16. HVE. (**A**) Sobrecarga diastólica. (**B**) Sobrecarga sistólica.

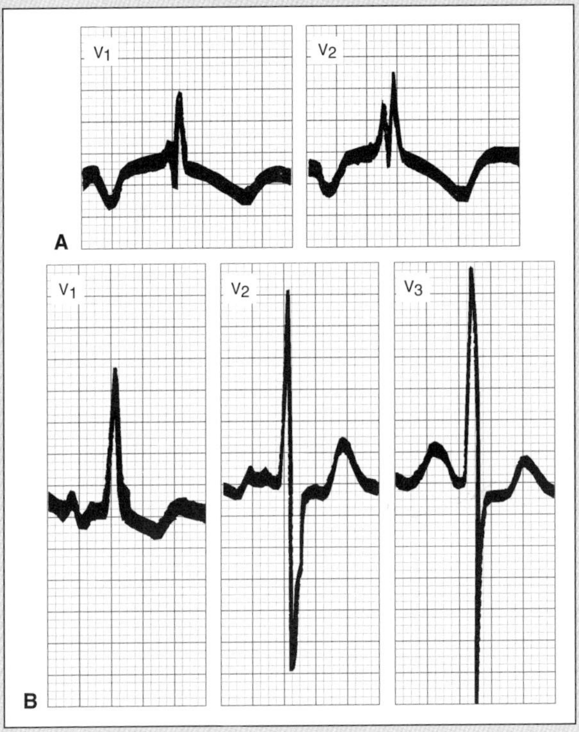

Fig. 7-17. HVD. (**A**) Sobrecarga diastólica. (**B**) Sobrecarga sistólica.

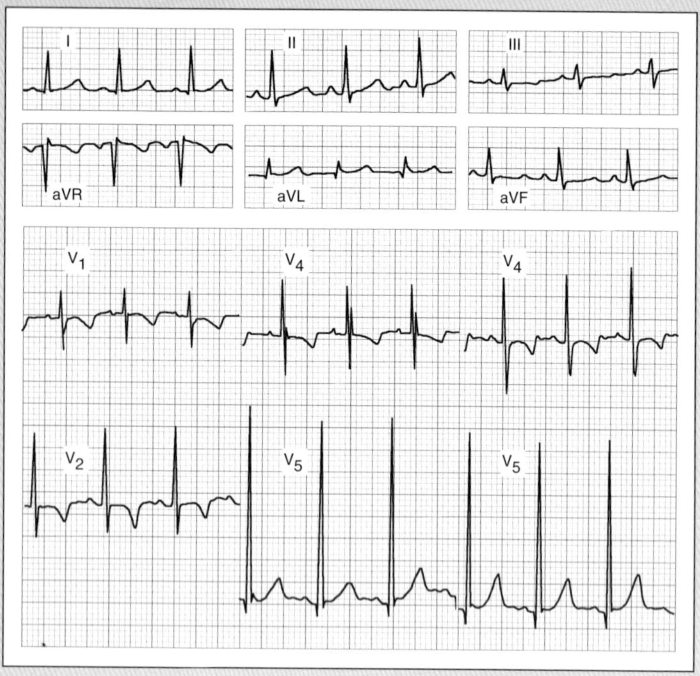

Fig. 7-18. ECG de criança normal simulando HVE. (Padrão juvenil: T negativo V_1–V_4).

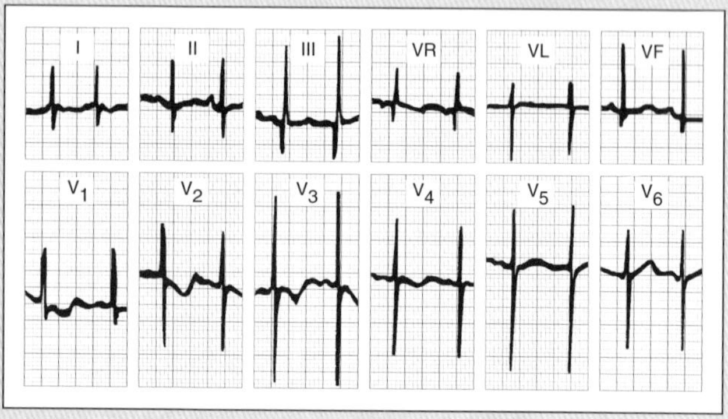

Fig. 7-19. Padrão precordial do recém-nado semelhante ao ECG fetal, simulando HVD.

CAPÍTULO 8

Cardiopatia Isquêmica

É a expressão clínica que engloba todas as alterações miocárdicas provocadas por déficit da circulação coronariana.

Não é demais repetir, entretanto, que o eletrocardiograma, o método mais imediato para revelar estas modificações, tem de ser **precedido obrigatoriamente** pela história clínica e exame físico do paciente.

Na dependência do tempo que a artéria coronária permanece ocluída, o ECG apresenta três manifestações distintas (Fig. 8-1):

a) Onda T torna-se acuminada, alta ou invertida: é conhecida em eletrocardiografia como **isquêmica**.
b) Segmento ST desnivela-se e pode revelar aspecto curvilíneo ou retificado: é denominado de **lesão** ou **injúria**.
c) Grupo QRS modifica-se, aparecendo uma onda Q alargada, mais profunda e espessada ou entalhada: é o sinal da morte da célula, ou seja, **necrose**.

Infarto do miocárdio surge quando uma artéria coronária torna-se completamente obstruída, tendo como patologia freqüentemente a aterosclerose; há outras causas menos usuais como embolia coronariana, colagenoses, dissecção aórtica ou coronariana, origem anômala das coronárias, trauma e espasmos.

A morfologia dos sinais eletrocardiográficos permite identificar quando o infarto é recente ou antigo (Fig. 8-2A e B). A presença do desnível de ST representa a fase aguda, acompanhada de perto pelas modificações da onda T; e, finalmente, surge a necrose miocárdica com o aparecimento da onda Q patológica.

A evolução é a seguinte (Fig. 8-3):

Fase hiperaguda (15 minutos): a onda T torna-se acuminada e alta, surge supradesnível de ST (> 1 mm) com convexidade superior.

Em seqüência, diminui o desnível de ST, e a onda T começa a inverter-se.

ST volta à linha de base, e a onda T torna-se mais negativa.

Onda Q patológica desenvolve-se nas primeiras horas ou dias do infarto.

A duração do desnível de ST na fase evolutiva varia de 48 horas a 3 ou 4 semanas; além deste prazo, pensar em **aneurisma ventricular** que persiste indefinidamente nas derivações que revelaram o infarto. Os sinais clínicos do aneurisma ventricular são: duplo impulso na palpação do precórdio, 4ª bulha audível e abaulamento radiológico da sombra cardíaca; complicações como arritmias, embolias ou insuficiência cardíaca vão decidir a adequada orientação terapêutica.

A inversão de T permanece durante meses ou torna-se permanente.

A onda Q traduz a cicatriz do processo coronariano; em cerca de 20%, em infartos pequenos até pode desaparecer.

Infarto Recente	***Infarto Antigo***
Presença de segmento ST desnivelado	Presença de onda Q e às vezes de inversão de T. Ausência de desnível de ST

Quando a onda Q significa necrose?

As células miocárdicas privadas de sangue morrem, portanto, não produzem mais correntes elétricas. A onda Q é patológica e difere da normal porque tem duração aumentada (≥ 0,04 s), maior profundidade (mais de 25%–30% da onda R da derivação em que aparece) e ainda pode apresentar entalhes ou espessamentos, em pelo menos duas derivações (Fig. 8-4). Também significa necrose miocárdica o aspecto QS que surge em derivações que normalmente desenvolvem onda R (Fig. 8-5).

E o segmento ST?

O segmento ST mostra lesão se apresentar desnivelamentos superiores a 1 ou 2 mm e adquire morfologia convexa, côncava ou retificada (Fig. 8-6).

Para se diagnosticar um infarto miocárdico com segurança, o seguinte roteiro é de extrema utilidade.

História. Dor precordial típica com duração maior que 30 minutos com irradiação para o braço esquerdo, e/ou pescoço, mandíbula; acompanha geralmente: náuseas, sudorese, mal-estar, às vezes, indefinido.

Prestar atenção:

a) Nem sempre todas as características estão presentes.
b) Não há dor: infarto silencioso (principalmente em diabéticos).
c) Alterações enzimáticas: mais precoces e mais específicas alteram a troponina do soro, mais tarde seguida do aumento da creatinoquinase (principalmente a fração MB), desidrogenase láctica e glutâmica, mioglobina, homocisteína e verificação dos elementos sanguíneos úteis ao conhecimento geral do paciente (glicose, uréia, creatinina, hemossedimentação etc.).
d) Eletrograma para localização e extensão do infarto.

O que é onda T isquêmica?

Diz-se que a onda T é isquêmica quando se apresenta com ramos simétricos, acuminada, positiva e alta ou negativa (Fig. 8-7).

Sabe-se que onda T negativa em pacientes com sintomas cardiológicos é sempre considerada patológica, salvo em aVR ou D_3: no entanto, negativa no precórdio direito em jovens ou em negros é interpretada como variante da normalidade.

Localização do infarto

A região infartada é observada nas derivações que revelam os sinais eletrocardiográficos anteriormente citados (onda Q patológica, desníveis de ST na fase aguda) e onda T isquêmica.

Estas derivações são chamadas **indicativas** porque "olham" ou "captam" as forças elétricas de frente (Fig. 8-8); outras derivações são denominadas "**recíprocas**" ou em "**espelho**" como se fossem refletidas. Todas são importantes para reconhecer a localização do infarto.

Anterior. A oclusão da artéria descendente anterior lesa a parede anterior do miocárdio e grande parte do septo interventricular e é mostrada nas **derivações precordiais (V_1 a V_4)**. A presença do infarto anterior pode ser reconhecida nas derivações do precórdio de duas maneiras:

a) Onda Q patológica ou QS de V_1 a V_3 ou V_4 (Fig. 8-9) ou
b) Desaparecimento da progressiva elevação de R, isto é, onda R diminui do precórdio direito para o esquerdo (Fig. 8-10); ambas com ou sem alterações de ST–T.

Inferior ou diafragmático. A obstrução da coronária direita ou do seu ramo descendente necrosa a parede diafragmática ou inferior, e aparecem em **D_2**, **D_3** e **aVF** os sinais do déficit coronariano (Fig. 8-11).

Lateral. A artéria circunflexa vasculariza a parede lateral e mostra sua lesão em **D_1**, **aVL**, **V_5** e **V_6**, tanto na fase aguda como crônica (Fig. 8-12).

Designa-se infarto **lateral alto** quando as alterações surgem apenas em D_1 e aVL, e não nas derivações precordiais (Fig. 8-13).

Posterior ou dorsal. A oclusão da artéria coronária direita é evidenciada nas derivações precordiais de **V_1 a V_4** – **atenção** – porém mostrando **R de alta amplitude (não onda Q)**, T positivo e ST infradesnivelado (Fig. 8-14A, B e C); quando se registram as derivações adicionais V_7 e V_8, encontram-se as modificações clássicas: Q patológico e T negativo (Fig. 8-15). Vetorialmente é fácil entender esta repercussão eletrocardiográfica olhando-se a Fig. 8-14.

Nem sempre a localização é tão demarcada, isto é, pode-se estender em diferentes áreas, manifestando-se em outras derivações.

Ântero-septal. É representado pela presença de alterações em **V_2**, **V_3** e **V_4** (Fig. 8-16). Alguns autores diagnosticam como infarto apenas anterior quando aparece onda Q em V_1.

Ântero-lateral. Quando aparece em D_1, aVL, V_3 a V_6 (Fig. 8-17).

Dorsolateral. Modificações recíprocas de V_1 a V_4 (agudas) (Fig. 8-18).

Dorsoínfero-lateral. Sinais de infarto em **D_1**, **D_2**, **D_3**, **aVL**, **aVF**, **V_5** e **V_6** e recíprocos em **V_1** até **V_4** (Fig. 8-19).

Ínfero-lateral. Diagnosticado em **D_2**, **D_3** e **aVF** (ínfero) e **D_1**, **aVL**, **V_5** e **V_6** (lateral) (Fig. 8-20).

Ínfero-dorsal. Aparece em **D_2**, **D_3**, **aVF** (inferior) e de forma recíproca em **V_1** até **V_4** (posterior) (Fig. 8-21).

Infarto do ventrículo direito. Nas derivações do precórdio direito (de **V_3R** a **V_6R**) e **V_1** (Fig. 8-22) freqüentemente acompanhando infarto inferior ou dorsal. Geralmente, é associado à insuficiência cardíaca direita (hipertensão venosa jugular e edemas).

Alguns ECG revelam comprometimento de mais de uma artéria, com surgimento de várias zonas de infarto; por exemplo, anterior e diafragmático (Fig. 8-23).

Infarto atrial. É sugerido pelo **deslocamento (supra ou infra) do segmento PR**, onda P alterada e presença de arritmias atriais (Fig. 8-24).

Não esquecer, todavia, que todas essas alterações eletrocardiográficas dependem estritamente da anatomia coronariana de cada paciente, da fase evolutiva do infarto, das variações do tórax e da correta colocação dos eletrodos no precórdio.

Problemas na prática

A presença de onda q em D_2, D_3 e aVF **sem** características patológicas obriga o interpretador a rever a história do paciente para buscar sinais clínicos de infarto que lhe permitiriam sugerir fibrose diafragmática (Fig. 8-25A e B).

O que é infarto sem Q (não-Q)?

É aquele que registra no ECG o padrão de lesão e isquemia (ST e T) na **ausência** de onda Q patológica, porém em pacientes com diagnóstico **clínico positivo** de infarto (dor precordial típica e curva enzimática indiscutivelmente alterada).

Nota. Hoje, não se aceita pacificamente a classificação de infarto transmural (com onda Q) e subendocárdico (sem onda Q), porque tais conceitos não têm recebido a chancela da anatomia patológica.

Todavia, facilita apontar o local **subendocárdico** ou **subepicárdico** da lesão coronariana (Fig. 8-26A, B, C e D): no primeiro há infradesnível de ST e crescimento da onda T (não há onda Q patológica); no subepicárdico revelam-se supradesnível de ST e T negativo; estas nuances são explicadas pelo jogo dos vetores que se afastam ou apontam para a lesão (vide Capítulo 1).

Deve-se distinguir o **infarto sem onda Q** da chamada **isquemia miocárdica eletrocardiográfica**.

Na primeira hipótese, existe o diagnóstico clínico e laboratorial de infarto; o ECG confirmará os sinais de infarto com ou sem onda Q. Enquanto o diagnóstico de isquemia miocárdica aparece num *check-up* (onda T isquêmica) ou numa prova ergométrica positiva (infradesnível de ST e inversão de T); estes padrões podem ser revertidos espontaneamente ou com medidas terapêuticas: correção dos fatores de risco, nitratos, aspirina, betabloqueadores, antagonistas de cálcio e, se necessário, revascularização miocárdica.

Angina de peito

A expressão eletrocardiográfica de *angor pectoris* é o registro transitório (enquanto persistir a dor) de **depressão** do segmento ST com onda T pontiaguda e alta, ou, às vezes, negativa. Fora da crise, o ECG é normal.

Angina de Prinzmetal

É diagnosticada quando o paciente experimenta dor no peito em repouso (sem esforço), e o ECG revela **supradesnível** de ST no território afetado (Fig. 8-27) que desaparece com a medicação antianginosa; deve ser evitado betabloqueador (provoca vasoconstrição dos receptores alfa não-bloqueados). Representa uma isquemia vasoespástica reversível.

Isquemia silenciosa

Representa uma fase da cardiopatia isquêmica onde os pacientes são assintomáticos, e os métodos auxiliares (ECG – Enzimas) significativos.

É mais comum encontrar coronariopatas (principalmente diabéticos) que não se queixam de angina, porém, são surpreendidos com sinais de isquemia quando realizam um ECG. Todo cardiologista já assinalou este fenômeno no acompanhamento de seus pacientes.

A isquemia silenciosa, presente apenas no ECG de repouso, em indivíduos que negam qualquer sintomatologia é a forma mais rara (Fig. 8-28). Esta ocorrência é mais bem documentada nos indivíduos que se submetem rotineiramente a um *check-up* o qual inclua um eletrocardiograma pelo método de Holter ou teste ergométrico; geralmente, estas modificações do registro gráfico não ultrapassam 30 segundos de duração e surgem pela manhã de acordo com o ritmo circadiano.

A gênese da isquemia silenciosa ainda está no terreno das hipóteses: maior limiar de dor nesses pacientes, neuropatia autonômica na presença de diabetes, maior produção de endorfinas (opiáceos endógenos), maior gravidade da doença coronariana ou a combinação de algumas dessas suposições.

Síndrome de Brugada

É o relacionamento de morte súbita com o padrão de um **bloqueio de ramo direito** que mostra segmento **ST supradesnive-**

lado com morfologia côncava ou em sela, de V_1 a V_3 (Fig. 8-29), em pacientes sem evidências de doença estrutural cardíaca.

CARDIOPATIA ISQUÊMICA E BLOQUEIOS INTRAVENTRICULARES

É interessante conhecer as modificações eletrocardiográficas que bloqueios intraventriculares (bloqueios de ramos e sub-ramos) provocam no ECG de infarto do miocárdio.

a) Nos acidentes agudos da circulação coronariana não há dificuldade em virtude dos desnivelamentos de ST que caracterizam a lesão miocárdica de início recente (lesão).
b) Nos processos crônicos, merecem ser discutidos detalhes de interpretação de acordo com o distúrbio de condução existente.

Bloqueio de ramo direito (BRD) é fácil distinguir do **infarto**; este altera a porção inicial do QRS (onda Q patológica), enquanto o **BRD** modifica os últimos vetores (onda S alargada, profunda, espessada ou entalhada) (Fig. 8-30).

Bloqueio de ramo esquerdo (BRE) com **cardiopatia isquêmica** oferece várias circunstâncias a analisar:

- Recorde que o próprio BRE isolado pode ser o testemunho do infarto miocárdico.
- BRE pode existir previamente ao infarto (somente ECG anteriores o confirmariam).
- BRE mascara os sinais de infarto. Ocasionalmente, nos intervalos de um bloqueio intermitente a cardiopatia isquêmica revelaria a sua expressão eletrocardiográfica (Fig. 8-31).
- BRE que mostra a presença da **onda S** acompanhada de **alteração da onda T** em V_5 e V_6 sugere comprometimento de parede lateral (Fig. 8-32). Nesta hipótese, cuidado com o aparecimento isolado da onda S (sem modificações de T) que poderia indicar apenas hemibloqueio anterior esquerdo associado ao BRE.
- BRE denuncia um infarto recente pelo aparecimento de desníveis de ST (Fig. 8-33).
- BRE não impede o diagnóstico eletrocardiográfico do infarto quando se localiza na parede diafragmática (presente em D_2, D_3 e aVF).

– BRE típico que apresenta onda Q em D_1, V_5 e V_6 pressupõe a existência de necrose da parede anterior.

Infarto miocárdico + hemibloqueios também merecem comentários.

Distinguir **infarto inferior** associado ao **hemibloqueio anterior esquerdo** necessita de muita atenção:

a) O aspecto monofásico QS do hemibloqueio é modificado por discreta deformidade de sua porção inicial: pequeno r (rsrS); ou aparecimento em D_2 de Qr quando surge o infarto (Fig. 8-34).
b) Alterações de ST–T nas derivações chamadas inferiores permitem sugerir o infarto diafragmático num ECG de hemibloqueio anterior.
c) A morfologia QS de D_2, D_3 e aVF do **infarto inferior** com grande amplitude sugere hemibloqueio associado. É um sinal que necessita da história clínica e de ECG anterior para ser avaliado.

Infarto ântero-lateral + hemibloqueio anterior apresentará deflexão negativa de QRS predominante em D_1 pelo infarto e QS entalhado em D_2 e D_3 pelo hemibloqueio anterior (rS), refletindo um eixo elétrico colocado no quadrante superior direito (entre -90° e ± 180°).

Infarto ântero-lateral + hemibloqueio posterior pode ser sugerido quando aparece QS em D_1 e aVL e onda R pura em aVF, aspecto provocado pela alça vetorial de QRS que se projeta na zona negativa de D_1 e aVL e positiva de aVF.

Nota. O surgimento de bloqueios de ramo durante um infarto significa lesão extensa. Em vários estudos tem sido assinalado o aumento da mortalidade intra-hospitalar quando aparecem distúrbios intraventriculares durante a fase aguda do infarto do miocárdio.

Opção terapêutica, oferecida pela análise do **segmento ST** no infarto agudo do miocárdio:

1. Supradesnível sustentado de ST em duas ou mais derivações que exploram a mesma área induz o clínico a utilizar a medicação trombolítica ou propor angioplastia primária.
2. Infradesnível de ST com onda T negativa indicará o tratamento à base de betabloqueador, nitrato, aspirina, heparina. Considerar a angioplastia programada com ou sem *stent* de acordo com a evolução do caso.

LEMBRETE

Modificações eletrocardiográficas que somente se esclarecem com a clínica:

a) ***Elevação do segmento ST***

Representa um estágio evolutivo do infarto ou angina de Prinzmetal (transitória) ou repolarização precoce (variante do normal).

Supradesnível de ST persistente pós-infarto agudo do miocárdio significa aneurisma ventricular (Fig. 8-35).

b) ***Depressão de ST***

Aparece na angina de peito (momentânea) ou infarto sem Q (duradoura).

c) *Na presença de bloqueio de ramo esquerdo ou de pré-excitação ventricular, o infarto de miocárdio não pode ser deduzido exclusivamente pelo eletrocardiograma.*

d) *Na interpretação do* ***não-crescimento da onda R*** *nas primeiras derivações precordiais deve-se distinguir entre infarto miocárdico e o comportamento de R alterado de V_1 a V_4, encontrado no HVE ou BRE. Quando a onda R diminui do precórdio direito para o esquerdo diferenciar, também, o infarto da doença pulmonar obstrutiva crônica, da dextrocardia, da transposição corrigida dos grandes vasos e da colocação errada dos eletrodos no tórax.*

- *Onda Q acentuada* ***somente em aVR*** *não significa infarto.*
- *QS em V_1 e V_2 nunca deve ser considerado infarto ou mesmo fibrose sem outros dados:*

1. *No ECG a extensão de QS ou qR em derivações precordiais consecutivas.*
2. *História recente ou antiga de infarto de parede anterior:*
   - *Durante um episódio precordial doloroso, o supradesnível do segmento ST que desaparece rapidamente com a nitroglicerina sublingual significa a presença de espasmo coronariano.*

Ilações úteis:

- *Normalmente a onda T de V_1 é mais baixa que a de V_6; quando esta situação se inverte (T V_1 > T V_6), pensar num problema miocárdico (doença coronariana, sobrecarga ventricular esquerda).*
- *Na presença de infarto inferior, o supradesnivelamento de ST em V_4R é preditor de gravidade.*

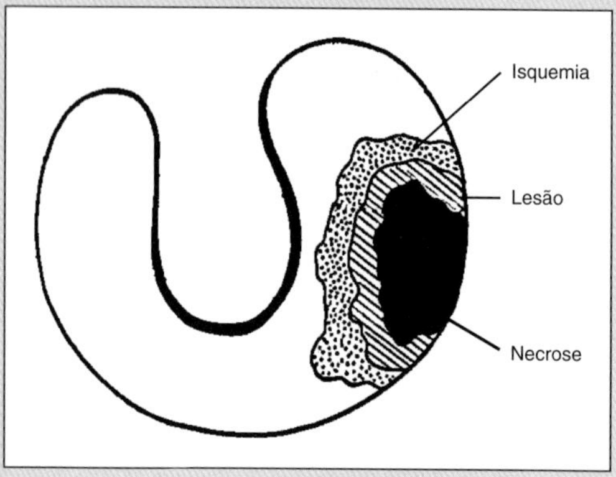

Fig. 8-1. Cardiopatia isquêmica (lesão ou injúria, isquemia, necrose).

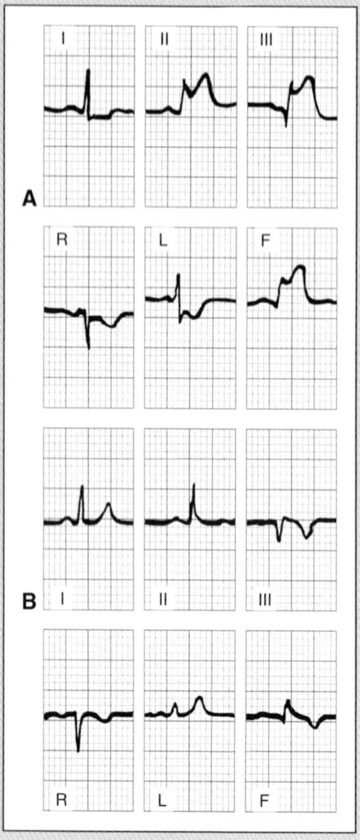

Fig. 8-2. Infarto inferior (**A**) Recente. (**B**) Antigo.

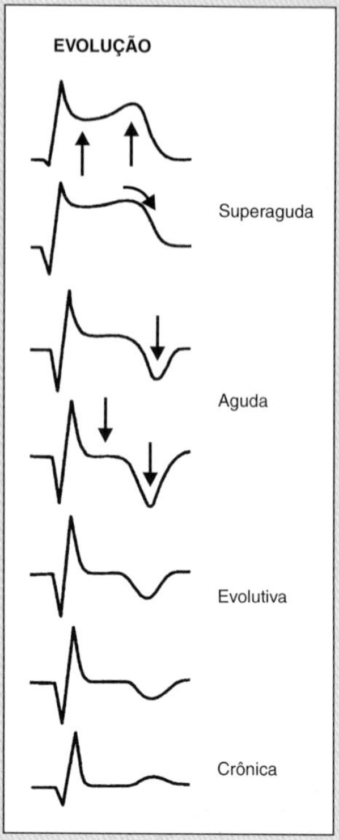

Fig. 8-3. Evolução do infarto miocárdico.

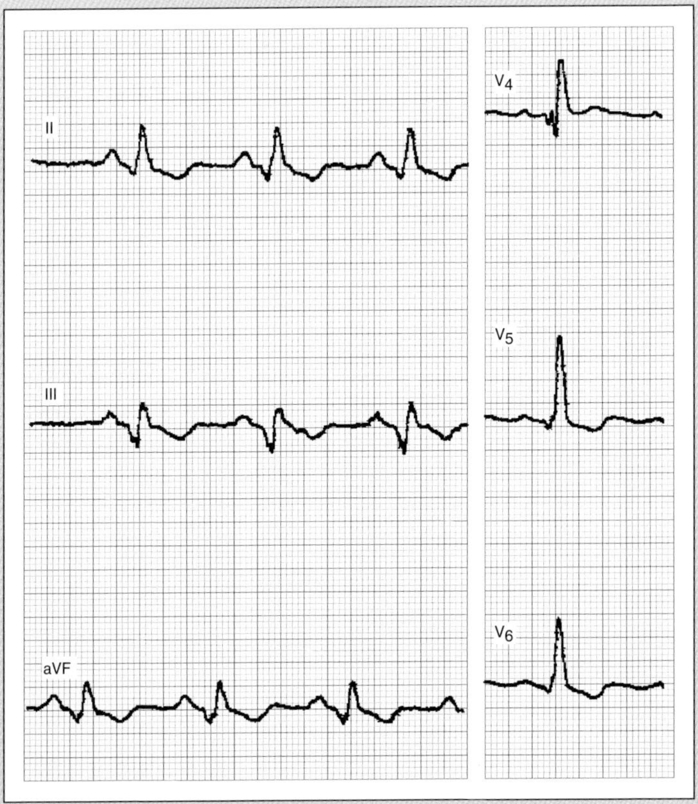

Fig. 8-4. Onda Q patológica em 3 derivações contíguas (D_2, D_3, aVF) e em V_4–V_6 (infarto miocárdico ínfero-lateral).

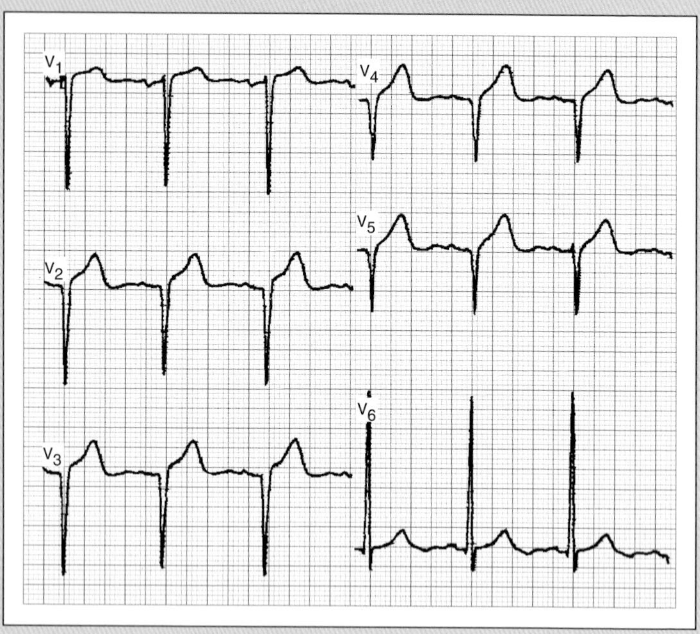

Fig. 8-5. QS patológico V_2–V_5 (necrose miocárdica).

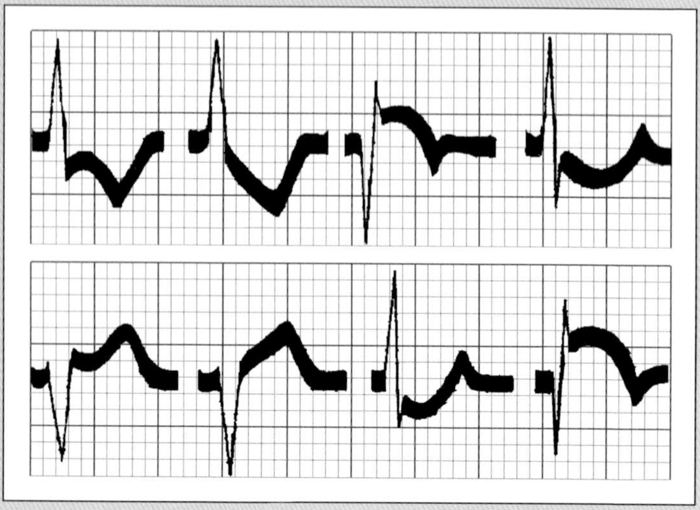

Fig. 8-6. Segmento ST patológico (várias morfologias).

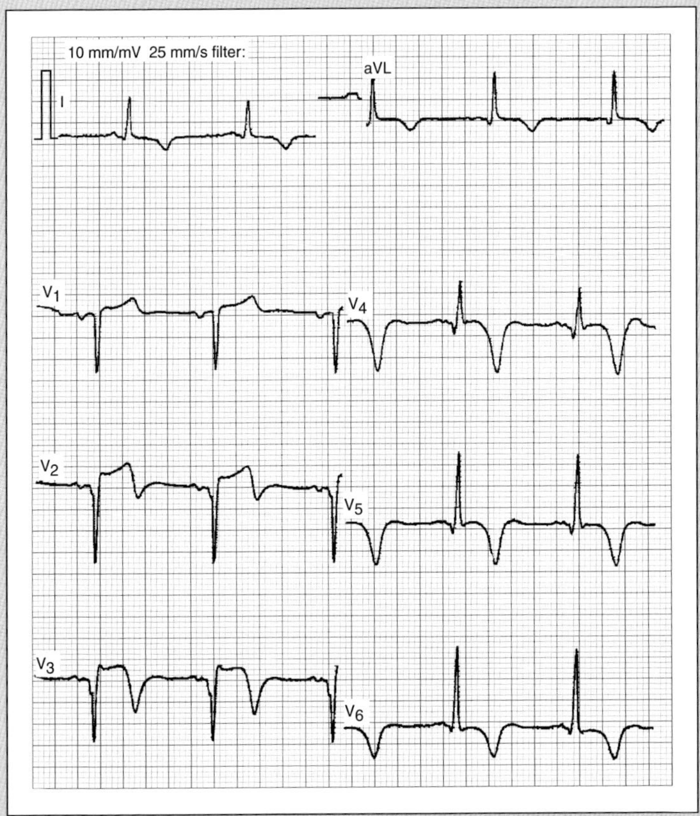

Fig. 8-7. Onda T patológica: negativa e de ramos simétricos em D_1, aVL e derivações precordiais V_2–V_6 (infarto anterior).

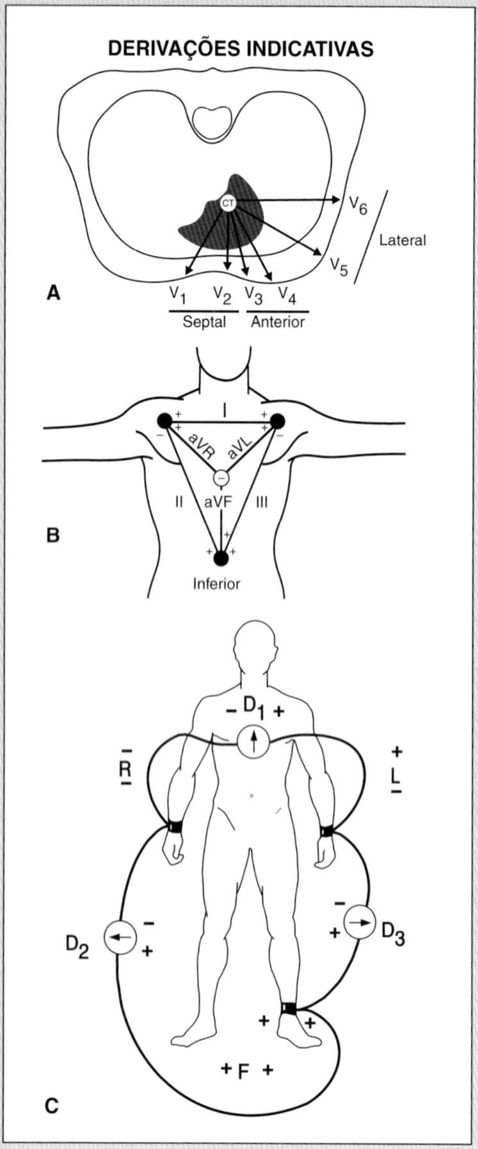

Fig. 8-8. Derivações indicativas (**A** e **B**) e refletidas (**C**). Vide texto.

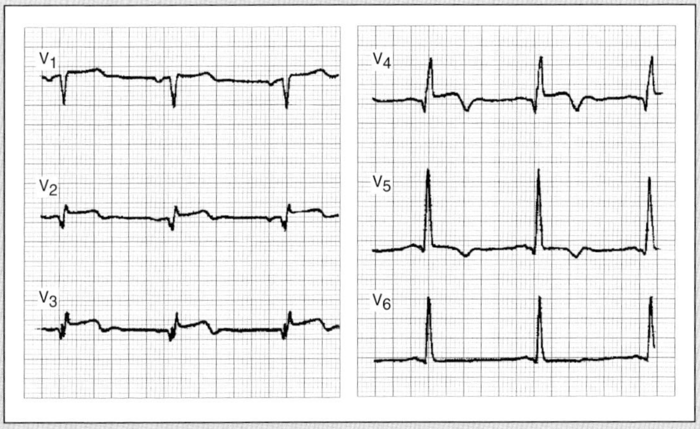

Fig. 8-9. Infarto anterior (Q ou QS, ST supradesnivelado, T isquêmico em derivações precordiais).

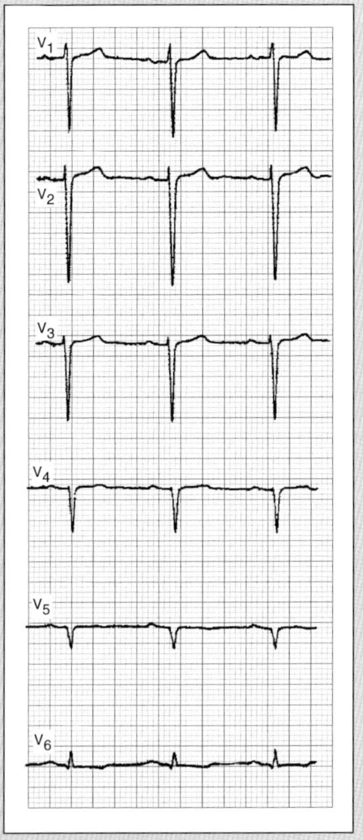

Fig. 8-10. Infarto anterior (R diminui de amplitude do precórdio direito para o esquerdo).

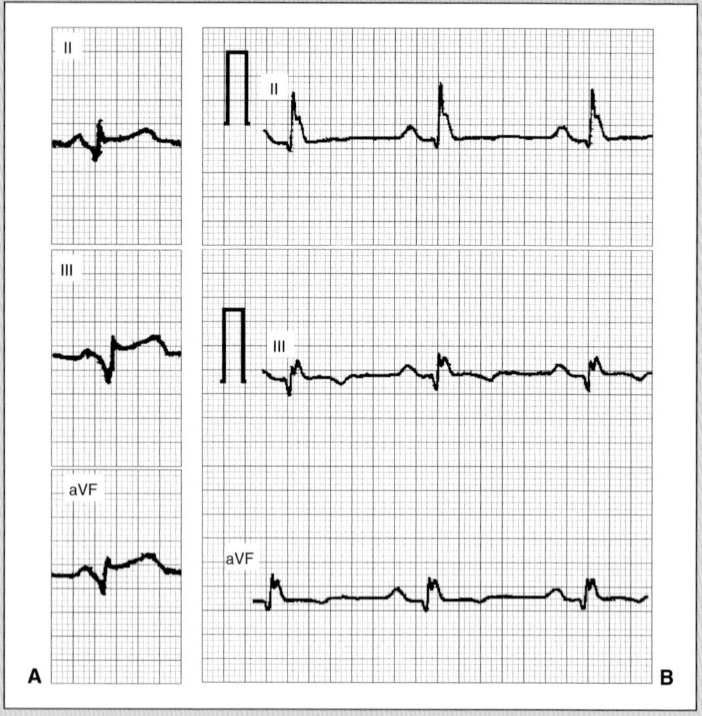

Fig. 8-11. Infarto diafragmático ou inferior (Q e T patológicos). (**A**) Agudo. (**B**) Evolutivo (mV aumentado).

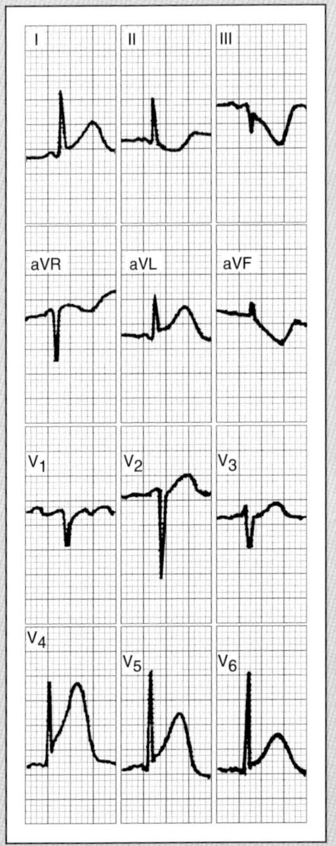

Fig. 8-12. Infarto lateral agudo (ST e T patológicos em D_1, aVL, V_4, V_5, V_6).

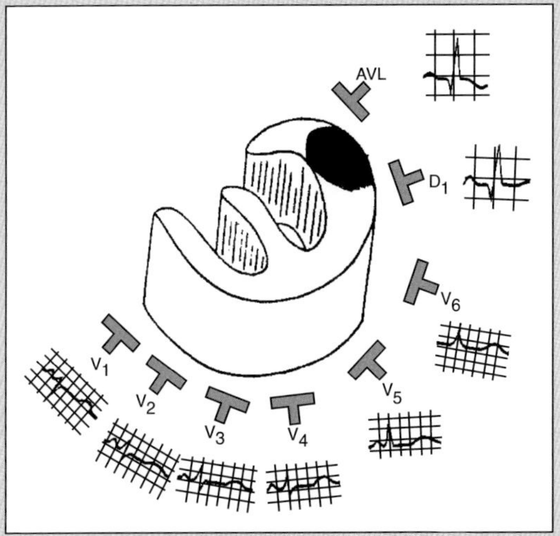

Fig. 8-13. Infarto lateral alto (alterações somente em D_1 e aVL).

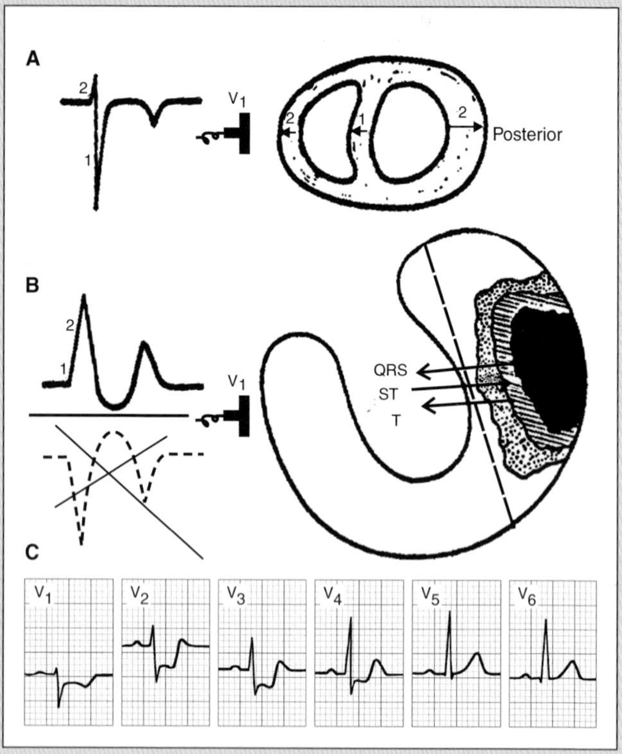

Fig. 8-14A a C. Infarto dorsal ou posterior. (**A**) Derivações V_1/V_2 normais. (**B**) V_1/V_2 com repercussões do infarto posterior. (**C**) ECG precordial revelando necrose (aumento de R), lesão (ST infra) e isquemia dorsal (T positivo) em V_1–V_4.

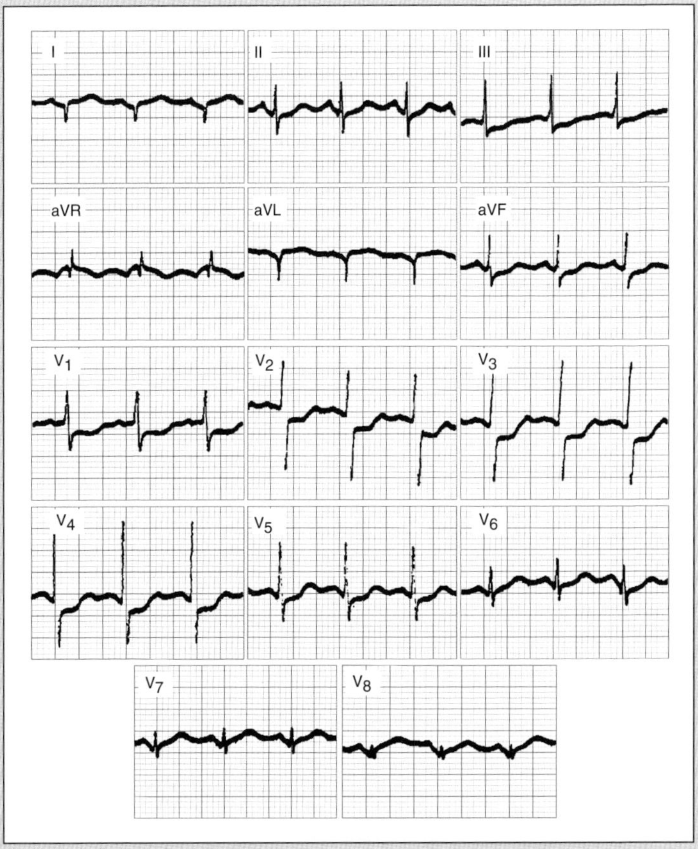

Fig. 8-15. Infarto posterior ou dorsal. Derivações em espelho (V_1–V_4) mostram as alterações refletidas; as derivações indicativas (V_7 e V_8) o confirmam.

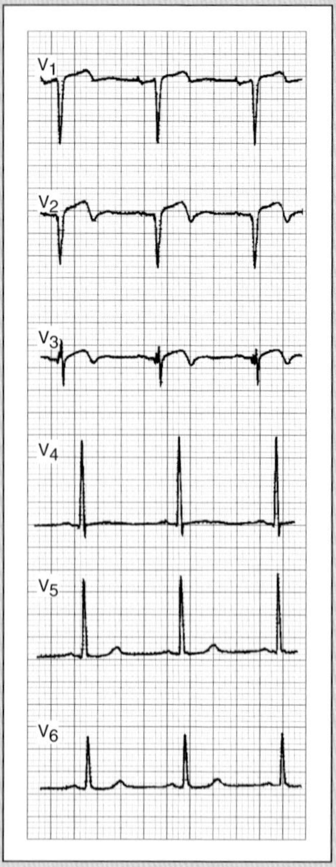

Fig. 8-16. Infarto ântero-septal (V_1–V_4 com Q/QS, T negativo).

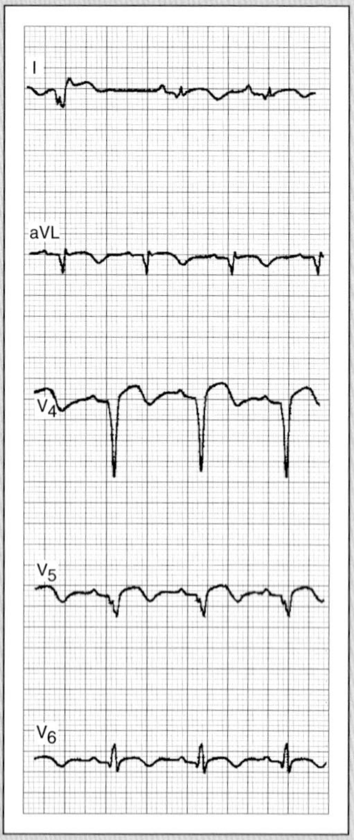

Fig. 8-17. Infarto ântero-lateral (Q patológico, ST supradesnivelado, T negativo e isquêmico em D_1, aVL, V_4 a V_6).

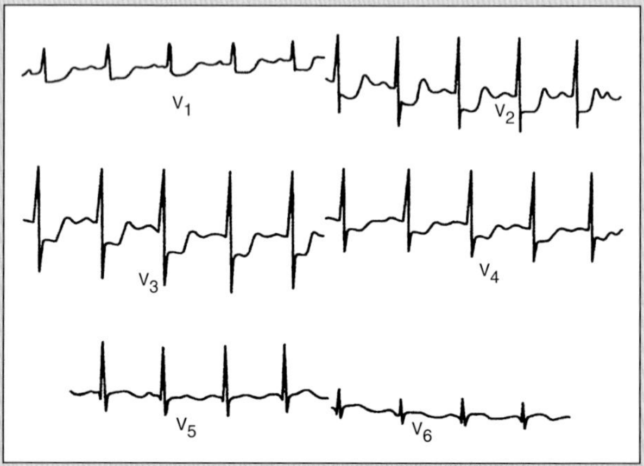

Fig. 8-18. Infarto dorsolateral. Dorsal (precórdio direito). Lateral (precórdio esquerdo).

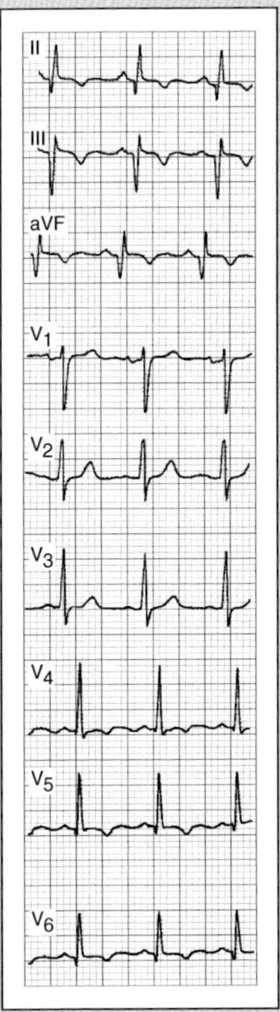

Fig. 8-19. Infarto dorsoínfero-lateral [(Q e T patológicos em D_2, D_3, aVF (inferior) V_4,V_5 e V_6 (lateral), R amplo e T positivos no precórdio direito posterior ou dorsal)].

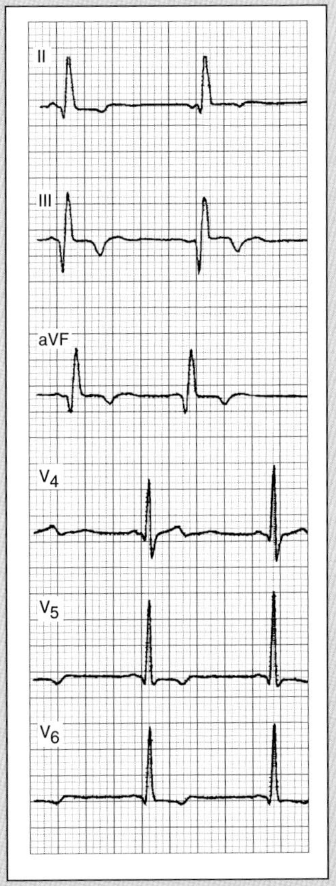

Fig. 8-20. Infarto ínfero-lateral (Q e T patológicos em D_2, D_3, aVF, V_4–V_6).

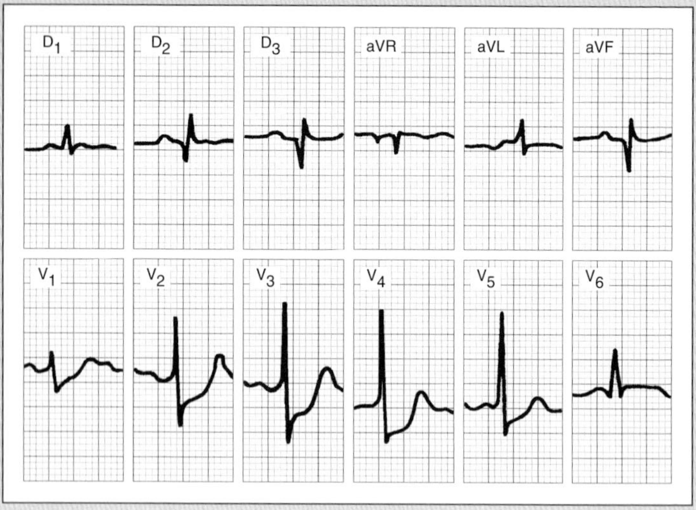

Fig. 8-21. Infarto ínfero-dorsal: inferior (Q em D_2, D_3 e aVF) e dorsal (R alto, ST infra e T positivo V_1–V_5); em V_6 Q presente e T prejudicado (lateral?)

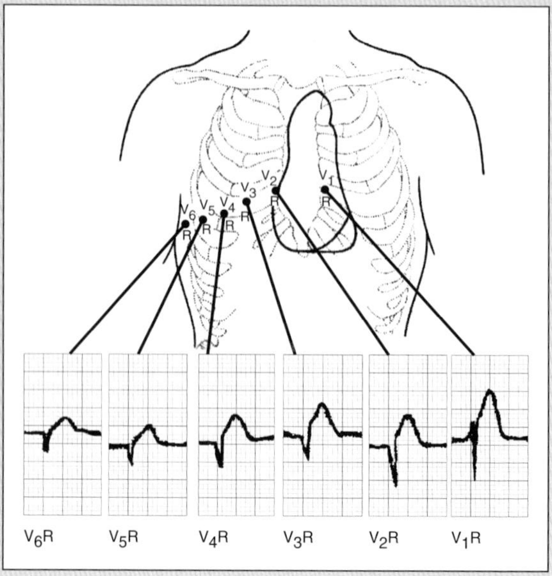

Fig. 8-22. Infarto do ventrículo direito (Q patológico. ST supra de V_1R a V_6R).

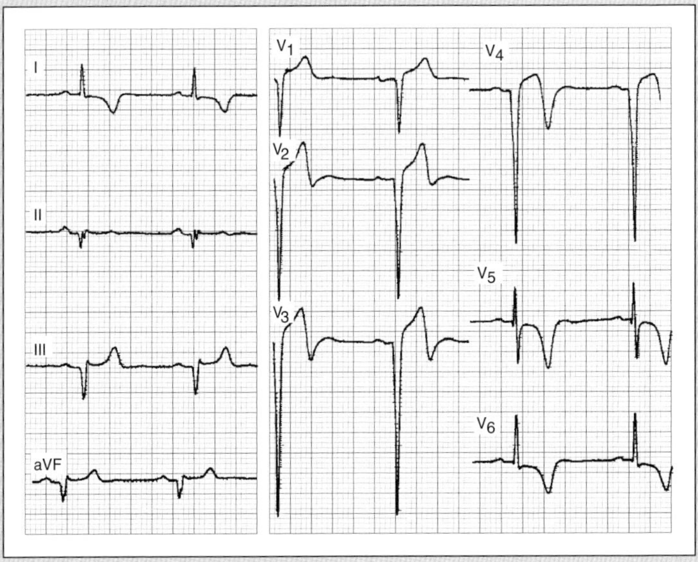

Fig. 8-23. Infarto anterior e inferior (Q patológico em D_2, D_3, aVF – inferior), T patológico em D_1, V_2–V_6 (anterior).

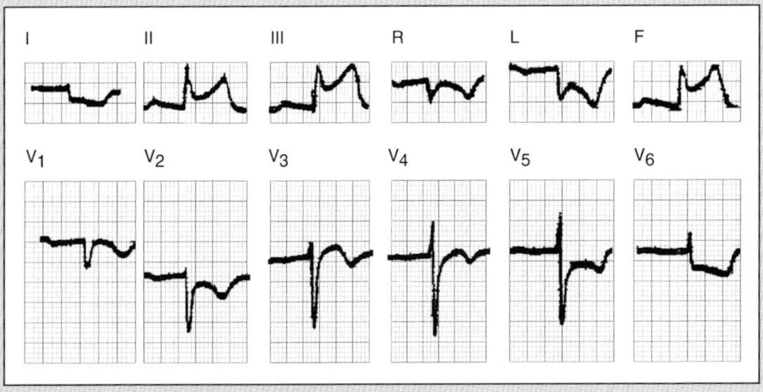

Fig. 8-24. Infarto atrial + infarto inferior (ST infra em D_1 e positivo D_2, D_3, aVF. Segmento PR supra em D_1 e precordiais, T negativo nas precordiais).

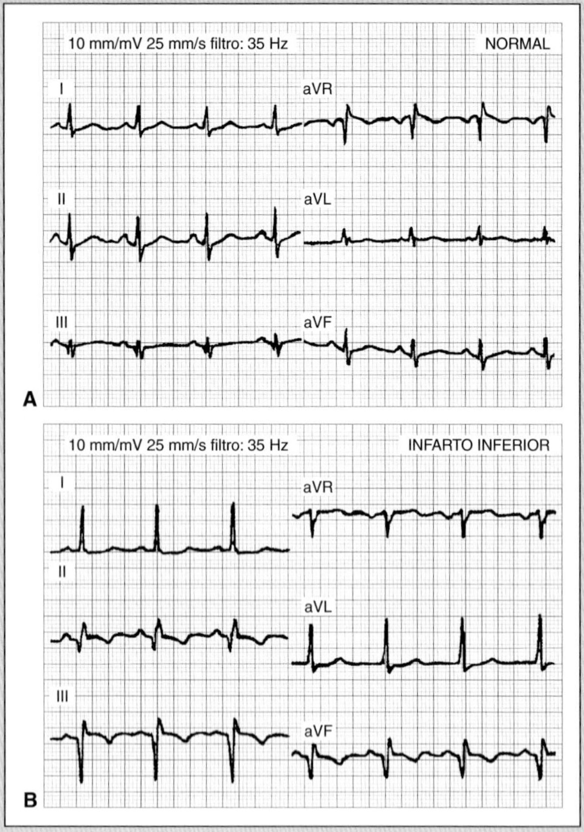

Fig. 8-25. (**A**) ECG normal. (**B**) Infarto inferior ou diafragmático (Q e T patológicos em D_2, D_3 e aVF). Vide texto.

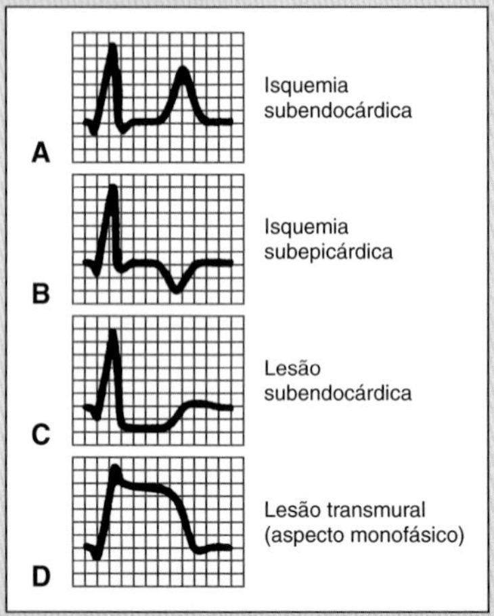

Fig. 8-26. (**A**) Isquemia subendocárdica (T alto). (**B**) Isquemia subepicárdica (T negativo). (**C**) Lesão subendocárdica. (**D**) Lesão transmural (onda monofásica).

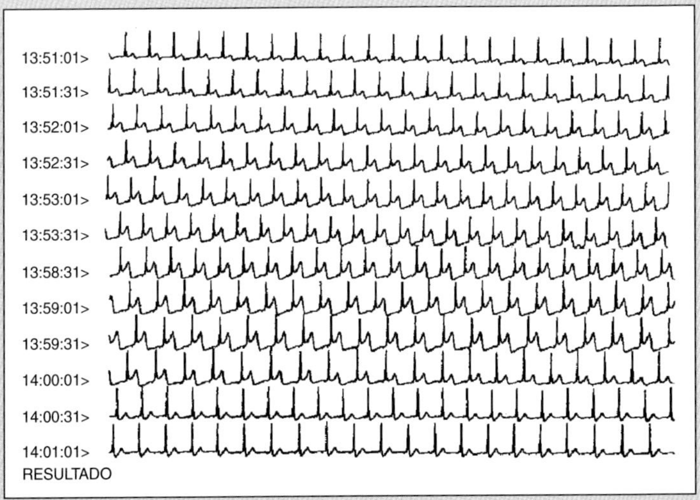

Fig. 8-27. ECG-Holter – Angina de Prinzmetal. Aparecimento transitório de supradesnível de ST às 13 h e 52 min, durante 8 minutos.

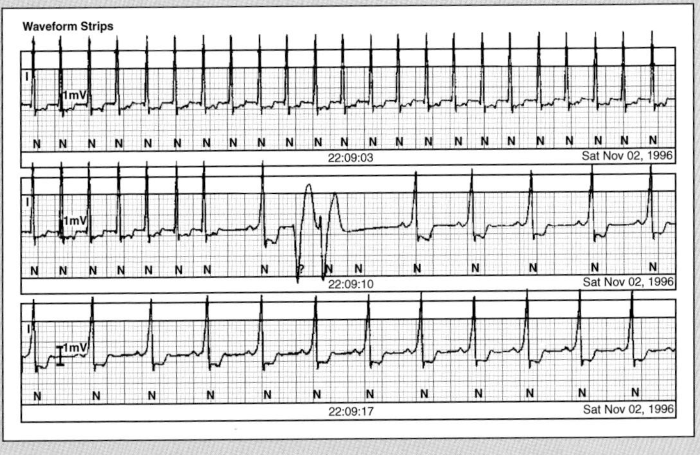

Fig. 8-28. ECG-Holter – isquemia silenciosa (ST infra e retificado).

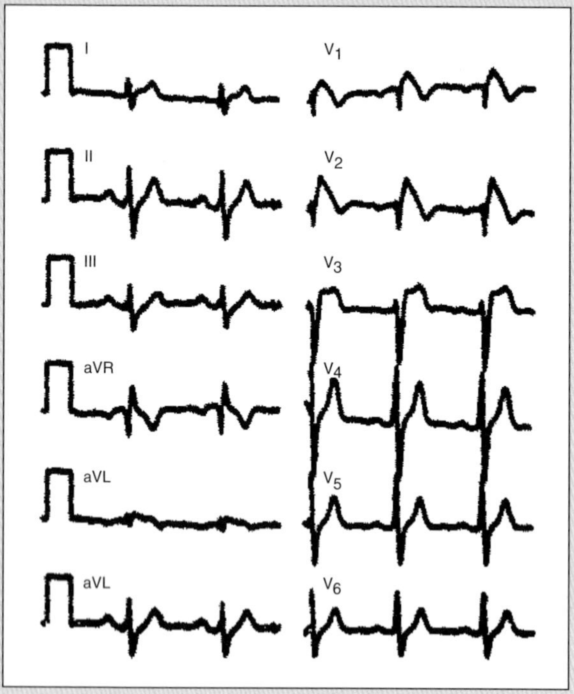

Fig. 8-29. Síndrome de Brugada (BRD com supradesnível de ST em V_1–V_3).

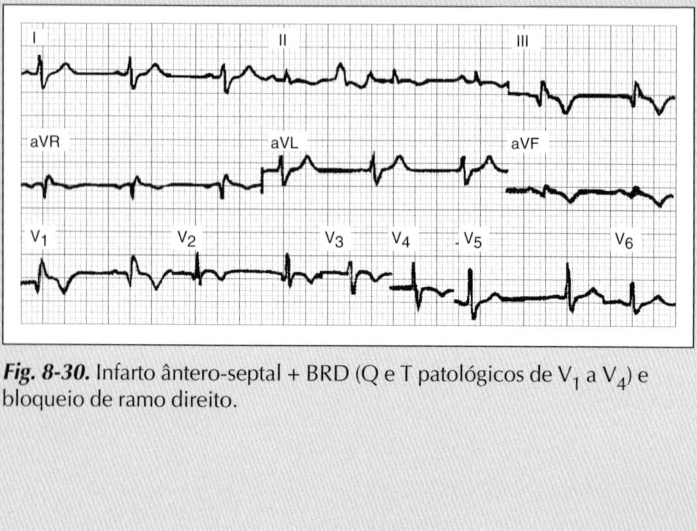

Fig. 8-30. Infarto ântero-septal + BRD (Q e T patológicos de V_1 a V_4) e bloqueio de ramo direito.

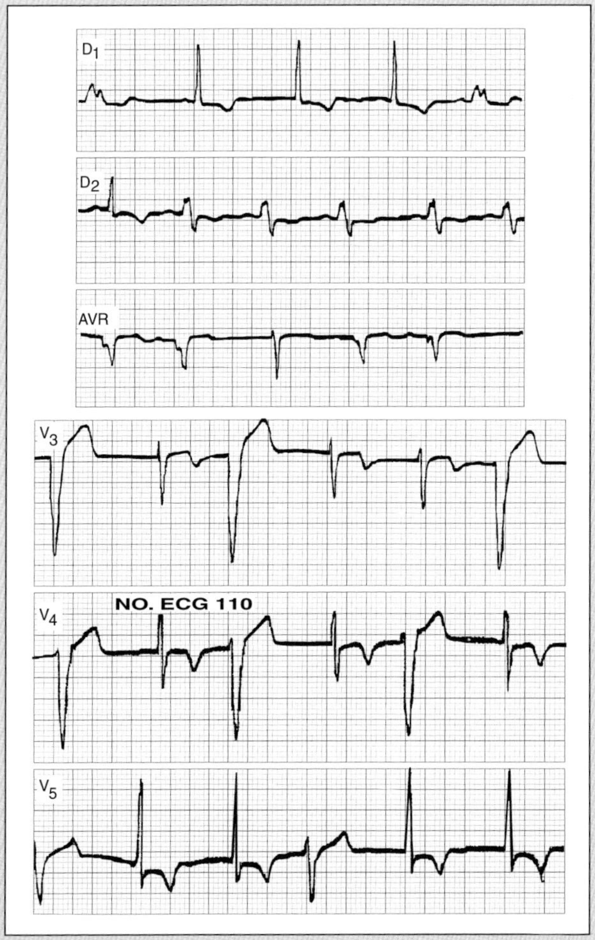

Fig. 8-31. Sinais de isquemia (T negativo e isquêmico) somente aparecem nos ciclos sem bloqueio de ramo.

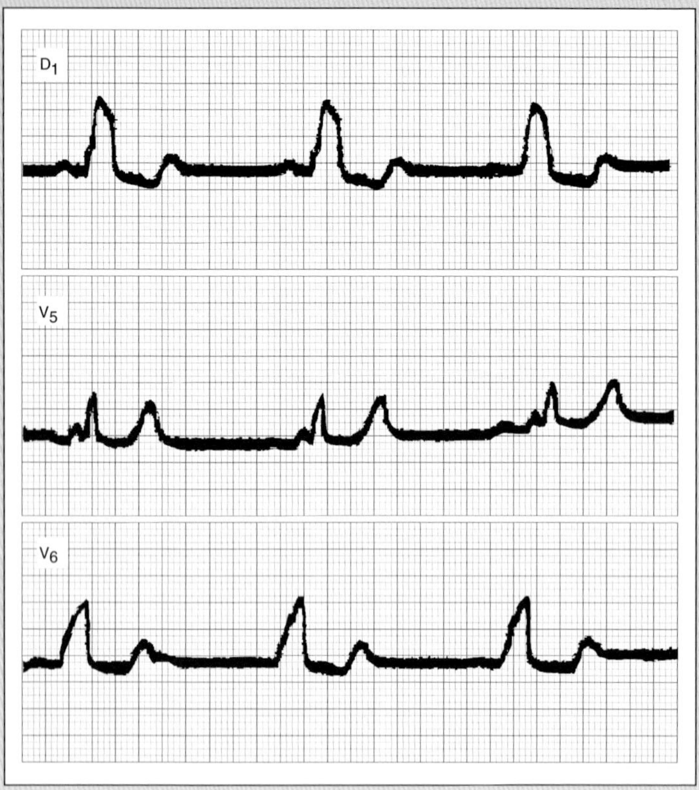

Fig. 8-32. BRE com onda T positiva em V_5 e V_6.

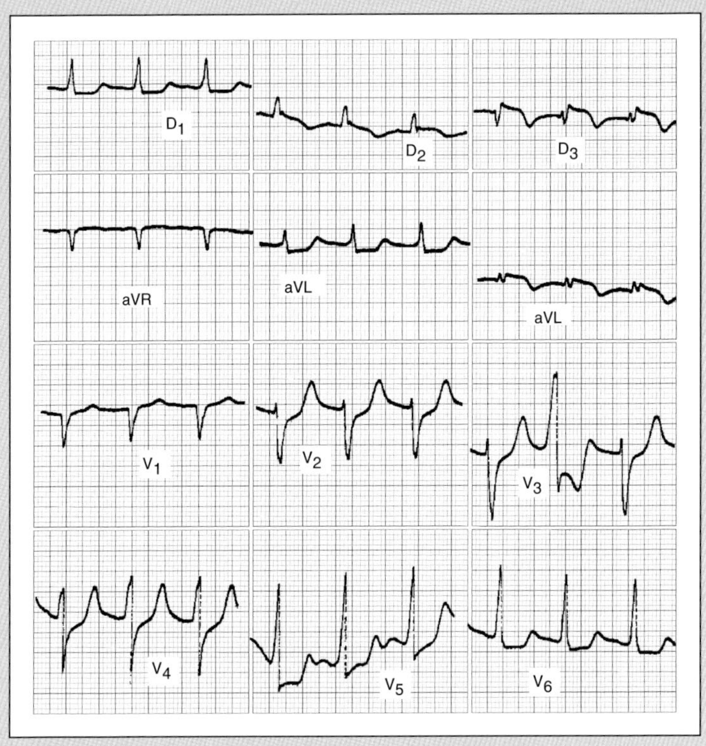

Fig. 8-33. Bloqueio de ramo esquerdo. Alterações de ST–T em várias derivações sugerem cardiopatia isquêmica. Extra-sístole ventricular em V_3.

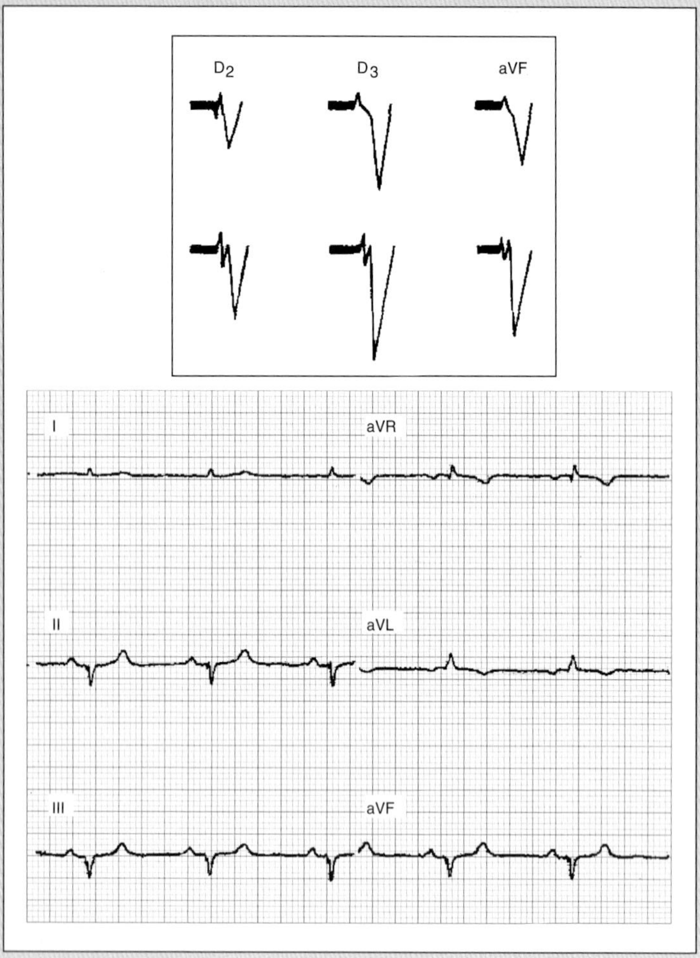

Fig. 8-34. Infarto inferior + hemibloqueio anterior esquerdo (deformidade da porção inicial de QS em D_2, D_3 e aVF).

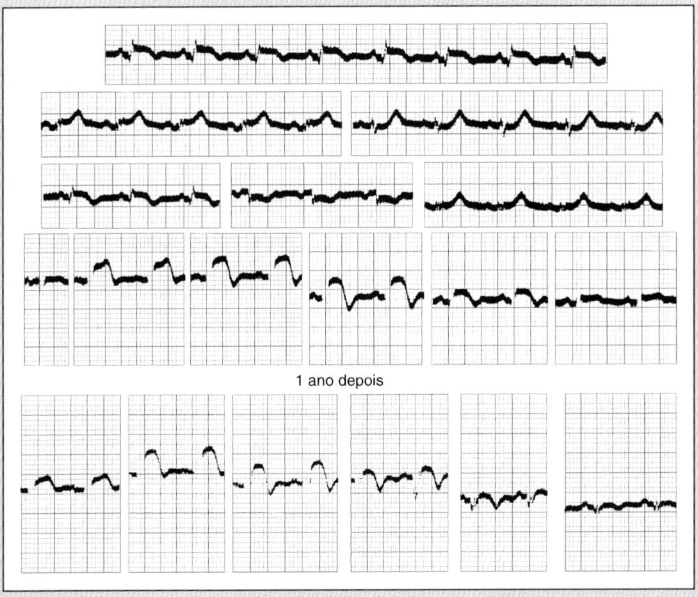

Fig. 8-35. Aneurisma ventricular (supradesnível de ST de longa duração.

CAPÍTULO 9

ECG Contínuo (Holter) – ECG de Esforço (Ergométrico) – ECG de Alta Resolução (Alto Ganho)

O eletrocardiograma tem várias modalidades além do clássico de 12 derivações feito em repouso: pode ser registrado continuamente durante alguns dias **(ECG dinâmico, método de Holter)** ou executado pré, intra e pós-esforço físico **(teste de esforço, ergométrico)** ou utilizando tecnologia para captar potenciais elétricos de baixa amplitude e alta freqüência que facilitam a reentrada **(ECG de alta resolução)**.

ECG CONTÍNUO (DINÂMICO)

Holter (1961), inspirando-se na monitorização eletrocardiográfica das unidades coronarianas, publicou o resumo de vários anos de pesquisa e o emprego do primeiro registro contínuo do ECG, utilizando um eletrocardiorregistrador.

Hoje, este exame é realizado durante a atividade diária do paciente em 24/48 e até 72 horas, em vários modelos de registro e de sistemas: contínuo ou acionado eventualmente pelo paciente ao perceber sintomas de arritmia; há aqueles que permitem incorporar memória dos eventos, outros com dispositivos para transmitir os sinais eletrocardiográficos pelo telefone; alguns são acionados por telemetria.

Metodologia

Modelo tradicional:

- Um pequeno gravador portátil (movido à bateria) registra em fita magnética ou em processo digital o ECG em tempo real (batimento-a-batimento).

- Eletrodos colocados no tórax em locais preestabelecidos transmitem ao gravador os sinais eletrocardiográficos para dois canais uni e bipolar (Fig. 9-1).
- O paciente faz um relatório assinalando o horário de suas atividades normais e eventuais queixas.
- Após a gravação, a fita é interpretada num analisador semi-automático que procede a leitura dos milhares de batimentos feitos em 1 ou 2 dias de gravação em apenas 1 ou 2 horas; num monitor anexo são observadas as morfologias das ondas. Os aparelhos mais modernos facilitam memorizar os complexos desejados e concomitantemente analisar a freqüência e a variabilidade de R–R, o intervalo QT, o número de extra-sístoles, os paroxismos taquicárdicos, qualquer distúrbio de ritmo bem como alterações da morfologia dos acidentes eletrocardiográficos. Acoplada ao analisador, uma impressora documenta os principais eventos.

Indicações

- Arritmias cardíacas – distúrbios de excitabilidade e condutibilidade: extra-sistolia (Fig. 9-2) e taquicardia paroxística (Fig. 9-3), marca-passo errante (Fig. 9-4), *flutter*/fibrilação atrial (Fig. 9-5), síndrome do nó sinusal (Fig. 9-6), bloqueios sinoatriais (Fig. 9-7), atrioventriculares e intraventriculares (Fig. 9-8).
- Síncope, tonteiras (miocardiopatia, arritmias).
- Isquemia silenciosa (Fig. 9-9) (alterações de ST–T).

Morfologia e amplitude das ondas (alternância elétrica, cardiopatia isquêmica)

- Marca-passo artificial (Fig. 9-10): avaliação da função e desgaste do gerador, interferência de miopotenciais, arritmias.
- Avaliação de drogas (antiarrítmicas, intoxicação digitálica).
- Fatores de risco e morte súbita ressuscitada (doença coronariana, estudos epidemiológicos).
- Distância R–R (alteração da variabilidade).
- Intervalo QT (prolongado, curto).
- Doenças cardíacas relacionadas à arritmia (coronariana, prolapso da válvula mitral, cardiomiopatias, pré-excitação ventricular).

Interpretação

Na tela do monitor, o especialista pode acompanhar o desenvolvimento do registro eletrocardiográfico, anotando qualquer alteração de morfologia das ondas e as desordens de ritmo, relacionando-as ao horário apontado no relatório do paciente. As faixas alteradas do ECG podem ser separadas na impressora acoplada ao computador para serem documentadas no prontuário do paciente e no laudo final enviado ao médico assistente.

TESTE DE ESFORÇO

Durante uma crise anginóide o eletrocardiograma de repouso assinala alterações do segmento ST; terminada a dor, o ECG retorna à normalidade.

Este fato levou Master a submeter os pacientes com cardiopatia isquêmica a um esforço físico, fora da crise, para surpreender a presença da depressão de ST (teste da escada de Master).

Hoje, esta prova não-invasiva é mais sofisticada e facilmente reproduzível com o uso de uma bicicleta ergométrica ou esteira rolante, onde o exercício é aumentado gradativamente, além de se proceder ao controle simultâneo da freqüência cardíaca e da pressão arterial.

É a chamada **prova ergométrica**, que tem as seguintes *indicações*:

1. Cardiopatia isquêmica (diagnóstica ou prognóstica).
2. Arritmias cardíacas.
3. Capacidade funcional do coração (freqüência cardíaca e pressão arterial).
4. Avaliação de drogas antiarrítmicas.

Contra-indicações

- Insuficiência cardíaca descompensada.
- Infarto agudo do miocárdio.
- Angina instável.
- Estenose grave da aorta.
- Hipertensão arterial grave.
- Arritmias cardíacas significativas.
- Doenças sistêmicas agudas.
- Embolias recentes.

Metodologia

Paciente ligado a um monitor:

Inicialmente:

- ECG de repouso (12 derivações) deitado, depois com o paciente sentado e após hiperpnéia.

Em seguida:

- ECG das derivações eletivas (precórdio): recomendam-se as ortogonais (x, y, z). Na prática, usa-se o tipo bipolar nos locais de V_2 e V_5 e também aVF.

Vários protocolos

Aquecimento inicial com 10 watts e aumentos graduados de 25 watts de 3 em 3 minutos, com pausas de 1 a 3 minutos, momento em que se registram em papel o ECG, a freqüência cardíaca e a pressão arterial (ou sem intervalos, conforme outro modelo). O protocolo de Bruce é o mais empregado aumentando-se progressivamente a velocidade e a inclinação da esteira ergométrica.

Interrupção da prova

- Dor precordial crescente (mesmo sem alterações no ECG).
- Cianose, palidez (vasoconstrição periférica acentuada).
- Lipotimia, confusão mental (insuficiência cerebral).
- Queda tensional progressiva > 10 mmHg ou aumento da pressão sistólica > 230 mmHg ou da diastólica > 140 mmHg.
- No ECG:
  - Aparecimento de desnível de ST > 4 mm em qualquer derivação ou 2 mm acompanhado de depressão horizontal ou de dor precordial.
  - Extra-sistolia supraventricular ou ventricular freqüente (pareadas, em salvas, polimórficas).
  - Taquicardia ventricular não-sustentada.
  - Bloqueios AV de 2º ou 3º grau, sobretudo associados a desconforto precordial.
- Obtida a freqüência cardíaca máxima para a idade (220 bpm menos a idade) ou quando os batimentos reduzem-se > 10 bpm.

Interpretação

Os sinais eletrocardiográficos mais destacados para se considerar a **prova positiva** para isquemia miocárdica são:

- Depressão isquêmica de ST com duração ≥ 0,08 s do tipo retificado ou com inclinação ascendente (Fig. 9-11); quanto maior o desnível, maior certeza de doença coronariana.
- Infradesnível do ponto J ≥ 2 mm com ST de duração maior que 0,08 s.
- Supradesnível ≥ 1 mm na presença de espasmo, aneurisma ventricular ou isquemia subepicárdica.
- Inversão de onda T durante o exercício.
- Presença de onda U negativa (Fig. 9-12).
- Distúrbios de excitabilidade: taquicardias paroxísticas, extra-sístoles ventriculares pareadas ou multifocais (Fig. 9-13); distúrbios de condução (bloqueios).

Quando estas alterações surgem na fase inicial, com baixa carga, indicam maior gravidade (provável lesão do tronco coronariano).

- Considera-se *resposta cronotrópica anormal* quando o paciente, já descansado e **sem** nenhuma medicação bradicardizante (betabloqueador etc.), não consegue atingir a freqüência submáxima (195 bpm menos a idade).
- *Prova pressórica anormal* é aquela que revela cifras de pressão arterial sistólica superior a 200 ou diastólica >100 mmHg. Também, é anormal quando a pressão arterial não se modifica além de 20 mmHg tanto para cima como para baixo, em mais de um estágio da prova.

Atualmente, dependendo do caso clínico (na impossibilidade do paciente exercitar-se adequadamente ou quando apresenta um teste inconclusivo), esta prova deve ser acompanhada da cintigrafia miocárdica: captação de radionuclídeos (tálio, tecnécio-isonitrila) que separa áreas miocárdicas necrosadas das isquêmicas.

ALERTA

As alterações eletrocardiográficas surgidas no teste realizado em mulher são positivas apenas na presença de história típica.

ECG DE ALTA RESOLUÇÃO

Também chamado de **ECG de alto ganho**, é uma técnica que permite captar potenciais elétricos anormais de baixa amplitude (< 20 microvolts), que não são registrados no ECG convencional. Para tal, é necessário adaptar ao eletrocardiógrafo um conjunto composto de pré-amplificador, um conversor de sinal analógico digital e um computador; com este dispositivo pode-se calcular a média dos sinais múltiplos estocados, registram-se potenciais de alta freqüência e baixa amplitude com a relação sinal/ruído já melhorada. São utilizadas as derivações ortogonais de Wilson (X, Y, Z). Estes potenciais anormais e lentos encontrados no interior do tecido miocárdico lesado favorecem a reentrada – são arritmogênicos – e são geralmente evidenciados no final do complexo ventricular. O ECG de alto ganho representa, na realidade, mais uma técnica de previsão de graves arritmias cardíacas.

O **objetivo** deste método é surpreender os pequenos potenciais elétricos anormais que podem aparecer no final da despolarização ventricular, através da soma vetorial das três derivações citadas (Fig. 9-14A).

Valor semiológico

Diz-se que o teste é positivo quando se obtém:

1. Duração total dos sinais terminais de QRS < 40 uV (símbolos SBA ou LAS).
   Normal ≤ 38 ms.
2. Voltagem média de 40 ms terminais de QRS ≥ 20 uV (símbolos VM ou MRS).
   Normal ≤ 20 m.
3. Duração de QRS filtrado > 120 m (símbolos DQRS ou QRSD).
   Normal ≤ 114 ms.

A Fig. 9-14B mostra um exame anormal.

Indicações

- Estratificação de risco pós-infarto miocárdico.
- Avaliação das arritmias ventriculares não-sustentadas pós-infarto miocárdico.
- Avaliação de estados sincopais.
- Avaliação de taquicardias ventriculares sustentadas pós-cirurgia de aneurisma ventricular.
- Arritmias ventriculares sem coronariopatia.
- Na atividade atrial, estruturar as arritmias atriais.

Limitações

Presença de bloqueios de ramo.

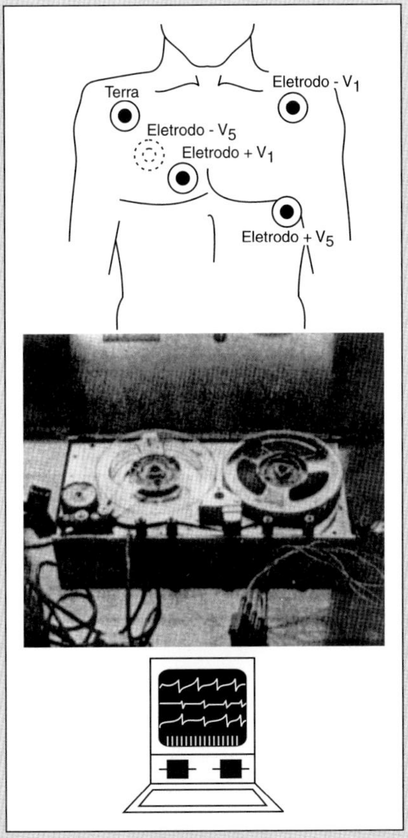

Fig. 9-1. Metodologia do ECG dinâmico. Posição dos eletrodos. Gravador. Analisador. Vide texto.

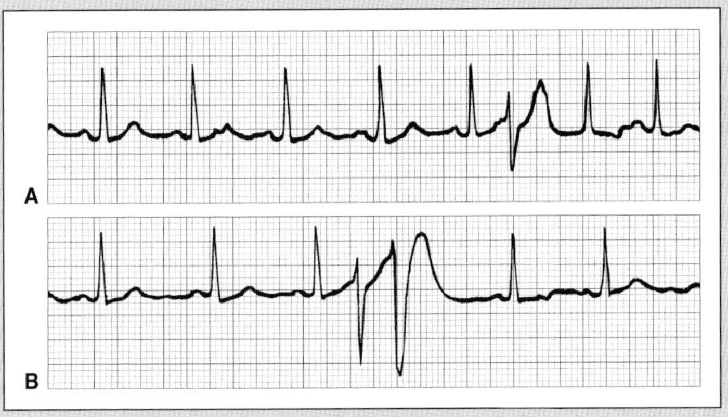

Fig. 9-2. ECG-Holter – extra-sístole. (**A**) Isolada. (**B**) Pareada.

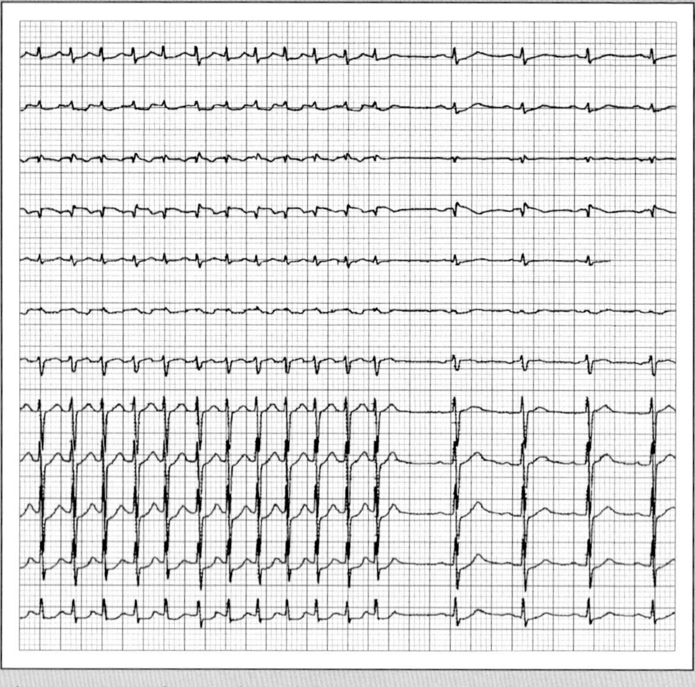

Fig. 9-3. ECG-Holter revela final de uma crise taquicárdica paroxística.

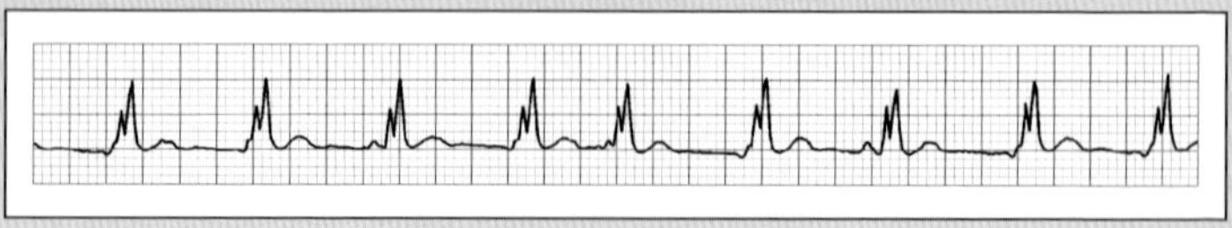

Fig. 9-4. Marca-passo errante (modificação de morfologia da onda P e extra-sístole supraventricular surpreendida no ECG-Holter).

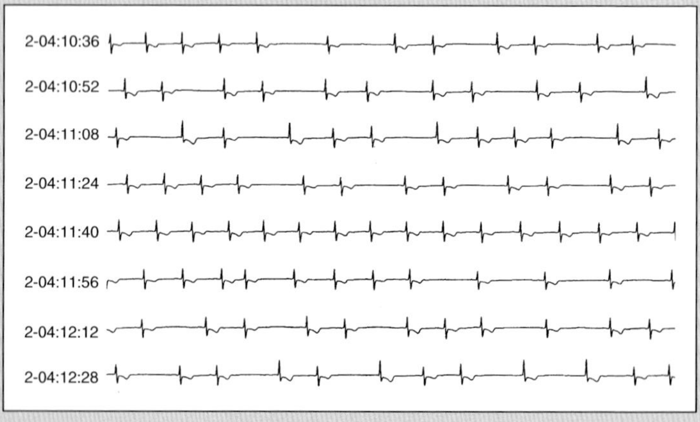

Fig. 9-5. ECG-Holter – fibrilação atrial.

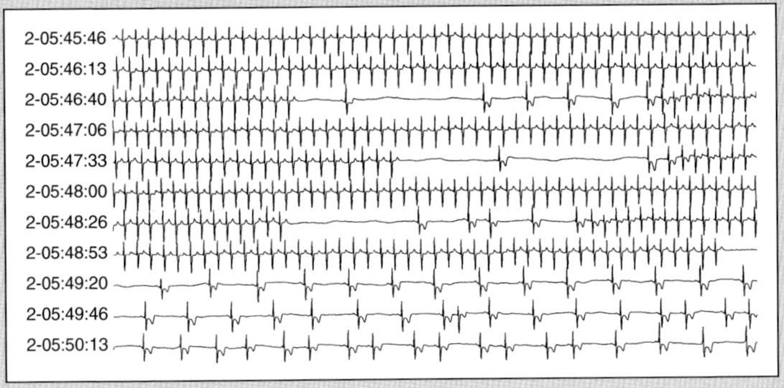

Fig. 9-6. Síndrome do nódulo sinoatrial revelada no ECG contínuo.

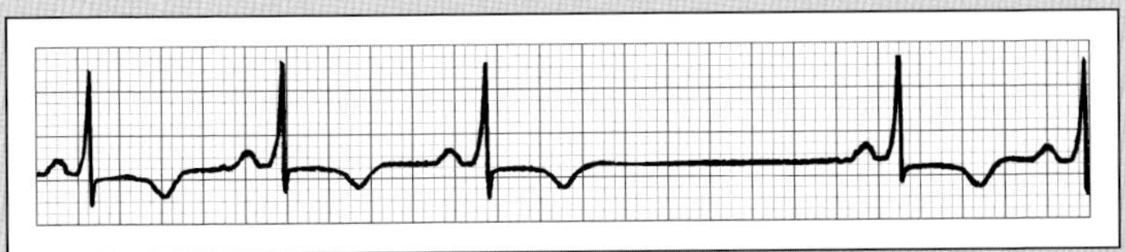

Fig. 9-7. Bloqueio sinoatrial (ECG-Holter).

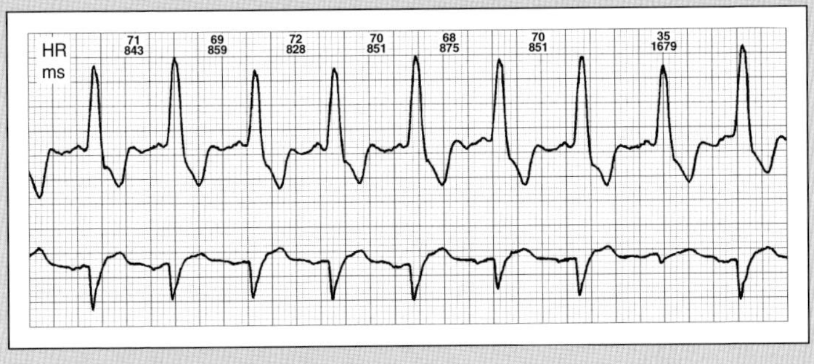

Fig. 9-8. Bloqueio intraventricular em dois canais do ECG-Holter.

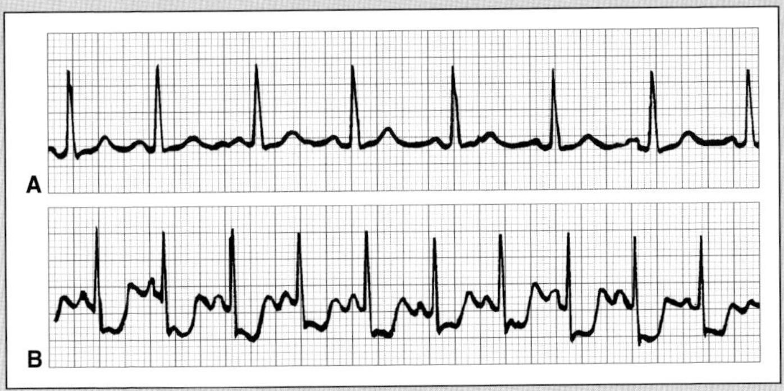

Fig. 9-9. Isquemia silenciosa (ECG-Holter). (**A**) ECG normal. (**B**) Alterações de ST–T em paciente assintomático.

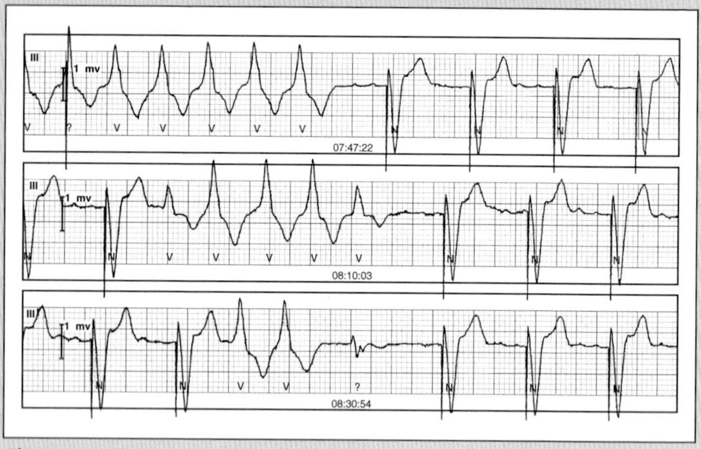

Fig. 9-10. Marca-passo artificial (presença de espiculas antes da QRS). Taquicardia paroxística ventricular.

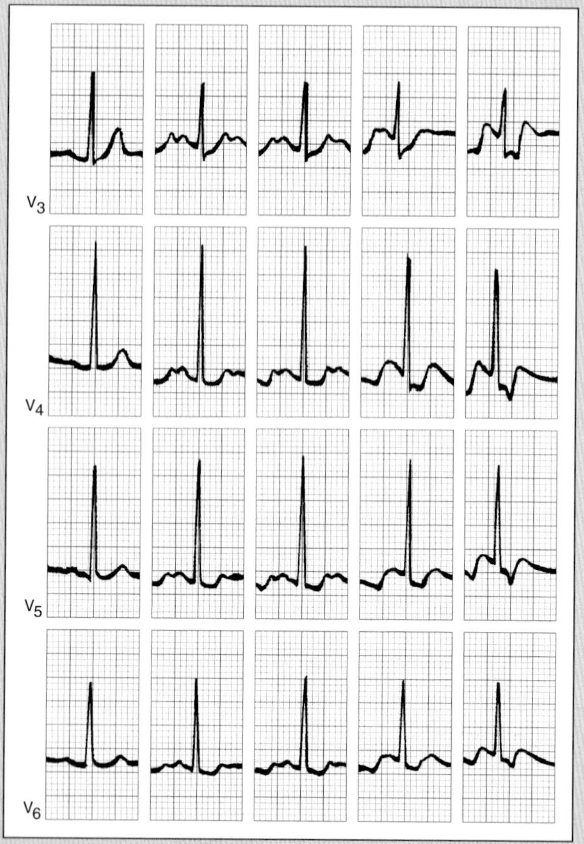

Fig. 9-11. Teste ergométrico (cinco traçados sucessivos). Aparecimento de ST isquêmico no decorrer da prova.

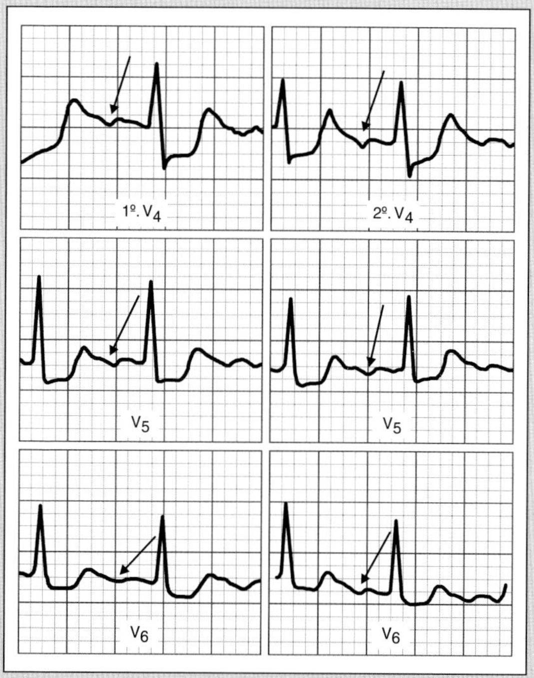

Fig. 9-12. Onda U negativa em V_4–V_6 no teste de esforço (setas).

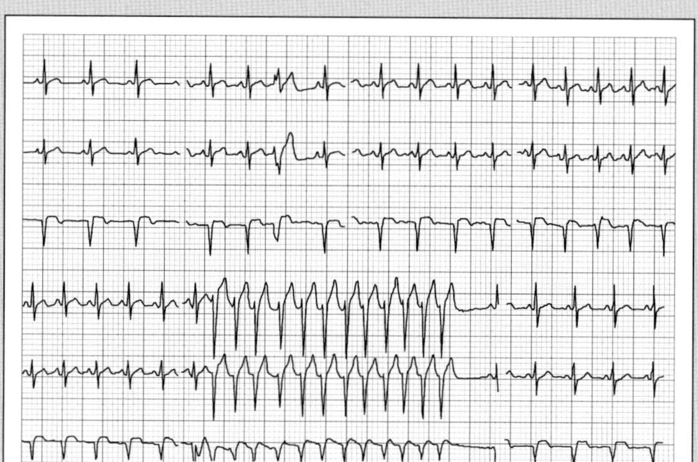

Fig. 9-13. Prova ergométrica. Início e término de taquicardia paroxística supraventricular.

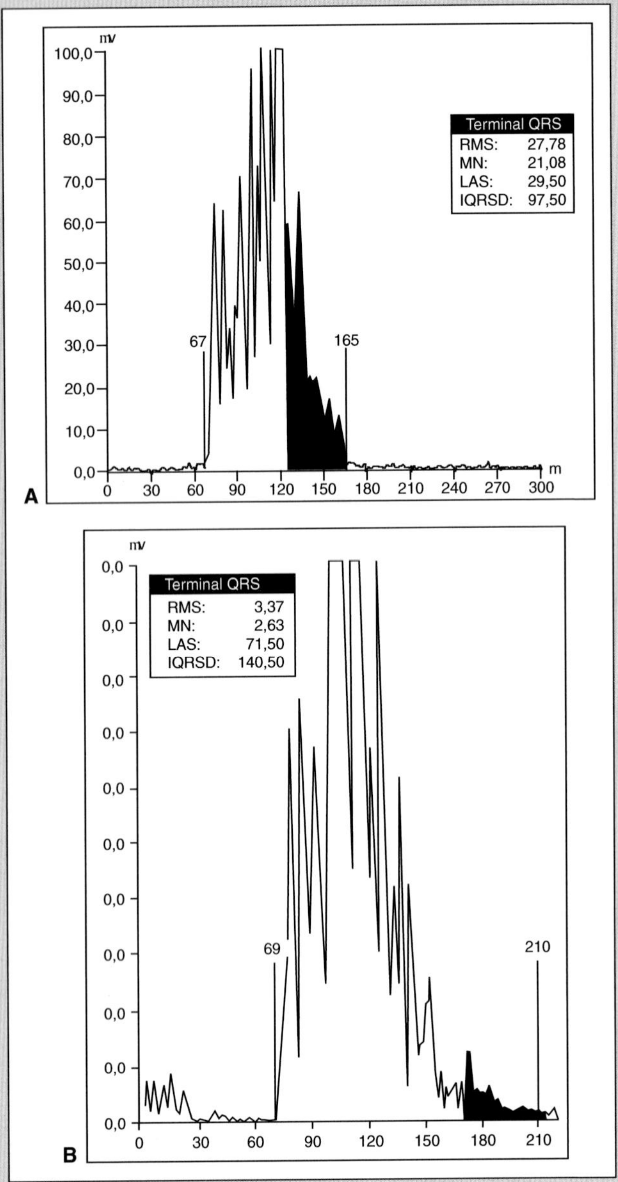

Fig. 9-14. ECG de alto ganho. (**A**) Normal. (**B**) Patológico.

CAPÍTULO 10

ECG nas Doenças Miocárdicas e Pericárdicas

MIOCARDITE

É a inflamação do miocárdio a qual se traduz no ECG principalmente pelas alterações do segmento ST–T. O diagnóstico é apenas sugerido e **inespecífico**; somente sendo possível alcançá-lo por exclusão e com apoio em minuciosa história clínica.

O eletrocardiograma, quando a miocardite é diagnosticada no exame do paciente, pode revelar as seguintes modificações:

1. Dominam as alterações do segmento ST–T (desníveis de ST e achatamento ou inversão de T) sobretudo, na fase aguda (Fig. 10-1).
2. Baixa voltagem de todas as ondas é outro aspecto a considerar no diagnóstico desta doença.
3. Intervalo QT prolongado aparece em qualquer etiologia da miocardite, especialmente na cardite reumática.
4. Surgem distúrbios de condução (bloqueios AV ou intraventriculares), quando é acometido o sistema específico do coração.
5. Nossa experiência no Hospital Universitário (UFRJ) há muitos anos assinalou a existência transitória de onda Q patológica na miocardite diftérica hoje citada na literatura. Na miocardite reumática durante algum tempo acreditou-se como expressão de atividade, o aumento do intervalo PR.
6. Mais recentemente, os trabalhos de pesquisa clínica têm sugerido uma miocardite na síndrome de imunodeficiência adquirida (AIDS): alterações de ST–T, baixa voltagem e arritmias cardíacas.
7. Arritmias cardíacas.
8. ECG normal.

Difícil diferenciar as modificações de ST–T enquadradas na miocardite daquelas da pericardite, mesmo porque ambas freqüentemente coexistem.

Qualquer tipo de miocardite: viral (coxsackie, gripe), bacteriana (febre reumática, diftérica), riquétsia, protozoária (toxoplasmose, chagásica), micótica, periparto, drogas (cloroquina), tóxicos (chumbo) pode ser responsável pelos padrões acima apontados.

> **ATENÇÃO**
>
> *Inúmeros eventos produzem no ECG* ***semelhantes*** *alterações de ST–T, as quais precisam ser pesquisadas na anamnese antes da conclusão final (distúrbios emocionais, hiperventilação, ingestão de bebidas geladas, fumo, bolo alimentar na passagem pelo esôfago, abdome agudo, doenças da vesícula biliar, psicoses, astenia neurocirculatória).*

MIOCARDIOPATIAS HIPERTRÓFICAS

Qualquer variedade de miocardiopatia (hipertrófica, dilatada, congestiva) pode ocasionar modificações no ECG, porém a *hipertrófica* (anormalidade cardíaca primária com hipertrofia ventricular assimétrica) permite ser identificada pela repetição dos sinais de hipertrofias regionais.

A principal localização desta miocardiopatia está no septo interventricular que, às vezes, acarreta dificuldade ao fluxo na câmara de saída do ventrículo esquerdo; por isso é conhecida também como estenose subaórtica muscular (ou cardiomiopatia hipertrófica obstrutiva assimétrica); nesta fase pode tornar-se sintomática.

Há nesta doença o aumento da massa miocárdica predominante na região apical ou na parede livre do VE (Fig. 10-2) e raramente de VD.

Devemos pensar em cardiomiopatia hipertrófica de localização **septal** quando aparecem:

1. Sinais de hipertrofia ventricular esquerda (aumento de S em V_1 e V_2 e de R em V_5 e V_6).
2. Associados a ondas Q presentes em D1 e aVL e acentuadas e estreitas principalmente em V_4 a V_6 (Fig. 10-3).
3. Ondas T amplas, acuminadas e em oposição ao complexo ventricular (Fig. 10-4).
4. Freqüente crescimento do átrio esquerdo (onda P alargada e entalhada, sinal de Morris no precórdio direito).

Eventualmente:

5. Simulando pré-excitação ventricular (PR curto e QRS alterado).
6. Bloqueios intraventriculares (BRE e bloqueio da subdivisão anterior esquerda).
7. Prolongamento de QT.
8. Arritmias: extra-sistolia e taquicardias ventriculares, raramente arritmias atriais; a morte súbita nesta síndrome é relacionada às arritmias.
9. Desnível de ST acompanhando a inversão da onda T.

Quando a localização é **apical**, também chamada de parasseptal, o ECG revela (Fig. 10-5):

1. R com grande amplitude de V_2 a V_4 e maior que em V_5 e V_6.
2. Onda T negativa e acuminada.
3. Aumento da onda R em D_2.

A miocardiopatia hipertrófica do ventrículo **direito** (15%) é lembrada na presença de:

1. Desvio do eixo elétrico para a direita (em torno de +180°).
2. Padrão de sobrecarga sistólica de VD (R alto e puro com onda T negativa no precórdio direito).
3. Crescimento do átrio direito.

A miocardiopatia localizada na **parede livre de VE** mostra apenas S profundo no precórdio direito e R alto no esquerdo (Fig. 10-6). Em alguns casos a massa ventricular é aumentada tanto no septo interventricular quanto na parede livre de VE, e neste caso no ECG a pequena onda R é precedida de grande onda Q em V_5 e V_6.

É necessário distinguir os sinais de miocardiopatia hipertrófica da síndrome isquêmica; torna-se indispensável notar no ECG que a onda Q não é patológica (não apresenta alargamento, nem espessamentos ou entalhes) e recorrer à clínica (jovens, ausência de angina) e ao ecocardiograma.

Em resumo: desconfiar da miocardiopatia hipertrófica se o ECG mostrar:

- HVE com R acentuado e onda Q profunda e estreita em derivações precordiais.
- Onda T acentuadamente negativa, estreita e acuminada.
- Crescimento atrial esquerdo é comum.

DOENÇA DE CHAGAS

Miocardite provocada por um protozoário *(Trypanosoma cruzi)*, que aparece alguns anos após a infecção inicial e desenvolve-se em três estágios: agudo, latente e crônico. A doença de Chagas, inicialmente miocardite pode se transformar, após longo período evolutivo, numa miocardiopatia.

Do ponto de vista eletrocardiográfico interessa-nos principalmente a fase crônica da doença onde aparece além de áreas inativas (Q acentuado) grande variedade de arritmias.

Fase aguda

- Alterações da repolarização ventricular.
- Taquicardia sinusal.
- Bloqueio AV 1º grau.

Fase crônica

- Bloqueios AV de graus avançados.
- Bloqueios de ramos.
- Fibrilação atrial.
- Arritmias ventriculares.

Alterações mais indicativas da miocardiopatia chagásica

- Bloqueio do ramo direito.
- Hemibloqueio anterior esquerdo + BRD (Fig. 10-7).
- Extra-sistolia ventricular freqüente, polimórfica (Fig. 10-8).
- Bloqueio AV de 3º grau (Fig. 10-9).
- *Flutter*/fibrilação atrial.
- Bloqueio do ramo esquerdo 3º grau.
- Áreas eletricamente inativas.

PERICARDITE

Significa a inflamação do pericárdio e tem evolução consoante a etiologia: viral, bacteriana, infarto miocárdico, febre reumática, uremia, mixedema, doenças degenerativas, radioterapia, malignidade.

A pericardite benigna desaparece em dias, sem deixar seqüelas; a reumática nunca leva à constrição como o faz a tuberculosa.

Como a pericardite afeta o ECG?

O eletrocardiograma traduz, na realidade, o comprometimento do miocárdio subjacente ao pericárdio inflamado (Fig. 10-10). Permite mesmo esclarecer a fase do processo.

A evolução clássica de pericardite faz-se em quatro estágios:

1. Supradesnível difuso do segmento ST.
2. Nivelamento de ST e inversão de onda T.
3. Diminuição da amplitude de T.
4. ECG normaliza-se.

Nota. Nunca aparece onda Q patológica.

ECG na pericardite aguda

- Supradesnível difuso de ST em D_1, D_2, D_3, aVL, aVF, V_3 a V_6 e deprimido em V_1 (Fig. 10-11).
- Onda T acuminada com maior amplitude. Segmento PR deprimido em D_1, D_2, D_3 e elevado em aVR (sugerindo localização atrial).
- Taquicardia sinusal.

Estas alterações devem ser diferenciadas da repolarização precoce.

Para alguns autores, aparece em seguida uma fase subaguda (Fig. 10-12).

- Redução ou desaparecimento da depressão de ST.
- Onda T torna-se isoelétrica ou negativa (inversão de T somente após o retorno de ST à linha isoelétrica).

Importante é separar esta fase da pericardite daquela do infarto miocárdico; ambos provocam dor precordial (Quadro 10-1).

ECG na fase crônica

Com derrame pericárdico:

- Baixa voltagem das ondas de todo ciclo cardíaco (Fig. 10-12).
- T isoelétrico ou negativo.
- Alternância elétrica: movimentação do coração em grandes derrames (Fig. 10-13).

Quadro 10-1. **Diferenciação entre pericardite e infarto**

	Pericardite	*Infarto*
Supradesnível de ST	• Concordante em D_1 e D_3	Discordante entre D_1 e D_3
	• Presente em derivações periféricas e precordiais	Limitado às derivações que refletem o infarto
	• Concavidade normal	Convexo nas derivações do infarto
Onda T	• Simétrica de pequena amplitude (5 mm)	Simétrica positiva, ou negativa e de grande amplitude
QRS	• Normal	Presença de onda Q patológica
QT	• Normal	Aumentado
Clínica	• Atrito pericárdico Aparecimento pós-infecções	Média idade, idoso, alterações enzimáticas, fatores de risco

Estes aspectos devem ser diferenciados do mixedema o qual vem acompanhado de bradicardia e sinais de hipotireoidismo.

ORIENTAÇÃO PARA O CLÍNICO

- *Pequenos derrames podem passar freqüentemente despercebidos; assinalados somente pela ecocardiografia.*
- *Grandes derrames podem levar ao tamponamento necessitando, então, de pericardiocentese para aliviar os sintomas do paciente.*

Com pericardite constritiva:

- P entalhado e amplo.
- QRS de pequena amplitude em muitas derivações (50% dos casos).
- Eixo elétrico de QRS não se altera com as mudanças de postura.
- Onda T baixa, isoelétrica ou invertida.

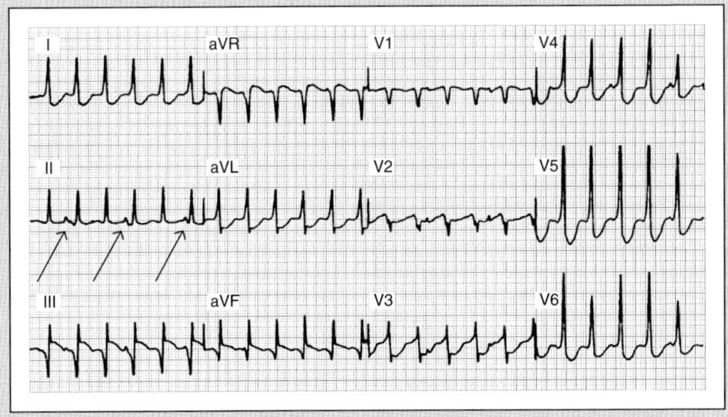

Fig. 10-1. Miocardite. Alterações de ST–T. Taquicardia.

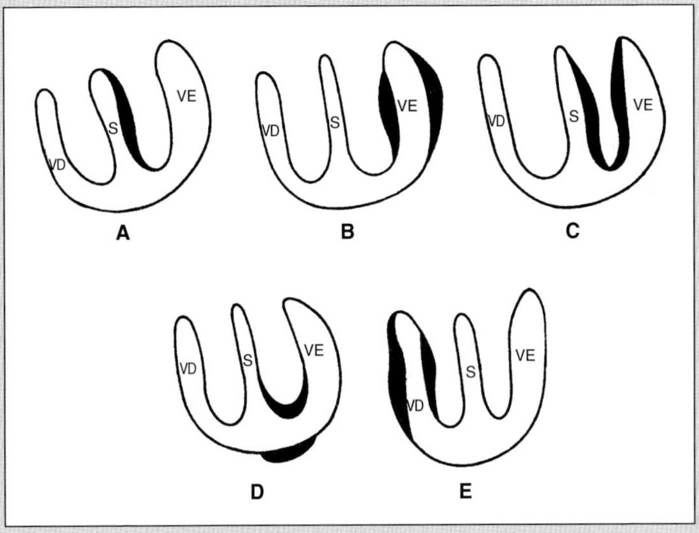

Fig. 10-2. Cardiomiopatia. Distribuição dos locais de hipertrofia ventricular. Vide texto.

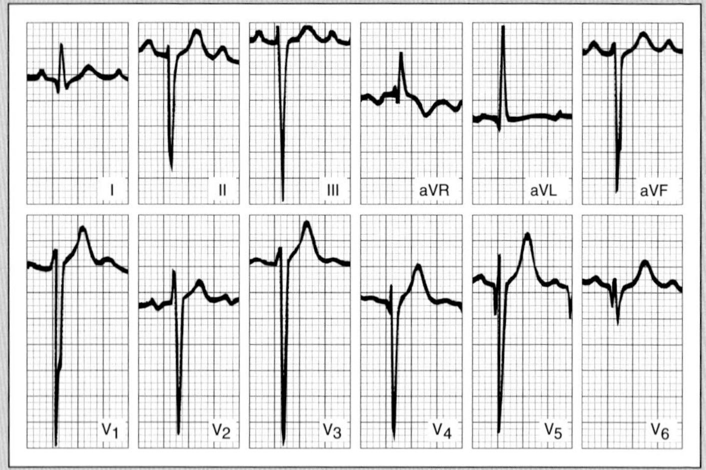

Fig. 10-3. Miocardiopatia hipertrófica septal (Q em D_1 e aVL e acentuado em V_4–V_6).

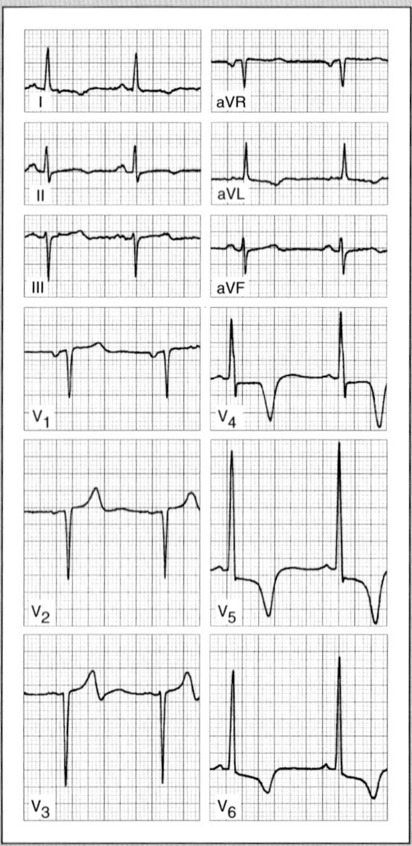

Fig. 10-4. Miocardiopatia hipertrófica septal (T amplo e negativo em D_1, aVL, V_4–V_6.

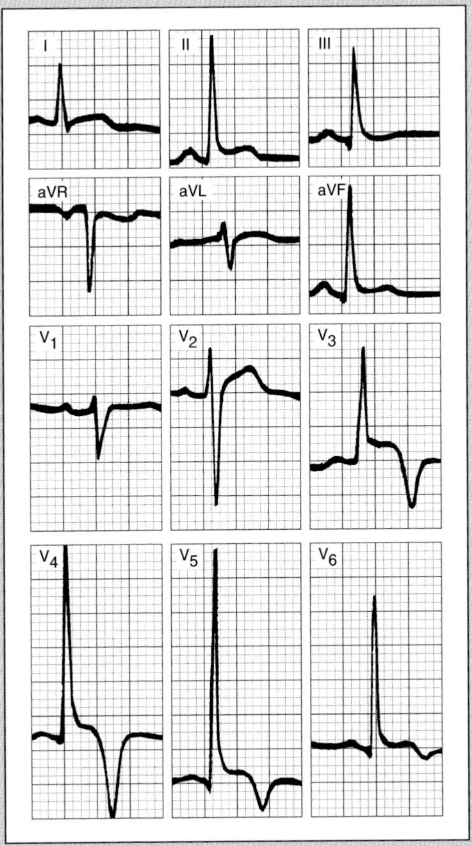

Fig. 10-5. Miocardiopatia hipertrófica apical (R amplo em D_2 e V_3–V_6, T negativo e profundo em V_3–V_6).

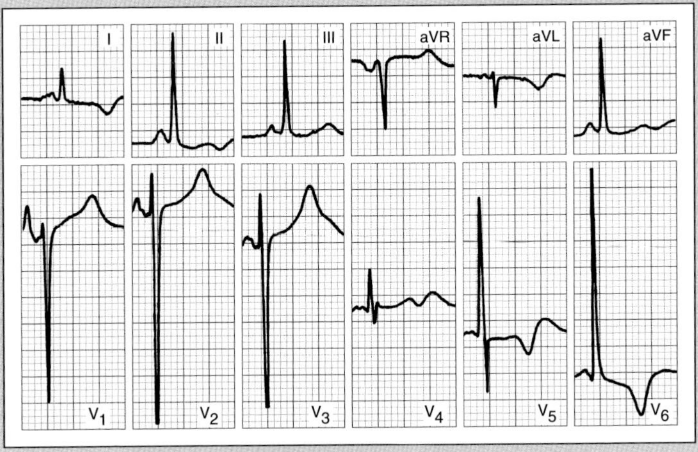

Fig. 10-6. Miocardiopatia hipertrófica de parede livre de VE (S acentuado em precórdio direito e R alto no esquerdo, T negativo em D_1, aVL, V_5 e V_6).

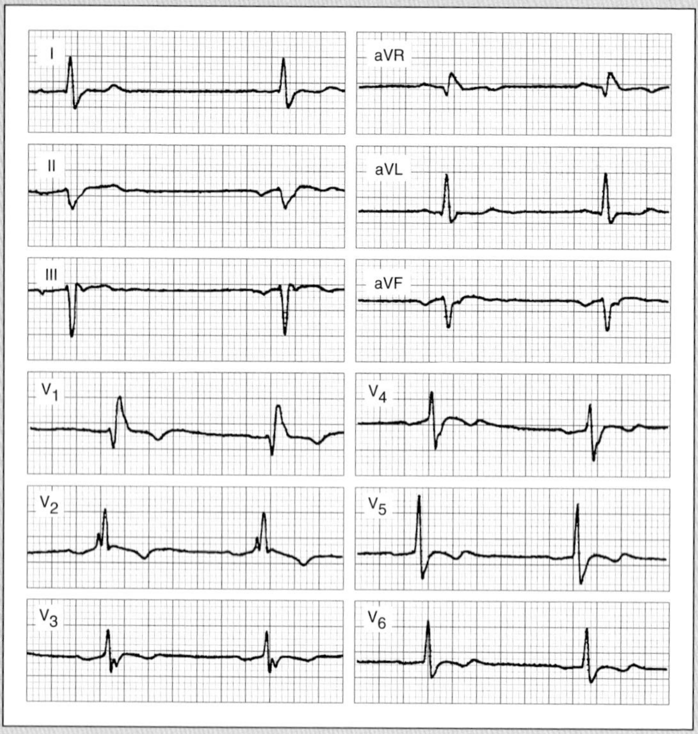

Fig. 10-7. Cardiomiopatia chagásica (hemibloqueio anterior esquerdo + BRD + bradicardia sinusal).

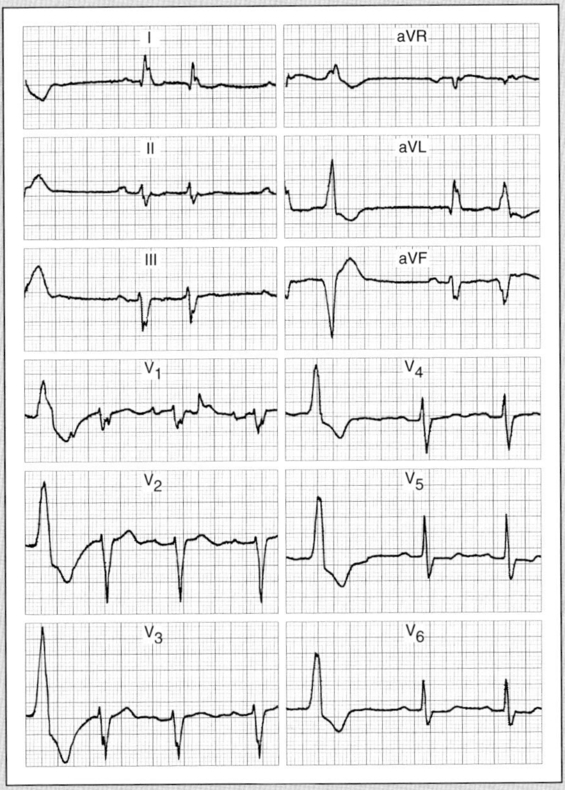

Fig. 10-8. Cardiomiopatia chagásica (extra-sistolia ventricular polimórfica + distúrbio de condução intraventricular).

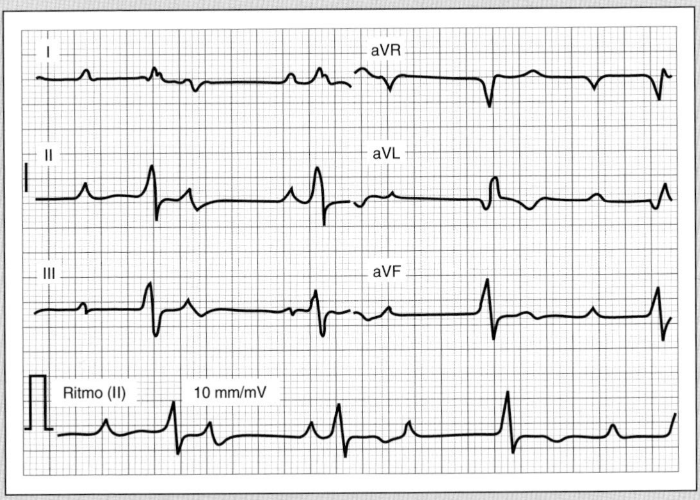

Fig. 10-9. Doença de Chagas (BAV 3º grau).

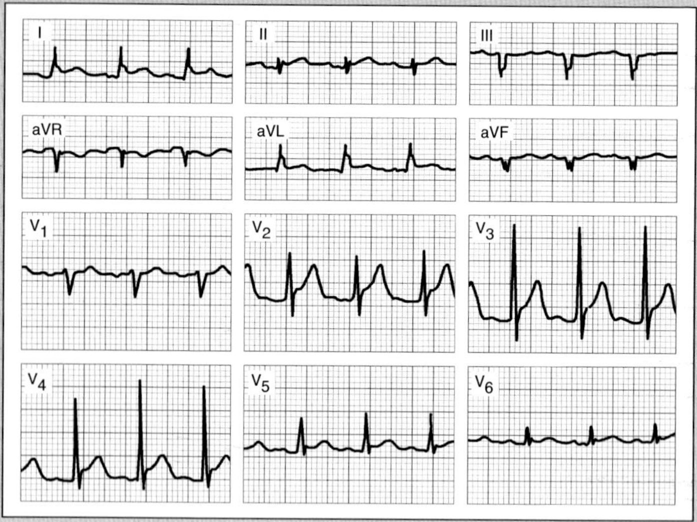

Fig. 10-10. Pericardite aguda (supradesnível de ST em D_1, D_2, aVL, V_3–V_6).

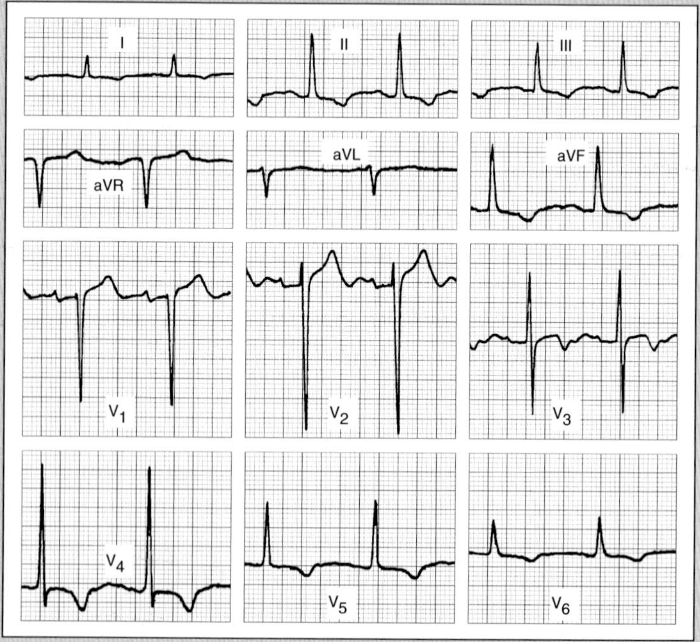

Fig. 10-11. Pericardite, fase evolutiva (T negativo em D_1, D_2, D_3, aVF, V_3–V_6).

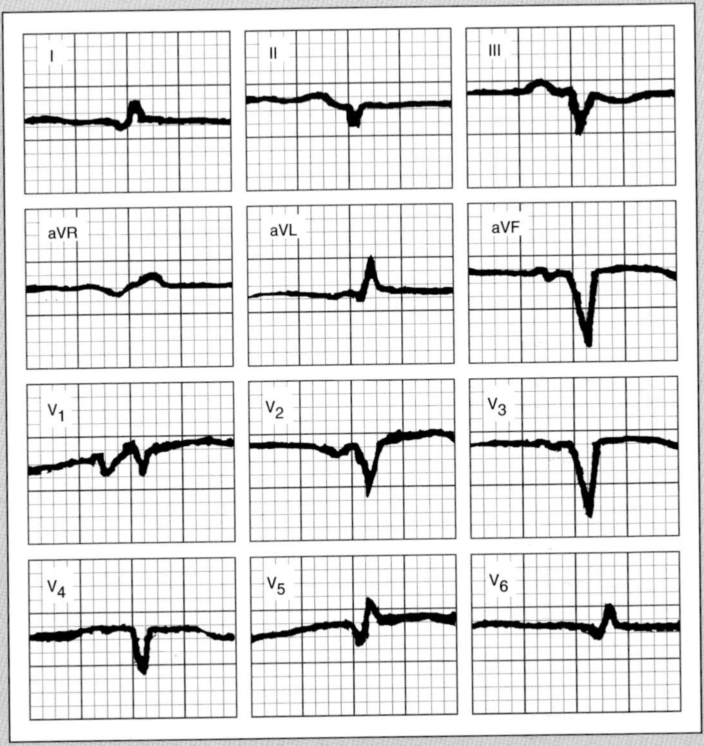

Fig. 10-12. Derrame pericárdico (baixa voltagem em todas as derivações).

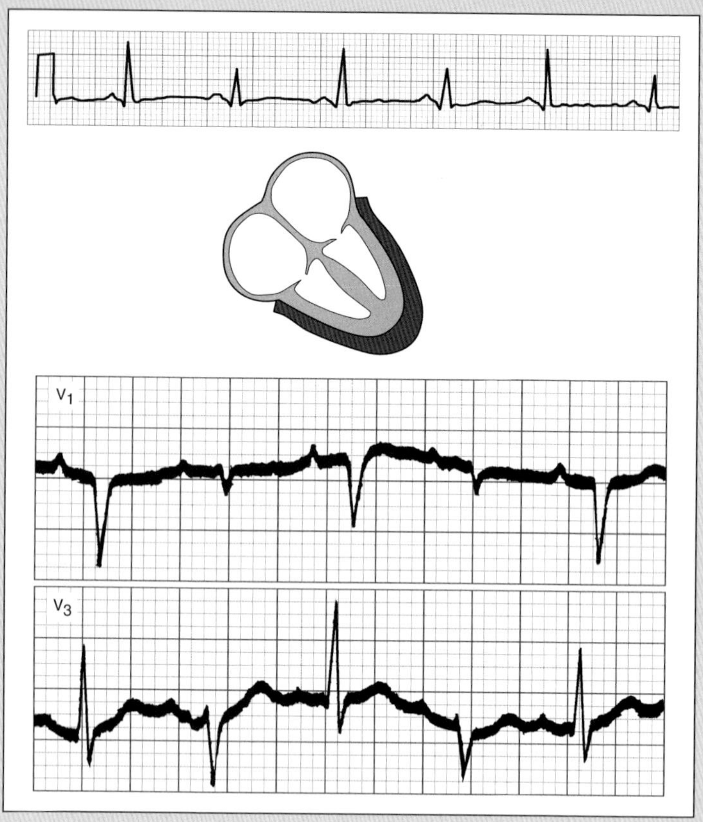

Fig. 10-13. Pericardite crônica. Alternância elétrica.

CAPÍTULO 11

ECG nas Malformações Congênitas

O eletrocardiograma é um método muito utilizado na cardiologia pediátrica, sobretudo nas doenças congênitas.

Antes de revelar a importância do ECG neste Capítulo, vamos apontar as principais características deste exame nesta faixa etária.

PECULIARIDADES DO ECG INFANTIL NORMAL

- Há profissionais especializados neste exame; sendo uma arte saber distrair estes pequenos pacientes, inclusive o momento propício da amamentação.
- Traçados mais longos são necessários para esclarecer e afastar os artefatos próprios da inquietude do *baby*. Há casos em que se é obrigado a utilizar sedativos leves (hidrato de cloral).
- Não esquecer o uso de eletrodos de tamanho adequado principalmente o precordial (meia polegada de diâmetro).
- Além das 12 derivações de rotina é de praxe registrar no lado direito do precórdio V_3**R** e V_4**R** (Fig. 11-1), se necessário até V_6 **R**, para melhor distinguir quando o padrão dominante de **R** ou **rR'** em V_1 (mesmo com morfologia de BRD) pode ser atribuído à doença ou à posição do coração.
- Nas crianças com tórax estreito é permitido suprimir uma derivação (V_3) sem prejuízo da interpretação, ou mesmo fazer apenas V_1, V_3 e V_5 (ou V_6).
- O uso das derivações precordiais à direita é útil no diagnóstico de dextrocardia.
- Os valores da freqüência cardíaca normal são mais elevados do que no adulto (Quadro 11-1).

O ECG do recém-nado revela as mesmas características do padrão fetal, isto é, predomínio das forças direitas (Fig. 11-2), aspecto que começa a se alterar depois do 3º mês (Fig. 11-3).

- O ritmo cardíaco, como no adulto, é de origem sinusal.

Quadro 11-1. **Freqüência cardíaca na criança**

Idade	*Média*	*Mínima*	*Máxima*
0 a 24 h	125	88	166
Até 1 semana	138	100	188
Até 1 mês	162	125	188
1 a 3 meses	161	115	215
3 a 6 meses	147	125	215
6 m a 1 ano	147	115	188
1 a 3 anos	130	100	188
3 a 5 anos	105	68	150
5 a 8 anos	102	75	150
8 a 12 anos	88	51	125
12 a 16 anos	83	58	125

- Arritmia sinusal é freqüente pela provável imaturidade do sistema autonômico.

O intervalo **PR** máximo normal é menor que na adolescência ou no adulto; até 5 anos de idade o espaço **PR** máximo é de 0,17 s, variando com a freqüência cardíaca (Quadro 11-2).

- Nas derivações precordiais, a amplitude de QRS geralmente é aumentada devido à fina espessura do tórax infantil.
- Importante é o comportamento da onda T no precórdio direito; é positiva em V_1 em cerca de 75% nas **primeiras 24/48** horas; depois se torna negativa até a adolescência.
- O intervalo QT encontra-se prolongado nas primeiras 24 horas de vida e decresce durante a primeira semana. Aumenta com a idade e varia de acordo com a freqüência cardíaca.

Determina-se o QTc com as fórmulas já conhecidas (Capítulo 1).

Quadro 11-2. **Intervalo PR máximo normal de acordo com a idade e freqüência cardíaca**

	< 71	*71–90*	*91–110*	*111–130*	*131–150*	*< 150*
1 mês			0,11	0,11	0,11	0,11
1–9 meses			0,14	0,13	0,12	0,11
10–24 meses			0,15	0,14	0,14	0,10
3–5 anos		0,16	0,16	0,13		
6–13 anos	0,18	0,18	0,16	0,16		

O segmento ST pode apresentar ocasionalmente desnível positivo ou negativo até 2 mm.

MALFORMAÇÕES CONGÊNITAS

Nesta seção vamos apenas apontar as doenças que mostram características eletrocardiográficas que possam contribuir para auxiliar o diagnóstico.

Como forma didática as dividiremos em dois grupos:

1º) ECG permite sugerir o diagnóstico em certas malformações porque apresenta repetidamente um padrão razoavelmente típico.
2º) ECG revela sinais que reforçam ou completam a hipótese clínica.

1º grupo

Dextrocardia

Malformação congênita com inversão das cavidades *(situs inversus)*.

O ECG define o diagnóstico quando aparece:

- Em D_1 e aVR (Fig. 11-4) todas as ondas do ciclo cardíaco invertidas (imagem em espelho).
- Em derivações precordiais (Fig. 11-5), a progressão e a amplitude das ondas R diminuem de V_1 a V_6 (ao contrário do normal).
- Dois recursos podem confirmar o diagnóstico:
  1. Registrar no precórdio **direito** as derivações V_3R até V_6R (Fig. 11-6) que mostrará a progressão normal das ondas no sentido **invertido** (crescimento da onda R de V_1R até V_6R).
  2. Trocar os eletrodos dos braços e assim reproduzir D_1 com seu padrão sinusal normal (P, QRS e T positivos).

ATENÇÃO

*Com estes artifícios pode-se diferenciar a dextrocardia de uma **troca inadvertida dos eletrodos** dos braços (ausência de malformação). Num caso verdadeiro de dextrocardia, quando associada a outras malformações, o eletrocardiograma torna-se mais instrutivo quando se troca **propositadamente** os referidos cabos dos braços para melhor evidenciar co-morbidades.*

Coronária anômala

Defeito embriológico onde as artérias coronárias, principalmente à esquerda, nascem na artéria pulmonar. Conseqüência: anoxia miocárdica.

ECG:

- Ondas T isquêmicas (invertidas, simétricas) tanto em derivações periféricas como nas precordiais.
- Aparecimento da onda q patológica mais profunda que larga em algumas derivações: D_1, aVL, V_2 a V_5 ou V_6 (Fig. 11-7).

NOTA

Nos casos onde há somente inversão de T, deve-se ter cautela na conclusão, sabido que na fase inicial da vida pode haver negatividade de T, sobretudo em precordiais.

Defeito do coxim endocárdico

Representa malformação do canal atrioventricular que aparece sob várias formas: desde persistente *ostium primum* com uma fenda na válvula mitral até aquela onde se associam o defeito interatrial, uma só válvula atrioventricular e comunicação interventricular

ECG:

A malformação mais simples pode ser lembrada pelo eletrocardiograma quando temos ao lado dos sinais clínicos a associação (Fig. 11-8):

- Bloqueio de ramo direito +.
- Hemibloqueio anterior esquerdo (âQRS entre -45° e -160°).
- Aumento atrial direito (40%).
- Bloqueio AV 1° grau (freqüente).

Tetralogia de Fallot

O nome é a expressão de sua anatomia patológica:

- Estenose pulmonar.
- Grande comunicação interventricular.
- Dextroposição da aorta.
- Hipertrofia ventricular direita.

As duas primeiras comandam toda fisiopatologia desta anomalia cianótica; das duas últimas, a dextroposição é de pequena importância hemodinâmica, e a hipertrofia de VD é conseqüência da estenose pulmonar.

ECG revela (Fig. 11-9):

- Freqüente padrão precordial de HVD peculiar: **transição precoce**, isto é: **qR em V_1 e Rs em V_2**, ou seja, positivo em V_1 (qR) e negativo em V_2 (Rs).
- Aumento atrial direito (P alto e acuminado) nas crianças mais desenvolvidas (cerca de 80%).
- HVD com eixo elétrico para a direita (excepcionalmente para a esquerda); nas derivações precordiais há transição precoce do padrão da HVD.

Tronco comum ("Truncus arteriosus")

Uma falha no desenvolvimento embriológico do tronco arterial comum, que sai de ambos os ventrículos, impede sua divisão em aorta e pulmonar. Há variações com a persistência do tronco: as pulmonares nascem diretamente do tronco arterial ou de um ramo pulmonar ou estão ausentes. Assim, conforme exista fluxo pulmonar elevado ou pobre o ECG é diferente:

a) Com grande fluxo (Fig. 11-10): *similar ao CIV*
   - Aumento biatrial.
   - QRS com eixo elétrico entre +90° e +150°.
   - RsR' em V_1 e qR em V_6.

b) Com fluxo pulmonar diminuído (Fig. 11-11): *similar ao Fallot*
   - Aumento atrial direito.
   - HVD (R ou Rs ou qR em V_1).

Transposição corrigida dos grandes vasos

A transposição dos grandes vasos nesta malformação é corrigida congenitamente; a aorta está à esquerda e à frente do tronco pulmonar, posicionando-se paralelamente, sem cruzamento, e os ventrículos também são invertidos: o VE à direita tem arquitetura trabeculada, crista supraventricular, infundíbulo, válvula "mitral" e maneja sempre sangue venoso; do outro lado, o ventrículo anatomicamente direito funciona com válvula tricúspide e leva o sangue para a aorta. As manifestações clínicas dependem de malformação associada: anomalia da válvula atrioventricular esquerda, CIV, distúrbios de condução, ventrículo único, CIA, insuficiência aórtica, PCA, coarctação da aorta, atresia pulmonar.

ECG:

- Inversão do padrão precordial (Fig. 11-12) (QRS com positividade no precórdio direito e negatividade no esquerdo).
- T positivo em V_1–V_2 e difásico em V_5–V_6.
- Distúrbios de condução.
- Outras alterações provocadas pelos defeitos associados.

Atresia da tricúspide

Anatomicamente esta anomalia representa ausência do orifício tricúspide, isto é, não há comunicação entre átrio e ventrículo direitos. Para sobrevida da criança há necessidade da presença de uma comunicação entre os lados do coração (CIA ou CIV).

O eletrocardiograma adquire grande valor diagnóstico na presença do paciente cianótico, quando há importante **desvio do eixo elétrico de QRS para a esquerda.**

ECG (Fig. 11-13):

- Crescimento atrial direito (P alto e acuminado) (eventualmente biatrial – quando há fluxo pulmonar aumentado).
- HVE – desvio de âQRS para a esquerda e rS com S aumentado no precórdio direito e qR (às vezes de baixa voltagem) em V_5 e V_6.

Ocasionalmente âQRS para a direita (quando associado a outros defeitos congênitos), ST deprimido e T achatado ou invertido em D_1, aVL, V_5 e V_6.

Anomalia de Ebstein

Malformação com deslocamento da válvula tricúspide para dentro do ventrículo direito; este fica dividido num segmento atrializado proximal e outro distal pequeno que desempenha atividade funcional; é freqüente a presença de insuficiência da tricúspide e menos comum dupla lesão.

ECG (Fig. 11-14):

- Aumento atrial direito (onda P de grande amplitude e acuminada).
- Espaço PR aumentado (cerca de 20%).
- QRS ligeiramente alargado, de baixa voltagem, eixo normal ou desviado para a direita (com o padrão de BRD em mais de 80%).

Padrão de pré-excitação ventricular (WPW) em cerca de 10% dos casos.

Bloqueio AV completo

Quando aparece na infância através de sinais clínicos (síncope, bradicardia acentuada) ou eletrocardiográficos, o bloqueio atrioventricular completo é dito congênito. Difere do BAV do adulto porque apresenta melhor estabilidade hemodinâmica tanto em repouso como no esforço, salvo quando é acompanhado de outras anomalias congênitas (defeitos do septo interventricular, transposição dos grandes vasos). Raramente apresenta síndrome de Stokes-Adams. O diagnóstico pré-natal pode ser feito pelo eletrocardiograma fetal.

ECG (Fig. 11-15):

- P dissociado e com freqüência maior que QRS.
- QRS com ritmo lento e regular e com alterações da morfologia consoante o local do marca-passo ventricular pós-bloqueio.

2º grupo

Como procedimento auxiliar à conclusão diagnóstica, o eletrocardiograma evidenciaria os aumentos cavitários.

Neste item de avaliação semiológica, as malformações cardíacas acianóticas poderiam ser abordadas:

a) Com *shunt* esquerdo-direito (comunicação interatrial, comunicação intraventricular, janela aortopulmonar): há no ECG sobrecarga das cavidades esquerdas que começa a aparecer com a gravidade das lesões.

   Estas anomalias, entretanto, podem revelar predominância das cavidades direitas quando uma complicação inverte o *shunt* da direita para a esquerda.

   Em determinado momento da evolução pode ser encontrado crescimento biventricular, o qual é indicado pelo grande difasismo das derivações do meio do precórdio (sinal de Katz-Watchel) (Fig. 7-16, Capítulo 7).

   Estes padrões eletrocardiográficos se alteram ou mesmo desaparecem quando estes defeitos são corrigidos cirurgicamente.

b) As lesões orovalvulares imprimem no ECG o aumento de cavidades, de acordo com a localização das lesões:

   - Estenose ou insuficiência aórtica: aumento do coração esquerdo.

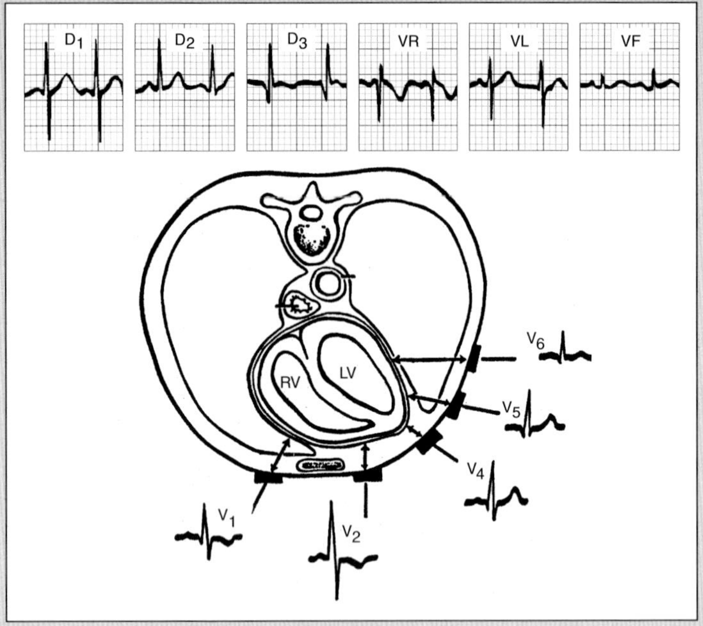

Fig. 11-3. (**A**) Derivações periféricas. (**B**) Derivações precordiais, na criança depois do 3º mês de vida.

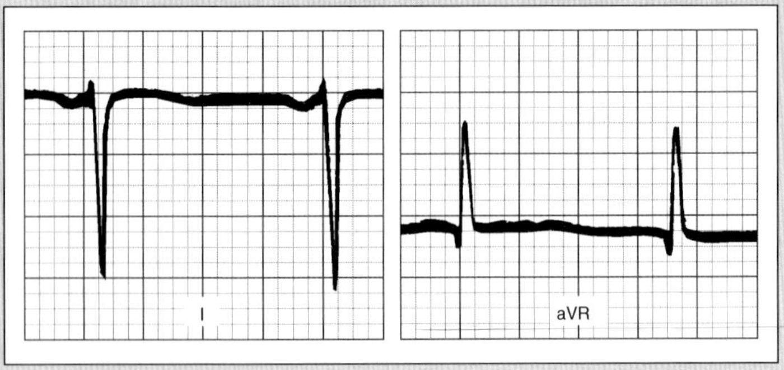

Fig. 11-4. Dextrocardia (P, QRS–T negativos em D_1 e positivos em aVR).

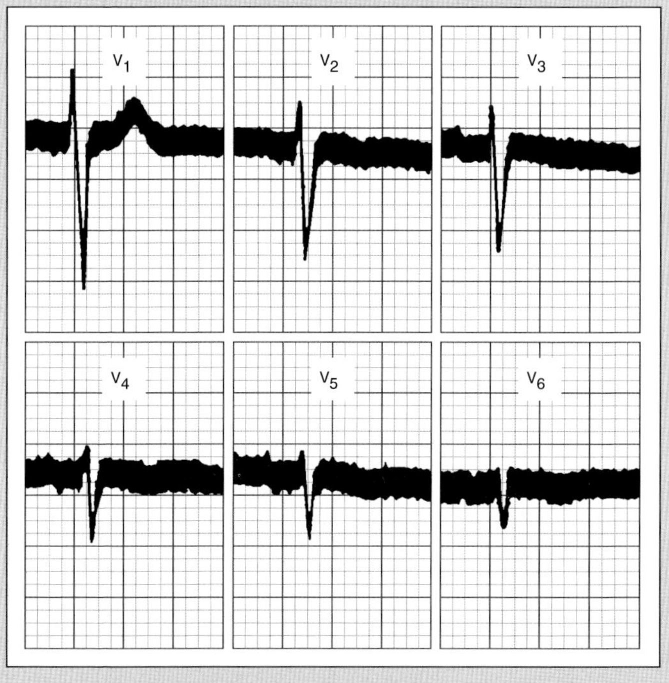

Fig. 11-5. Derivações precordiais da dextrocardia (diminuição da amplitude de QRS da direita para a esquerda).

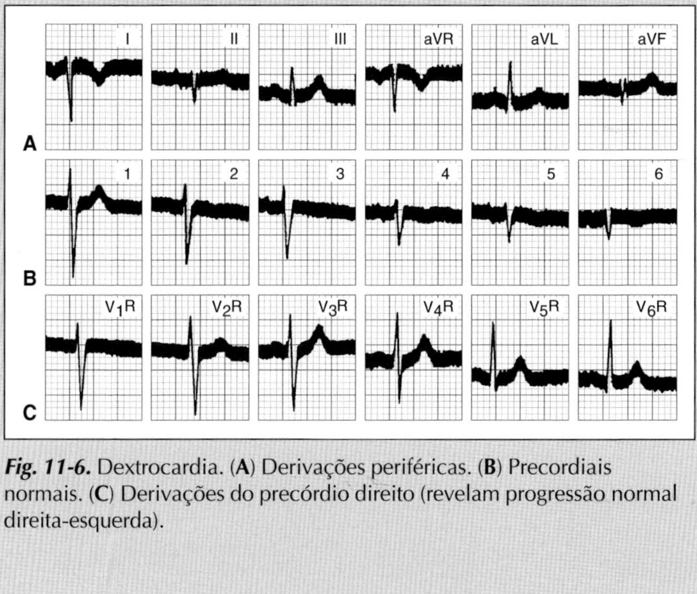

Fig. 11-6. Dextrocardia. (**A**) Derivações periféricas. (**B**) Precordiais normais. (**C**) Derivações do precórdio direito (revelam progressão normal direita-esquerda).

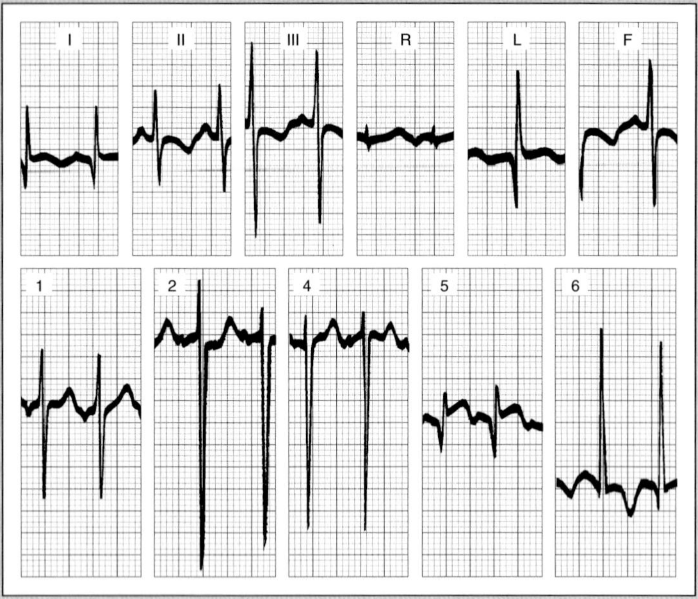

Fig. 11-7. Coronária anômala (Q e ST–T patológicos em D_1, aVL, V_5 e V_6).

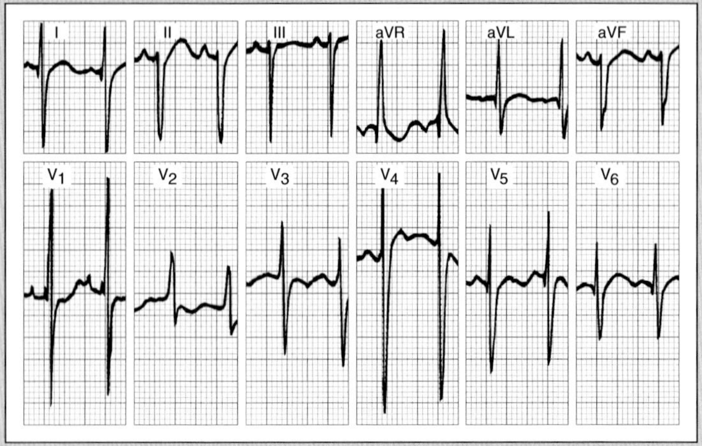

Fig. 11-8. Defeito do coxim endocárdico (hemibloqueio anterior esquerdo + bloqueio do ramo direito). T acuminado.

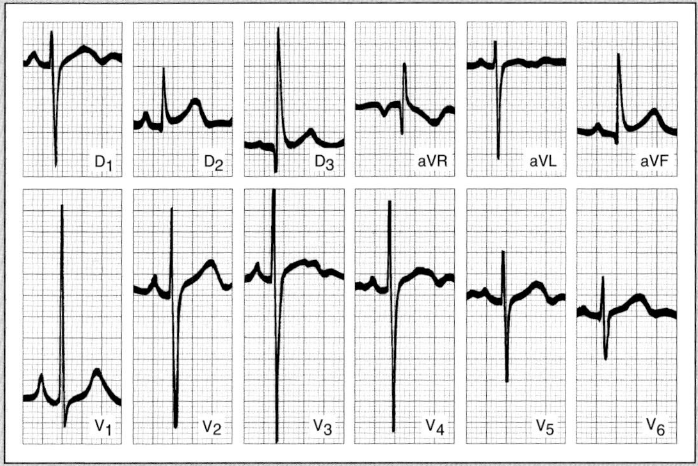

Fig. 11-9. Tetralogia de Fallot: transição precoce nas derivações precordiais – qR em V_1 e rS em V_2 (aumento atrial e ventricular direitos).

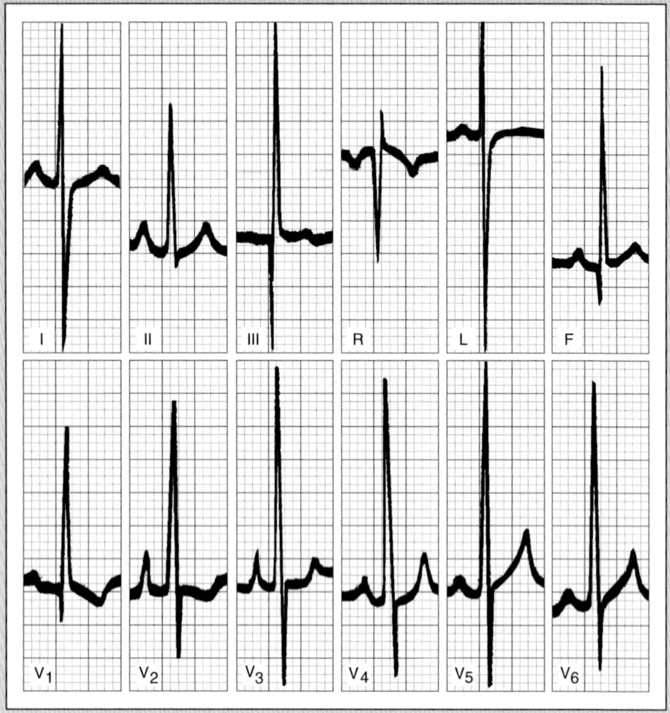

Fig. 11-10. Tronco comum: aumento atrial direito (onda P alta e acuminada), HVD: qR em V_1 e Rs em V_6.

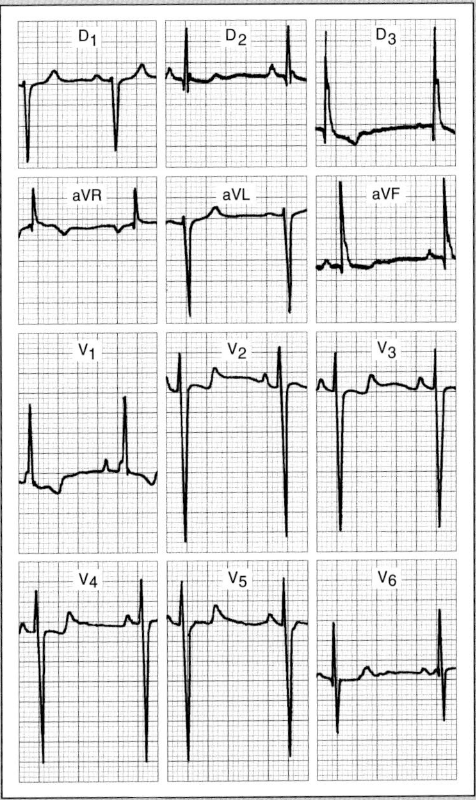

Fig. 11-11. Tronco comum (aumento atrial direito e HVD).

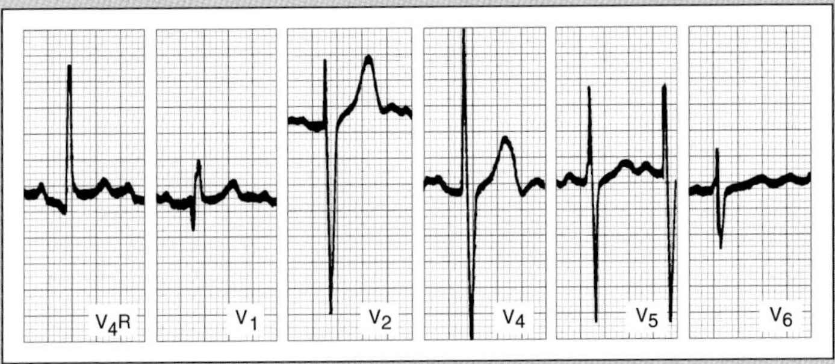

Fig. 11-12. Transposição corrigida dos grandes vasos (QRS positivo no precórdio direito e negativo no esquerdo; T positivo em V_1 e V_2 e difásico em V_5 e V_6).

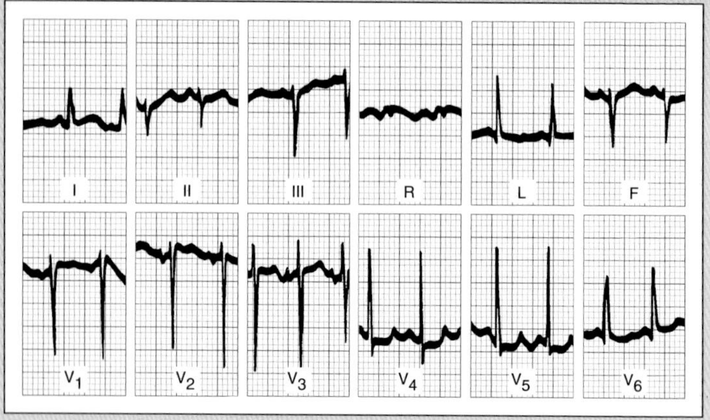

Fig. 11-13. Atresia da tricúspide (desvio de âQRS para a esquerda, num paciente cianótico).

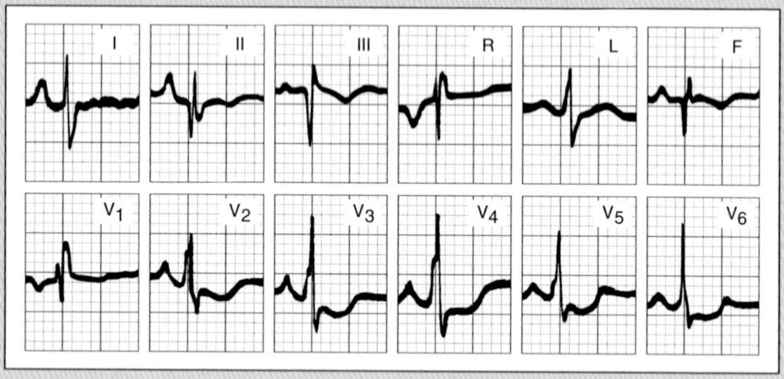

Fig. 11-14. Anomalia de Ebstein (aumento atrial direito, BRD).

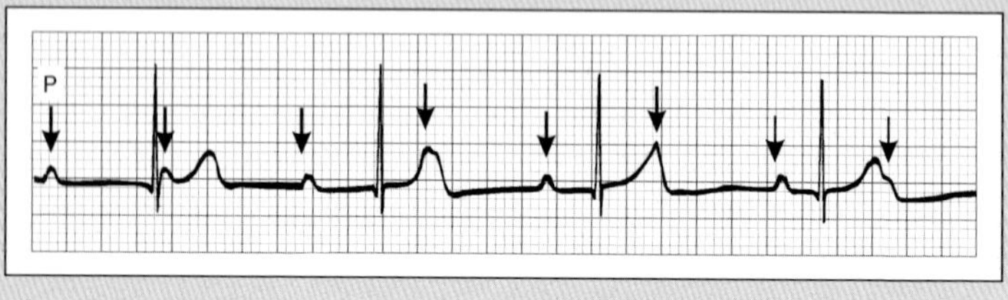

Fig. 11-15. Bloqueio AV completo congênito (dissociação entre P e QRS).

CAPÍTULO 12

Alterações Eletrocardiográficas em Condições Não-Cardíacas

DEFEITOS TÉCNICOS

O primeiro cuidado de quem interpreta um ECG é reconhecer um traçado bem delineado, sem nenhum artefato ou irregularidade.

Destaca-se, por exemplo num ECG, a substituição da linha isoelétrica por oscilações maiores ou menores, regulares ou irregulares, duradouras ou transitórias (Fig. 12-1).

O que está acontecendo?

Quando o paciente não está realmente em repouso, estas alterações da linha de base e também das próprias ondas traduzem as contrações dos músculos esqueléticos principalmente de braços e pernas (Fig. 12-2).

Repare bem:

O paciente está em perfeito repouso, porém persistem os artefatos, provavelmente por calafrios de um ambiente exageradamente refrigerado.

Não esquecer que a **hipotermia** (por doença ou ambiente bastante frio) também provoca tremores generalizados, o que altera a linha de base.

Todas essas modificações devem ser atribuídas ao paciente.

Entretanto, os artefatos podem surgir intermitentes derivados de um circuito elétrico mal aterrado (Fig. 12-3). Todo aparelho deve possuir dispositivos para manter adequada instalação de um fio terra.

A má adaptação da placa metálica no paciente em que se conecta o cabo do aparelho, ou defeito na rosca que prende a ponta do fio, bem como o esquecimento em despolarizar previamente a pele (álcool, geléia) sob a placa indiciam os artefatos do traçado (o mau contato entre os eletrodos e a pele é o maior responsável pelo registro malsucedido).

LEMBRE-SE

Há doenças que acarretam entre suas manifestações tremores musculares (doença de Parkinson, rigidez tetânica, coréia de Sydenham, tireotoxicose) que impedem o completo relaxamento muscular.

Descuido no preparo do paciente

O técnico distraído troca os cabos do aparelho entre os braços; o designado (pela cor ou por letras indicativas) para o braço direito é adaptado no esquerdo.

Conseqüência. Todas as ondulações da derivação D_1 aparecem negativas o que leva o interpretador a diagnosticar erroneamente dextrocardia (Fig. 12-4).

DROGAS

Digital

Empregado na rotina cardiológica, inicialmente como único grande tonicardíaco, hoje divide esta indicação com outras medicações; também, como antiarrítmico é atualmente preferido (junto ao betabloqueador) no controle da freqüência ventricular da fibrilação atrial.

A digital exerce duas importantes ações no coração:

a) Inotrópica positiva: aumenta a contratilidade miocárdica, ou seja, melhora o débito cardíaco.
b) Antiarrítmica: *diretamente* sobre os tecidos especializados, retardando a condução, aumentando o período refratário; e, *indiretamente*, por meio do sistema autônomo, ocasionando efeito bradicardizante.

As modificações causadas por esta droga no eletrocardiograma permitem agrupá-las em dois importantes itens:

Efeito terapêutico (Fig. 12-5)

- ST deprimido com convexidade inferior (sinal conhecido como "pá de pedreiro"); QT curto.
- T isoelétrico, difásico ou negativo.
- PR prolongado.

- Onda U aumentada.
- Depressão do ponto J (ocasionalmente).

Estas alterações aparecem mais definidas nas derivações que mostram onda R dominante.

Em ritmo sinusal a digital acarreta ligeiro aumento do intervalo PR, ainda dentro dos limites normais.

Na presença dos efeitos eletrocardiográficos anteriormente citados (Fig. 12-6), não há necessidade de qualquer medida terapêutica, nem descontinuar a droga, apenas maior cautela para estabelecer a dosagem a prosseguir.

Efeito tóxico (Fig. 12-7)

Aparecem quase todos os tipos de arritmia cardíaca.

Especialmente:

- Taquicardia atrial paroxística com bloqueio atrioventricular.
- Extra-sistolia bigeminada.
- Bloqueio atrioventricular de qualquer grau.
- Taquicardia bidirecional.
- Bradicardia acentuada.
- *Flutter*/fibrilação atrial, sobretudo com baixa freqüência ventricular.

Nem sempre a gravidade da arritmia corresponde à maior dosagem sanguínea da digital.

Muitos fatores concorrem para exacerbar a toxicidade como hipopotassemia, hipomagnesemia, hipercalcemia, o estado do miocárdio, a insuficiência renal e a sensibilidade do paciente à droga.

Os efeitos tóxicos desaparecem gradativamente com a suspensão e conseqüente eliminação da digital, salvo as arritmias com desequilíbrio hemodinâmico que obrigam intervenção terapêutica.

Quinidina

Derivado da quinina é um dos mais antigos antiarrítmicos usados; hoje continua receitado entre aqueles do grupo 1A, provocando um retardo na recuperação miocárdica, isto é, prolongando o intervalo QT. Este efeito é derivado de um aumento na dispersão ou pelos pós-potenciais precoces.

Os sinais eletrocardiográficos da ação da quinidina são:

- T alargado, entalhado ou invertido.
- QTc prolongado.
- Onda U proeminente.
- *E com quinidina em doses altas:*
  QRS alargado (> 25%–70% é considerado toxicidade)

Intoxicação quinidínica

O prolongamento do QTc deve ser monitorizado, pois aumento > 25% obriga a suspender a droga porque facilita o aparecimento de taquicardia ventricular tipo *torsades de pointes* (complexos com polaridade, morfologia e amplitude diferentes em torno da linha de base) devido a modificações nos caminhos de reentrada (Fig. 12-8). Esta arritmia explica o que antigamente se chamava de "síncope quinidínica".

Todas as outras drogas antiarrítmicas do grupo 1A (lidocaína, disopiramida, flecainida etc.) podem causar arritmias cardíacas, identificáveis no ECG, todavia, nem todas prolongam o intervalo QTc.

Amiodarona

É um antiarrítmico da classe 3, atualmente muito receitado. Prolonga a duração do potencial de ação pelo aumento do período refratário das vias normais e das anômalas e provoca o retardo da repolarização. Aumenta o intervalo QT. Deprime os nódulos sinusal (bradicardia) e atrioventricular (prolonga a condução nos tecidos juncionais AV).

Seu uso em clínica acarreta no ECG (Fig. 12-9):

- Aumento do QTc (maior até que o da quinidina).
- Altera a morfologia da onda T (deformada, invertida).
- Torna a onda U mais visível.
- Reduz a freqüência cardíaca.

Antidepressivos tricíclicos

O grupo destas medicações (imipramina, amitriptilina, nortriptina) usado correntemente nas desordens psiquiátricas altera o eletrocardiograma:

- T de baixa voltagem ou invertido.
- QT prolongado (como na quinidina).

- PR e QRS alargados.
- Arritmias ventriculares (principalmente na presença de BRE).

Em doses tóxicas:

- Extra-sistolia atrial ou ventricular.
- Taquicardias supraventriculares.
- *Flutter*/fibrilação atrial.
- Ritmos ventriculares (ocasionalmente taquicardia e fibrilação).

Lítio

Os sais de lítio, empregados em psiquiatria, apresentam em 20% dos usuários os seguintes sinais eletrocardiográficos:

- Alterações da onda T.
- Bradicardia sinusal, parada sinusal prolongada (em pacientes idosos).
- BAV 1º grau e arritmias ventriculares (ocasionalmente).

ELETRÓLITOS

Modificações (mesmo pequenas) no fluxo dos eletrólitos para o interior da célula miocárdica influenciam o seu potencial elétrico, acarretando alterações no ECG; estas começam e até predominam na repolarização (ST–T); e, em seguida, alcançam a despolarização ventricular (QRS) e mesmo a atrial (P e PR).

Alguns desses íons imprimem sinais mais destacados e repetidos no ECG, onde seu maior interesse: potássio, sódio, magnésio, cálcio.

Potássio (K^+)

Eletrólito importante para a manutenção do metabolismo celular, o potássio é encontrado no sangue em uma concentração entre 3,5 e 5 mEq/l.

Como se apresenta o ECG quando o potássio sérico está nesta faixa?

O ECG é inteiramente normal.

Porém o aumento dos níveis séricos de K^+ **(hiperpotassemia)** altera gradativamente a morfologia do ciclo cardíaco.

Pequena elevação de K^+ (5,5–6,0 mEq/l):

- **Aumenta a amplitude de T que tem aspecto acuminado com base estreita em forma de tenda** (Fig. 12-10).

Maior aumento de K^+ (7 mEq/l):

- **P diminui sua amplitude, PR aumenta.**
- **Hemibloqueios reversíveis.**

K^+ entre 8 mEq/l e 11 mEq/l (Fig. 12-11):

- **Difícil reconhecer a onda P.**
- **Condução sinoventricular (parada sinusal).**
- **QRS alarga-se.**
- **ST infradesnivela-se.**

Com níveis de K^+ (superiores a 12 mEq/l):

- **Ritmo de escape ventricular.**
- **Dificuldade de condução intraventricular.**
- **Taquicardia ventricular (Fig. 12-12).**
- ***Flutter*/fibrilação ventricular (eventualmente).**

Nem sempre esta seqüência desenvolve-se como anteriormente descrito; o aparecimento da fibrilação ventricular pode surgir inopinadamente. Por esta razão, qualquer etapa da hiperpotassemia obriga atenciosa supervisão do caso, seja pela presença de outros eletrólitos (Na, Ca^{++}) alterados, dificultando as trocas iônicas, seja pela descoberta de concausas agravantes (insuficiência renal, ingestão excessiva de potássio, diuréticos poupadores de potássio).

Que etiologias devem ser lembradas com estes aspectos eletrocardiográficos?

- Insuficiência renal.
- Doença de Addison (corticosteróides diminuídos).
- Acidose (diabética etc.).
- Ingesta excessiva de potássio.

Diz-se que há **hipopotassemia** quando a dosagem do potássio sérico está abaixo de 3,5 mEq/l; é detectada no ECG, principalmente, pelas seguintes características (Fig. 12-13):

- **T diminui.**
- **U aumenta.**
- **ST ligeiramente deprimido.**

Outros sinais:

- QT, na realidade, QU aumentado.
- P com aumento da duração e da amplitude.
- PR prolongado.
- Arritmias e distúrbios da condução.

Estas alterações devem ou podem sugerir ao médico assistente a presença de distúrbios metabólicos ocorridos em:

- Cirrose hepática.
- Acidose diabética.

- Alcalose hipoclorêmica (vômitos, diarréia).
- Uso de corticosteróides (Cushing, aldosteronismo primário).
- Após reanimação cardíaca difícil.

Cálcio^{++} (Ca^{++})

Faz parte da constelação iônica da miofibrila; normalmente oscila entre 9 e 11 mEq/l.

As variações extremas dos níveis do Ca^{++} afetam a função cardíaca. *Hipercalcemia* é inotrópica positiva, aumenta a excitabilidade e eleva a despolarização diastólica; a *hipocalcemia* deprime a contratilidade, diminui a excitabilidade e reduz a despolarização diastólica.

O ECG reflete estas alterações no *segmento ST*: a **hipercalcemia** o diminui (pode inexistir o segmento ST), e a **hipocalcemia** o aumenta. Na prática a medida do QTc (que inclui a onda T) permite o diagnóstico (Fig. 12-14).

Outros sinais:

- **Hipercalcemia acentuada**
  - QRS tem maior amplitude.
  - T difásico.
  - Onda de Osborne.
- **Hipocalcemia grave**
  - T amplo (associado à hiperpotassemia).
  - U proeminente (associado à hipopotassemia).
  - *Torsades de pointes* (associado ao QT prolongado).

A Fig. 12-15 mostra dois ECG: A – hipercalcemia; B – hipocalcemia.

Quais as condições onde se encontram?

- **Hipercalcemia**
  - Hiperparatireoidismo.
  - Insuficiência renal.
  - Vitamina D em altas doses.
  - Mieloma múltiplo.
  - Sarcoidose.
  - Metástases ósseas.
- **Hipocalcemia**
  - Hipoparatireoidismo.
  - Deficiência de vitamina D.
  - Alcalose.
  - Uremia.
  - Síndrome de má absorção intestinal.

– Fístula entérica.
– Pancreatite aguda.

LEMBRETE

A hipocalcemia é a única causa que afeta apenas o segmento ST, não incluindo a onda T; não traduz, pois, o prolongamento de QT e sim somente o de ST (fase 2 do potencial de ação).
Os demais eletrólitos pouco influenciam o eletrocardiograma.

PARA O INTERPRETADOR

- *O aspecto da onda T alta e acuminada deve ser diferenciado da isquemia subendocárdica; esta apresenta-se naquelas derivações da área do infarto, enquanto na hipopotassemia são mais difusas.*
- Nota: *buscar informações na história clínica.*
- *O desaparecimento da onda P pode levar ao diagnóstico errado de ritmo juncional, porém a morfologia típica de T em forma de tenda inclina para hiperpotassemia.*
- *O aumento da onda U e a diminuição de T simulam um falso prolongamento de QT; na realidade é a distância QU.*

HIPOTERMIA

A baixa temperatura do corpo (< 30°) causa no ECG uma alteração característica:

Onda de Osborne (ou onda O ou onda J)

É uma elevação súbita do ponto J, desenhando no ramo descendente de R uma deflexão convexa de pequena duração – sinal da corcova de camelo (Fig. 12-16).

- Depressão do ponto J recíproca em aVR e V_1.
- Bradicardia acentuada.
- PR, QRS, QT – prolongados.
- Pequenos artefatos provocados pelos tremores musculares.
- Fibrilação atrial lenta (em 50%–60%).
- Várias arritmias: ritmo juncional, taquicardia/fibrilação ventricular.

A onda de Osborne não é considerada patognomônica da hipotermia porque tem sido assinalada na hemorragia cerebral e no traumatismo cerebral.

LEMBRETE

Cuidado em separar os sinais provocados pelos tremores da hipotermia dos da fibrilação atrial e outras arritmias.

MARCA-PASSO ARTIFICIAL (MP)

É um instrumento capaz de estimular artificialmente o coração a fim de manter a função cardíaca (substitui, quando falham, os marca-passos naturais do coração).

Como funciona?

Um dispositivo composto de um gerador de pulso (bateria) é conectado a eletrodos que estimulam o coração. Nas indicações de emergência o eletrodo é composto de grandes placas que são colocadas no precórdio. No MP de uso permanente utiliza-se pequeno eletrodo-cateter, posicionado no endocárdio (atrial ou ventricular), através de acesso venoso (jugular, subclávia) ligado ao gerador implantado internamente (região subclávia, abdome). Os eletrodos implantados com esta técnica podem ser posicionados no átrio ou ventrículos direitos ou em ambos (MP seqüencial).

Justifica-se a inclusão deste procedimento neste livro porque o MP provoca a despolarização do miocárdio imprimindo um **traço vertical antes do ciclo cardíaco** (Fig. 12-17).

As funções de cada marca-passo são identificadas por um código de letras:

1ª letra – designa a câmara do coração onde foi colocado o eletrodo *(paced)*:
(A) átrios, (V) ventrículos ou (D) ambos.

2ª letra – a cavidade que vai perceber o estímulo *(sensed):*
(A) átrios, (V) ventrículos e (D) os dois.

3ª letra – indica o comportamento do MP (resposta à sensibilidade):
(I) inibido ou (T) deflagrado *(triggered)* ou (D) ambos.

Com o desenvolvimento técnico dos marca-passos foram adicionadas mais duas letras:

4ª letra – tem duas características:

a) Controle por telemetria
   P: capacidade de programar a freqüência e/ou energia do estímulo.
   M: utilização de vários parâmetros.
   C: manter comunicação total com o dispositivo.
   O: não é programável.

b) Modulação da freqüência cardíaca

R: capacidade de alterar a freqüência do estímulo *(sense responsiveness).*

5ª letra – mecanismo antitaquicardia

P: estimulação programada (*overdrive*).

S: deflagra choque sincronizado ou não.

D: ambos.

O: nenhum.

Exemplos do código de letras para identificar o MP:

VVI, C

V: estimulação no ventrículo *(paced).*

V: percepção ventricular (*sensed*).

I: gerador se inibe diante da atividade ventricular.

C: comunica-se com o sistema.

DDD, R

D: estimular átrios e ventrículos.

D: percepção em átrios e ventrículos.

D: ambos.

R: modula a freqüência.

Como analisar um ECG cujo ritmo provém de um marca-passo artificial implantado?

- Em primeiro lugar, reconhecer a espícula emitida pelo MP: um traço vertical imediatamente antes do ciclo cardíaco (Fig. 12-18).
- Uma espícula antes da onda P = MP atrial.
- Uma espícula antes de QRS = MP ventricular.
- Duas espículas: antes de P e outra antes de QRS = MP de dupla câmara (seqüencial).
- Freqüência das espículas.

a) Fixa: modelo *assincrônico*, programado previamente, independente do batimento cardíaco, com o inconveniente de competição e provocar fibrilação ventricular (Fig. 12-19).
b) Variável (demanda): modelo *sincrônico*, o gerador reconhece a atividade nativa e só estimula se houver retardo do batimento (Fig. 12-20).

MP por demanda, equipado com um sensor que tem a capacidade de perceber a excitação nativa do coração, evitando a competição entre os dois estímulos (do marca-passo e do próprio paciente). Este MP funciona toda vez que a freqüência se reduz e pode atuar de duas maneiras: *inibido*, quando o gerador reconhece a estimulação cardíaca e não libera seu impulso, ou *deflagrado*, quando é acionado pelo estímulo gerado do próprio coração.

– Aspecto de QRS: bizarro, alargado com o padrão de bloqueio de ramo esquerdo (Fig. 12-21), porque o MP está implantado no ventrículo direito, e a despolarização ventricular não segue a rota normal.

Estes itens revelam a perfeita capacidade do MP de estimular o miocárdio *(pace)* e de perceber o impulso cardíaco *(sense)*.

Alterações do funcionamento

Algumas espículas não são sempre seguidas dos ciclos cardíacos (Fig. 12-22).

O que significa?

- Desposicionamento dos eletrodos, ou microfraturas de cabos, ou distúrbios na interface eletrodos/endomiocárdio como inflamação, fibrose, falha de percepção *(sensing)*.
- **Espículas constantes, mas com freqüência reduzida** (Fig. 12-23) = desgaste da bateria.
- **Espículas ausentes** (Fig. 12-24A):
  a) Proceder a manobra vagal ou de Valsalva para reduzir a freqüência nativa e assim reaparecer a espícula = indica apenas que o ritmo do paciente é maior que o programado no marca-passo (Fig. 12-24B).
  b) Se não reaparecer, pode-se aplicar um ímã para transformar o gerador em assincrônico, ou seja, com freqüência fixa.
- **Espículas com amplitude diminuída** (Fig. 12-25) = insuficiência da geração do impulso, ou fratura incompleta, ou ainda deslocamento de eletrodos.
- **Presença intermitente das espículas** (Fig. 12-26):
  a) Interrupção transitória do circuito elétrico por potenciais derivados de músculos do esqueleto, mais bem evidenciada no ECG-Holter (Fig. 12-27).
  b) Relacionado ao ciclo respiratório = microfratura.
- **QRS altera o padrão de BRE para o de bloqueio de ramo direito** (Fig. 12-28) = perfuração do septo interventricular com excitação agora no VE.

Aparecimento de Arritmias

a) Provocadas pelo marca-passo quando a espícula incide no período vulnerável, em torno do ápice da onda T (Fig. 12-29) = taquicardia/fibrilação ventricular. Nos aparelhos modernos este acidente é pouco provável, salvo prévias condições no estado do paciente ou defeitos na percepção do impulso do gerador *(sense)*. Nos gabinetes de eletrofisiologia os estímulos do MP são também empregados para analisar a eficácia de drogas antiarrítmicas.
b) Arritmias relacionadas ao marca-passo de freqüência fixa com formação de **batimentos de fusão** (estímulo do paciente mais o do marca-passo) (Fig. 12-30). Taquiarritmias mediadas pelo MP ocorrem nos marca-passos duplos (seqüencial) com freqüências inferiores a 150 bpm = o estímulo do MP ventricular é capaz de propagar-se aos átrios e sensibilizar o eletrodo atrial e daí nova excitação ventricular (o marca-passo atuaria como um caminho de *by-pass*) o que pode ser corrigido pela reprogramação do gerador.
c) Arritmias da doença basal, muitas das quais foram a indicação para implante de MP: bloqueios AV, *flutter* atrial com freqüência ventricular lenta (Fig. 12-31), bradiarritmia sintomática.

PARA USO CLÍNICO

Marca-passo temporário *é aquele utilizado em emergência. Exemplos: a) bradicardia acentuada e sintomática que surge no infarto do miocárdio; b) de modo preventivo em pacientes com bloqueios AV avançados que vão se submeter a grandes cirurgias ou* ***definitivo*** *nas arritmias com desequilíbrio hemodinâmico (síncopes repetidas, bloqueios AV sintomáticos, taquicardias sustentadas, síndrome grave do nódulo sinusal).*

DOENÇAS PULMONARES

Existem anormalidades pulmonares que propiciam maior resistência ao fluxo sanguíneo proveniente do coração e desenvolvem o que se chama na prática doença coração–pulmão (*cor pulmonale*).

Este relacionamento patológico entre o coração e o pulmão pode se estabelecer de forma aguda (embolia pulmonar) ou crônica (enfisema pulmonar): a **embolia pulmonar** é dificilmente diagnosticada no ECG quando revela apenas *taquicardia sinusal*.

Embora fugazes, outros sinais, entretanto, podem sugerir o *cor pulmonale* agudo (Fig. 12-32):

- P acuminado (sobrecarga do átrio direito).
- Desvio de âQRS para a direita.
- Padrão S_1, Q_3 (rS em D_1 e qR em D_3) ou S_1, Q_3, T_3 (T negativo).
- Q e T negativos em D_3 simulando infarto inferior.
- RSR', qR ou QR nas derivações precordiais direitas.
- T negativo em V_1, V_2, V_3, às vezes V_4.
- Rotação horária de QRS nas precordiais.
- Arritmias e distúrbios de condução (taquicardia atrial, multifocal, (Fig. 12-33) *flutter*/fibrilação atrial, BAV de 1° grau).

A doença pulmonar obstrutiva crônica se expressa pelo enfisema pulmonar que se caracteriza no ECG.

- Baixa voltagem.
- Desvio de âQRS para a direita.
- Padrão S_1, S_2, S_3.
- Rotação horária de QRS no plano horizontal (pobre progressão da onda R).
- P em $D_1 < D_2$, D_3 e negativo em aVL (aumento atrial direito).
- QRS polifásico e de pequena voltagem em V_1, às vezes em V_2, com maior amplitude nas derivações seguintes.

Critério de Selvester e Rubin para diagnosticar enfisema pulmonar no ECG

Diagnóstico definido:

- âP > +60°.
- R e S com amplitude igual ou maior que 0,70 mV nas derivações periféricas.
- R ≤ 0,70 mV em V_6.
- $SV_4 \geq RV_4$.

Diagnóstico possível:

- âP > +60°.
- R e S (periféricos) ≤ 0,70 mV.
- R ≤ 0,70 mV em V_6.

DOENÇAS TIREÓIDEAS

A tireóide se destaca na endocrinologia quando se procura estudar as alterações eletrocardiográficas mais sugestivas da especialidade.

Tanto o hipertireoidismo (tireotoxicose) como o hipotireoidismo (mixedema) podem ter no ECG sinais praticamente típicos. É interessante destacar que, no ECG, a tireotoxicose mostra freqüência rápida e maior amplitude das oscilações, enquanto no mixedema o ritmo é lento e as ondas pequenas (Fig. 12-34).

Hipertireoidismo (Fig. 12-35)

- Taquicardia sinusal.
- Aumento de amplitude de todas as ondas.
- QT diminuído pela taquicardia, mas QTc pode ser prolongado.
- Arritmias supraventriculares, sobretudo fibrilação atrial.
- Inversão de T em V_5 e V_6 com discreto infradesnível de ST nas crises tireotóxicas.

Hipotireoidismo (Fig. 12-36)

- Baixa voltagem de todo ciclo cardíaco.
- Bradicardia sinusal.
- T (isoelétrico ou invertido em várias derivações).
- QTc aumentado.
- Bloqueios AV.
- Extra-sistolia (raras).

DOENÇAS NEUROLÓGICAS

Carlos Eduardo de Mattos e Waldemar Deccache

Há aspectos eletrocardiográficos que podem ser assinalados e até anteceder as manifestações clínicas de algumas doenças neurológicas. Dividiremos a abordagem deste assunto em duas partes; na primeira serão identificadas as alterações neurológicas que mais comumente acometem o coração e têm características eletrocardiográficas que as sugerem, e na segunda serão aquelas encontradas nos distúrbios cerebrais agudos.

As principais doenças neuromiopáticas heredofamiliares são representadas pelas distrofias musculares progressivas, a distrofia miotônica e a ataxia de Friedreich.

As distrofias musculares progressivas são classificadas em:

- Distrofia muscular progressiva ligada ao cromossoma X que apresenta uma forma rapidamente progressiva (distrofia clássica de Duchenne) e outra forma lentamente progressiva (Distrofia de Becker).
- Distrofia de membros-cinturas de Erb.
- Distrofia facioescapuloumeral de Landouzy-Déjerine.

Distrofias musculares progressivas (doenças recessivas ligadas ao cromossoma X)

Distrofia de Duchenne

Tem origem medular. Geralmente aparece no adulto e evolui lentamente iniciando a paralisia pelas mãos, progredindo pelo braço até atingir as espáduas; depois atinge os membros inferiores até alcançar a bacia. Reconhecida pelo andar bamboleante com hipertrofia das panturrilhas; fraqueza progressiva dos músculos de ambas as cinturas (incapacidade de caminhar após 12 anos); lordose, hiperextensão dos joelhos. Afeta a musculatura esquelética e a miocárdica.

Eletrocardiograma (Fig. 12-37):

- Taquicardia sinusal é o distúrbio de ritmo mais freqüente.
- Intervalo PR curto em 50% dos casos.
- As arritmias atriais são mais comuns que as ventriculares (*flutter* atrial nos estados avançados).
- Onda R alta em precórdio direito com relação R/S elevada (sem existência de HVD no ecocardiograma).
- Onda Q profunda em D_1, aVL, V_5 e V_6.
- Hemibloqueio anterior esquerdo e bloqueio de ramo direito; e ocasionalmente bloqueio do fascículo posterior esquerdo.
- Anormalidades no ECG podem ser encontradas na fase inicial da doença.

Distrofia muscular progressiva (forma de Becker)

Apresentação clínica semelhante à forma de Duchenne, porém com evolução mais lenta.

Eletrocardiograma (Fig. 12-38):

1. Arritmias atriais e ritmo juncional.
2. Alterações da morfologia da onda P.
3. Bloqueio AV total.

4. Presença de onda Q patológica em D_1, aVL, V_5 e V_6.
5. Alargamento do complexo QRS.
6. Bloqueio da divisão ântero-superior esquerda.
7. Possível sobrecarga biatrial e biventricular, pois há dilatação das quatro câmaras cardíacas.

Distrofia de membros-cintura de Erb

Caracterizada pela fraqueza progressiva dos quadris e dos ombros. Comprometimento cardíaco pouco freqüente.
Eletrocardiograma (Fig. 12-39):
1. Síndrome do nódulo sinusal (bradicardia, fibrilação).
2. Ritmo juncional (mais tarde).
3. BAV de 1º e de 3º graus.
4. Bloqueios de ramos.

Distrofia facioescapuloumeral (Landouzy-Déjerine)

Evolução lenta da fraqueza dos músculos da face, dos ombros e dos proximais dos braços; em casos adiantados apresenta "fácies miopática".

Eletrocardiograma:
1. Parada atrial (rara na criança).
2. Taquicardia, *flutter* e fibrilação podem ser encontrados.
3. Ritmo juncional.

Distrofia miotônica (Doença de Steinert)

Caracteriza-se por miotonia, atrofia seletiva dos músculos distais dos membros, do esternocleidomastóideo e dos faciais e distrofia extramusculares (calvície frontal, hiperostose craniana, catarata precoce e atrofia gonadal).

Eletrocardiograma (Figs. 12-40 e 12-41):
- Bradicardia sinusal.
- Baixa voltagem da onda P e de QRS.
- Aumento progressivo de PR (ainda dentro da normalidade).
- Alargamento de QRS (às vezes desenhando BRE ou BRD).
- Hemibloqueio anterior esquerdo.
- Ocasionalmente: onda q simulando infarto, aumento de QT e alterações de repolarização ventricular.
- Arritmias = *flutter*/fibrilação atrial, extra-sistolia e taquicardia ventricular.

Distrofia de Emery-Dreifus

Fraqueza progressiva e lenta dos músculos umerais, escapulares e peroneais.

Eletrocardiograma (Fig. 12-42): semelhante ao quadro de Landouzy-Déjerine com a característica de revelar um ritmo juncional lento, ou bloqueio AV de 3º grau.

Síndrome de Kearns-Sayre

Caracterizada pela distrofia pigmentar da retina, oftalmoplegia externa progressiva, comprometimento dos nervos cranianos e cardiomiopatia. (Acomete o sistema de condução infranodal.) Aparece antes dos 20 anos de idade (Fig. 12-43).

Ataxia de Friedreich

Degeneração espinocelular progressiva. Aparece na puberdade e revela incoordenação motora que leva ao desequilíbrio e quedas repetidas. Movimentos isolados dos membros ou da cabeça. Contrações rápidas em diversos músculos não relacionados (policlonia, polimioclonia, paramioclonia). Familiares enfermos revelam o mesmo padrão eletrocardiográfico.

Eletrocardiograma (Fig. 12-44):
1. Alterações de ST–T, principalmente em precordiais esquerdas sugerindo isquemia miocárdica, são as mais constantes.
2. Bloqueios AV.
3. Bloqueios de ramos (freqüentes).
4. Onda Q patológica.
5. Desvio para a direita do eixo elétrico do QRS.
6. HVD e/ou HVE.
7. Aumento da onda R em V_1.
8. Intervalo PR curto.
9. Fibrilação atrial.

Acidentes vasculares cerebrais

Alterações eletrocardiográficas são assinaladas com razoável freqüência, embora inespecíficas, nas desordens agudas cerebrovasculares, provavelmente pelo aumento da pressão intracraniana. Entretanto, como estes acidentes ocorrem em indivíduos já portadores de cardiopatia arteriosclerótica, hipertensiva ou alterações degenerativas do sistema de condução cardíaco, é difícil descartar mecanismos oriundos de processos isquêmicos dos centros cerebrais, irritação da córtex relacionada ao sistema autonômico.

Eletrocardiograma (Fig. 12-45A e B):

- Perturbações do ritmo cardíaco (freqüentemente bradiarritmias): em cerca de 90% (principalmente na hemorragia subaracnóide e trauma cerebral).
- Onda T em derivações precordiais: positivas, amplas e alargadas, ou invertidas e profundas.
- Onda U aumentada.
- Intervalo QT ou melhor QU prolongado.
- Desnível de ST (mais comum na supra e menos na infra).
- Distúrbios de condução.

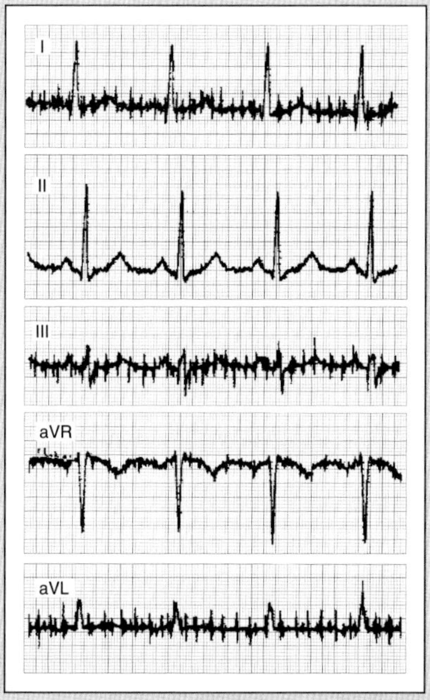

Fig. 12-1. ECG com artefatos tanto na linha de base como nas ondas do ciclo cardíaco.

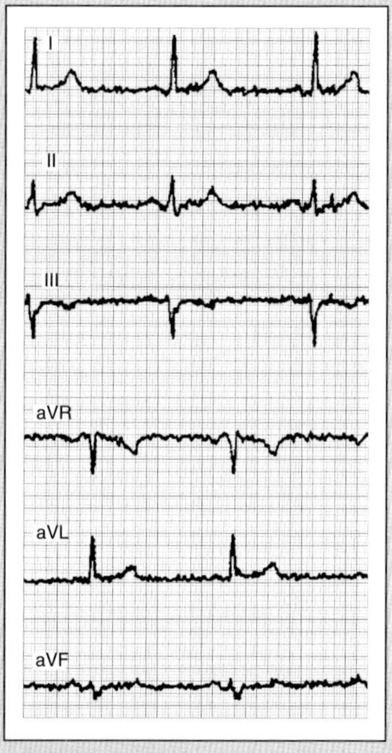

Fig. 12-2. ECG revelando artefatos provocados pela contração muscular dos membros.

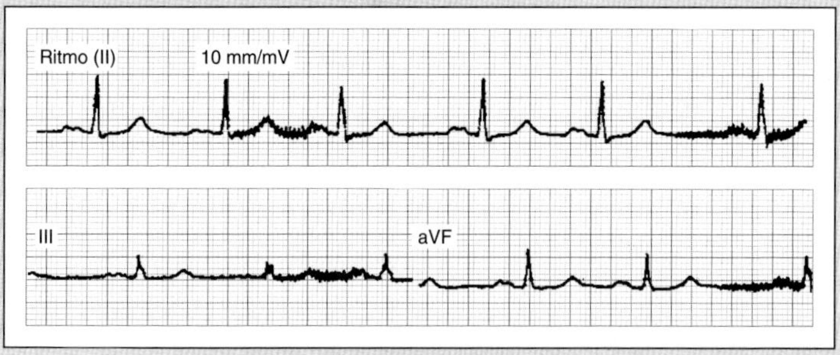

Fig. 12-3. ECG com artefatos intermitentes devido a defeitos na instalação elétrica.

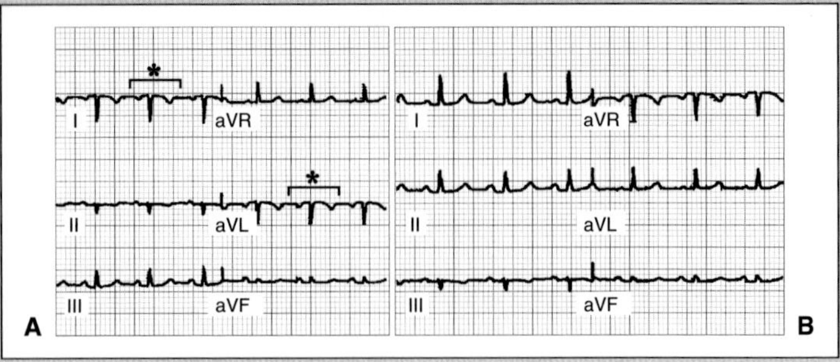

Fig. 12-4. (**A**) Troca de eletrodos nos braços: P, QRS e T negativos em D_1 e aVL e positivos em aVR. (**B**) ECG pós-correção.

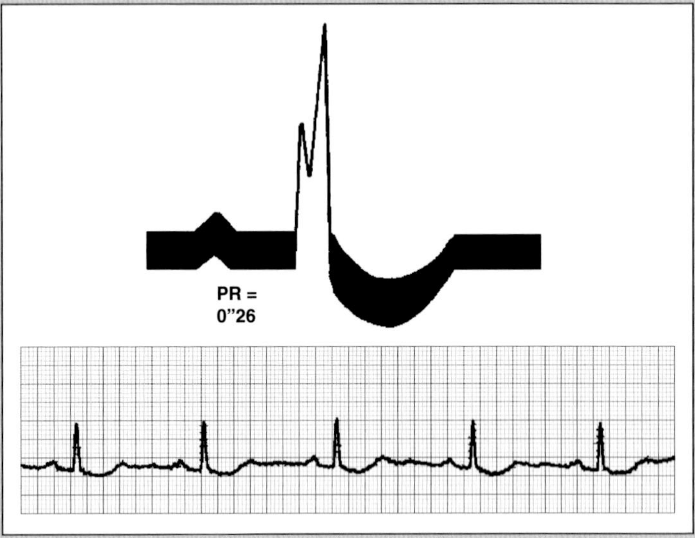

Fig. 12-5. Aspecto típico de impregnação digitálica: depressão do ponto J, segmento ST curvilíneo, QT curto, T negativo e PR aumentado.

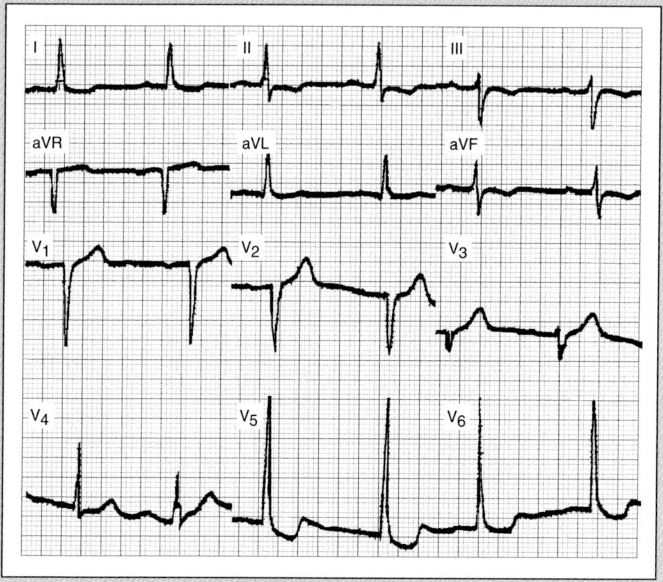

Fig. 12-6. ECG sob ação de digital. Aspecto de "pá de pedreiro".

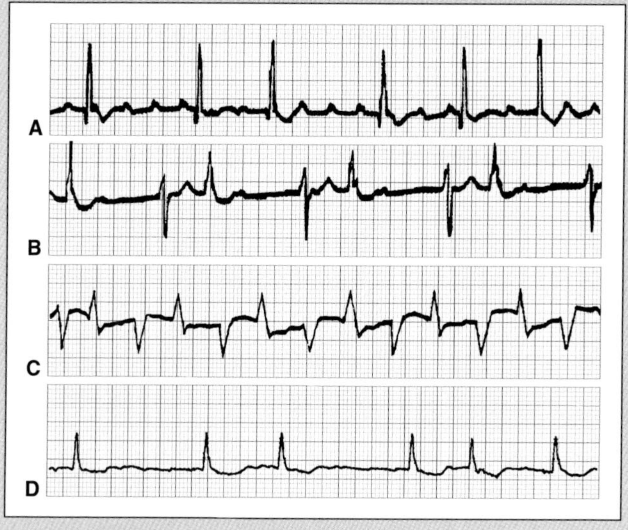

Fig. 12-7. Alterações de intoxicação digitálica. (**A**) Taquicardia atrial com BAV. (**B**) Extra-sistolia ventricular bigeminada. (**C**) Taquicardia ventricular bidirecional. (**D**) Fibrilação atrial.

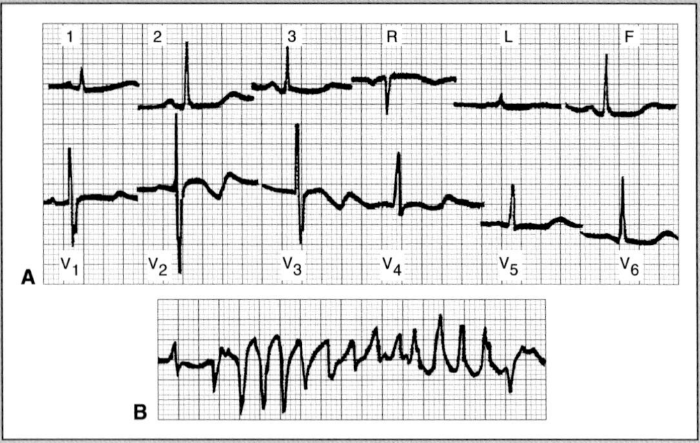

Fig. 12-8. (**A**) Intoxicação quinidínica. (**B**) "Torsade de pointes". Vide texto.

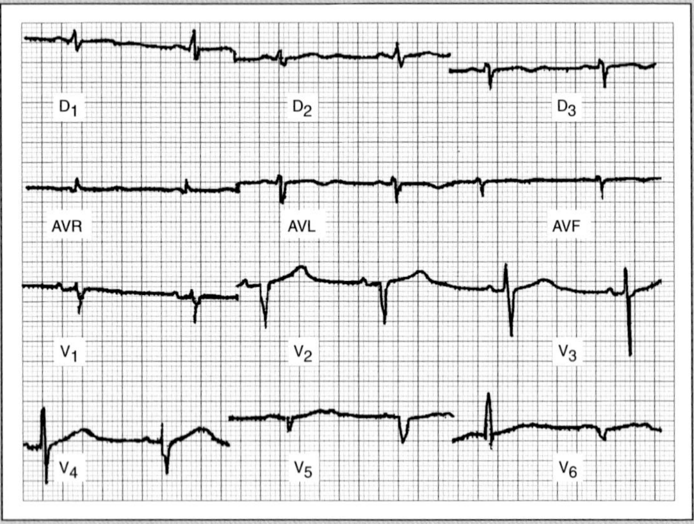

Fig. 12-9. Ação da amiodarona no ECG. Vide texto.

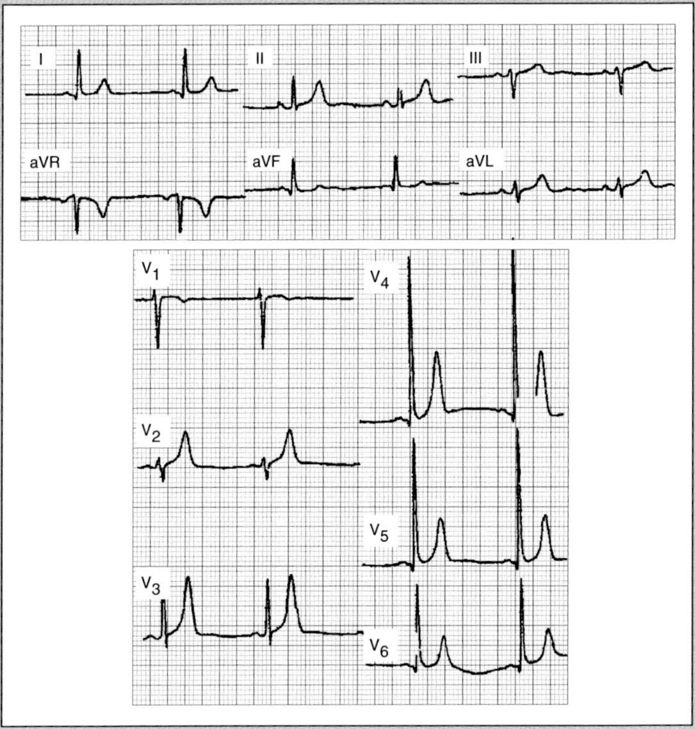

Fig. 12-10. Hiperpotassemia: onda T ampla e acuminada; diminuição da amplitude de P.

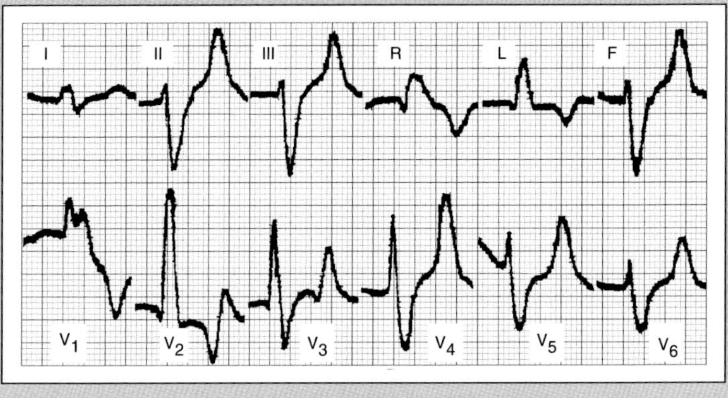

Fig. 12-11. Hiperpotassemia: ausência de P, QRS alargado, T alto e pontiagudo.

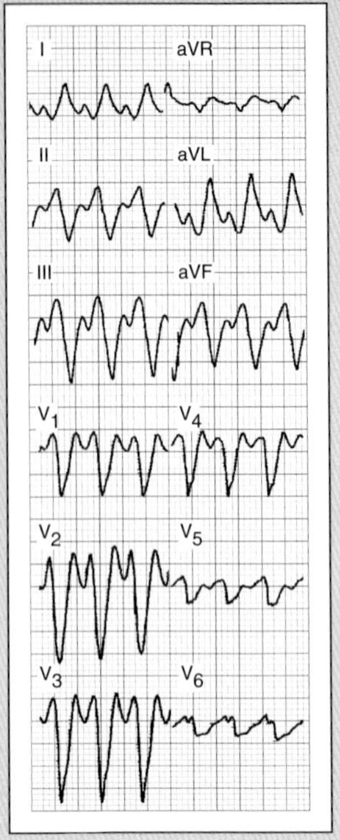

Fig. 12-12. Hiperpotassemia: taquicardia ventricular.

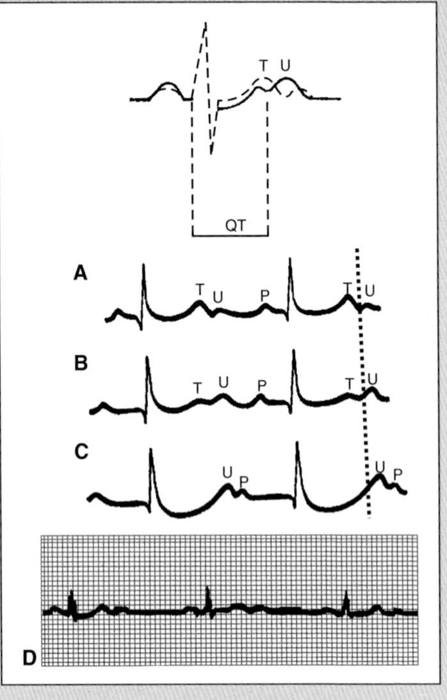

Fig. 12-13. Hipopotassemia. (**A** a **C**) Fases evolutivas. (**D**) Ondas T e U com mesma amplitude.

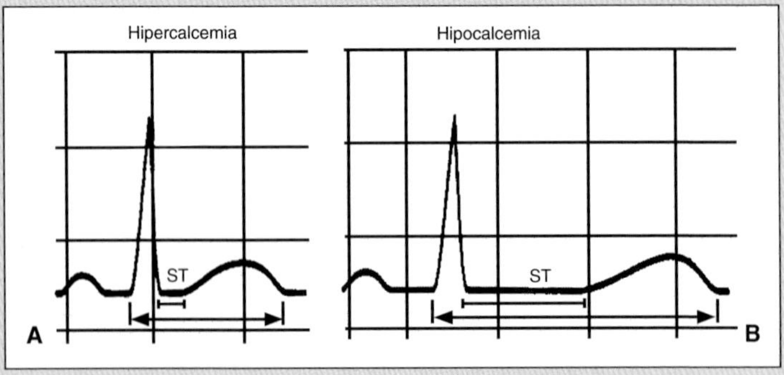

Fig. 12-14. (**A**) Hipercalcemia (redução de ST) (**B**) Hipocalcemia (prolongamento de ST).

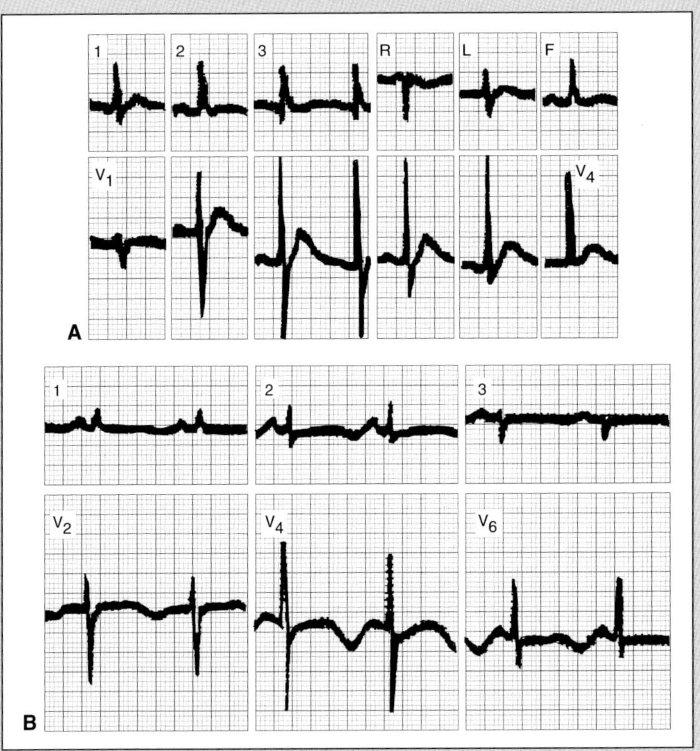

Fig. 12-15. (**A**) Hipercalcemia. (**B**) Hipocalcemia.

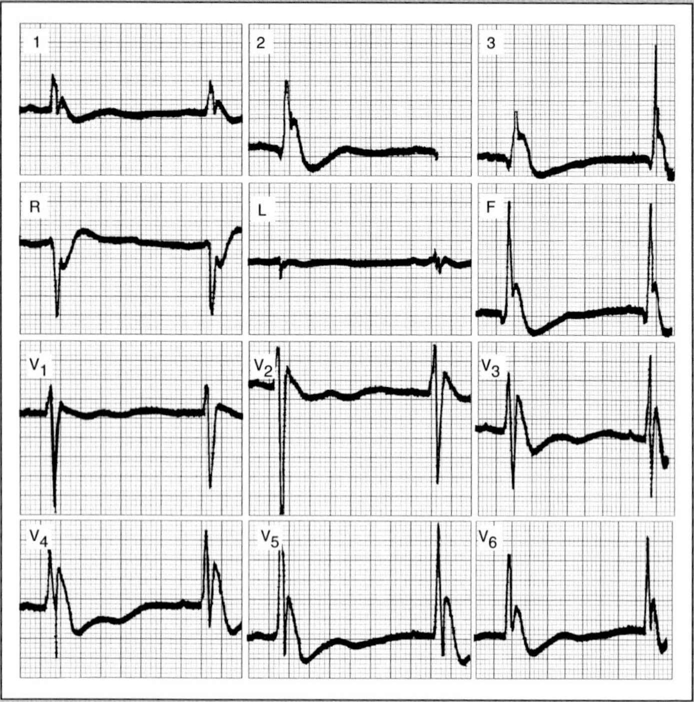

Fig. 12-16. Hipotermia. Onda de Osborne (entalhe no ramo descendente de R).

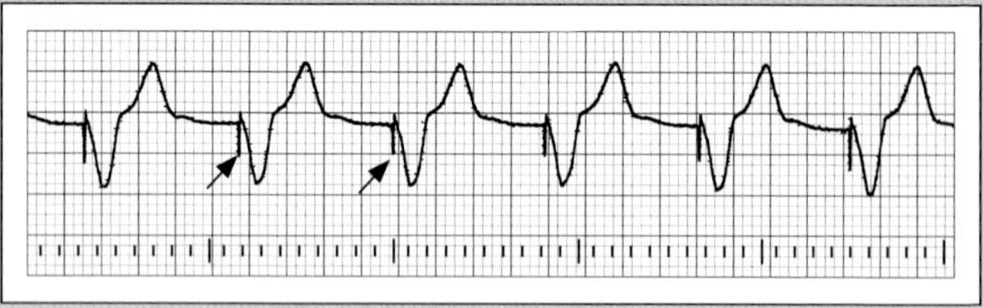

Fig. 12-17. Ritmo de marca-passo artificial (presença da espícula antes de QRS).

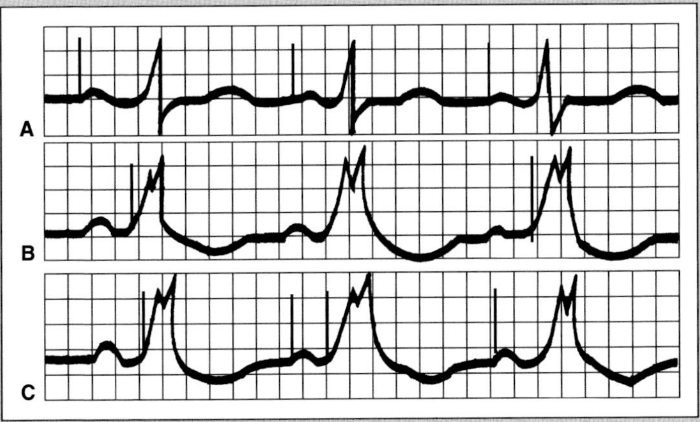

Fig. 12-18. Ritmo de marca-passo identificado pela posição da espícula. (**A**) MP atrial. (**B**) MP ventricular. (**C**) MP dupla câmara.

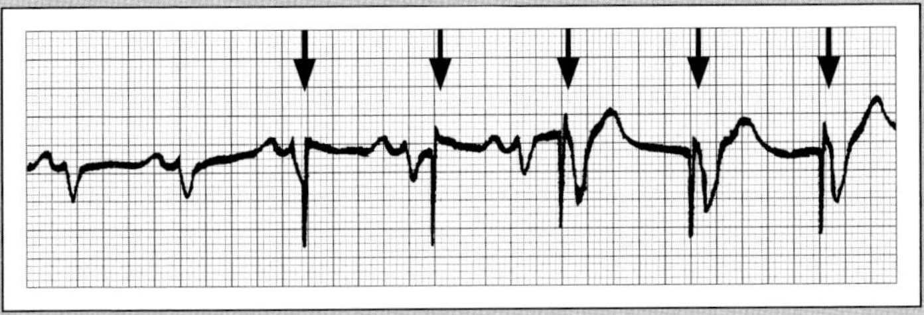

Fig. 12-19. Marca-passo de modelo assincrônico (freqüência fixa).

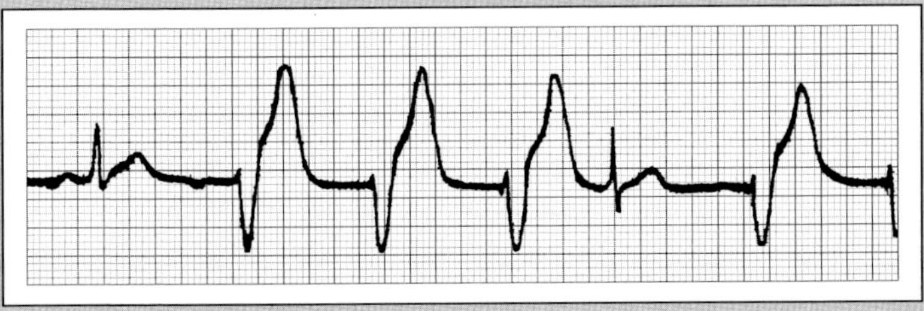

Fig. 12-20. Marca-passo de demanda: MP somente estimula quando a freqüência nativa se reduz.

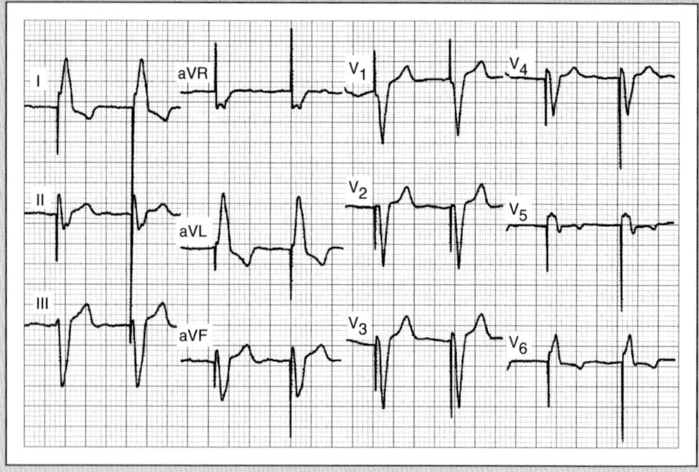

Fig. 12-21. Ritmo de marca-passo ventricular: presença da espícula antes de um QRS alargado com o padrão de BRE.

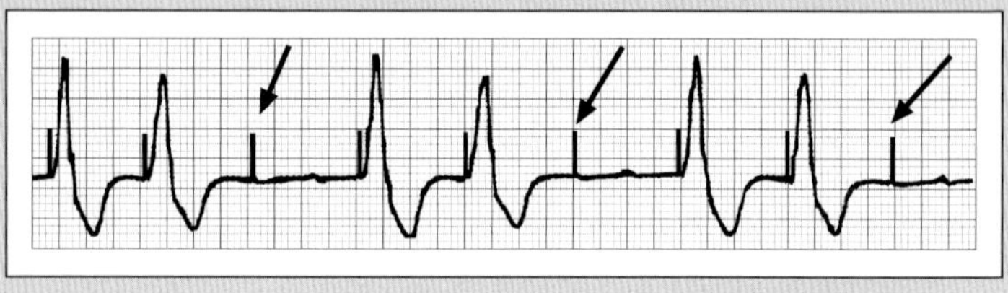

Fig. 12-22. Marca-passo artificial ventricular. Algumas espículas (setas) falham em estimular os ventrículos.

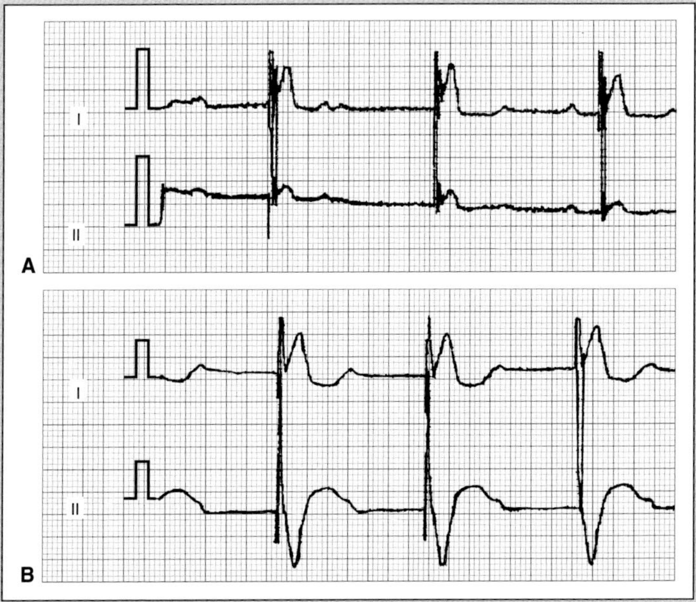

Fig. 12-23. (**A**) Ritmo do MP com freqüência reduzida (37 bpm) 8 meses depois do implante. (**B**) ECG em ½ mV. Corrigido defeito do gerador (41 bpm).

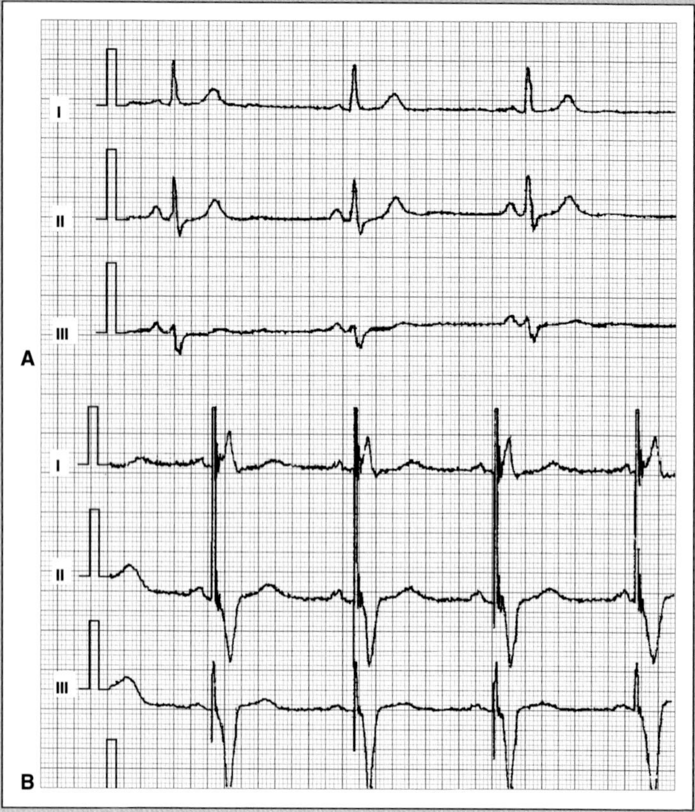

Fig. 12-24. (**A**) Espículas ausentes. (**B**) Após manobra vagal aparecimento das espículas.

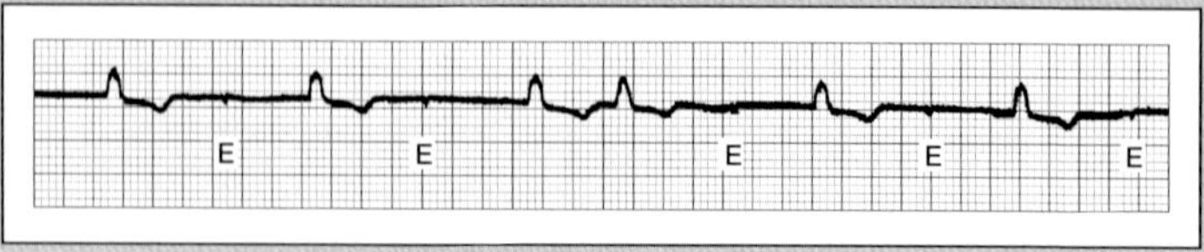

Fig. 12-25. Marca-passo artificial com redução de amplitude das espículas por desgaste da bateria. Extra-sístole supraventricular.

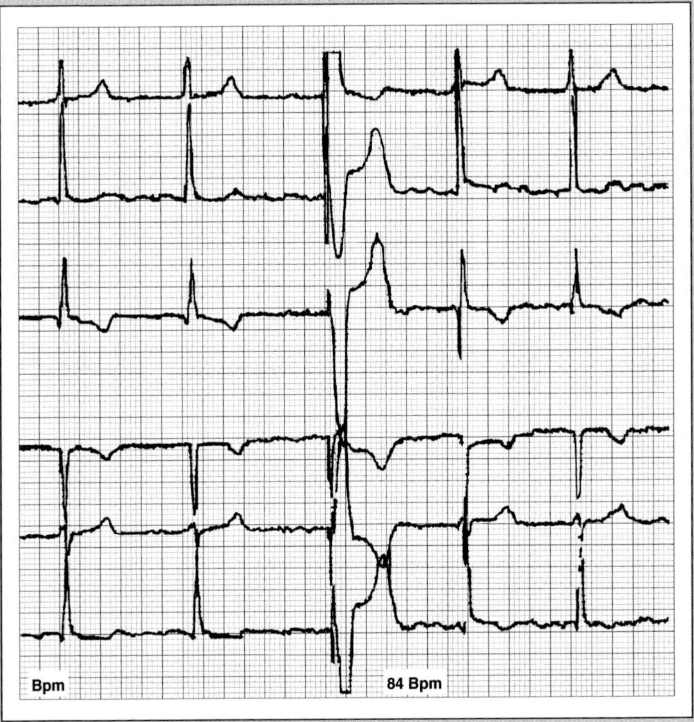

Fig. 12-26. Ritmo de MP artificial com presença intermitente das espículas por miopotenciais.

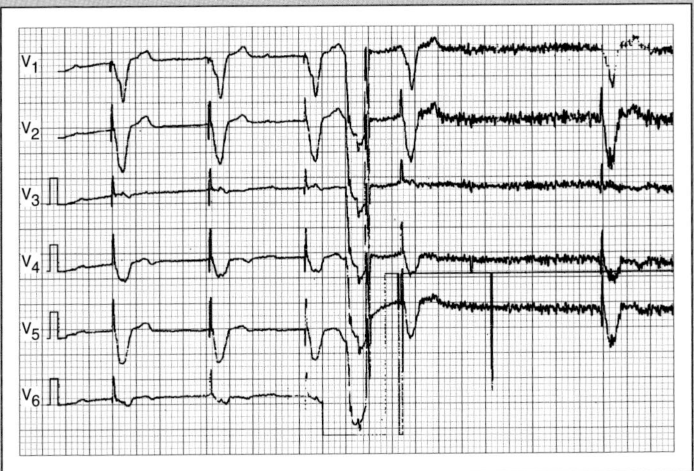

Fig. 12-27. Interrupção transitória das espículas num MP artificial.

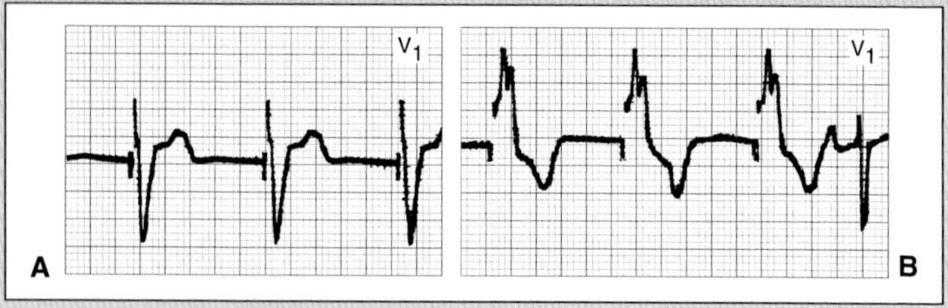

Fig. 12-28. Marca-passo artificial. (**A**) Padrão de BRE. (**B**) Padrão de BRD – eletrodo deslocado para o ventrículo esquerdo.

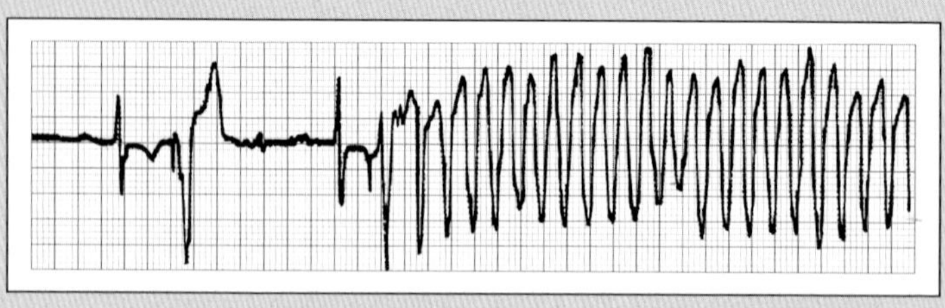

Fig. 12-29. Estímulo do MP incide no período vulnerável do coração e desencadeia um episódio de "torsade de pointes".

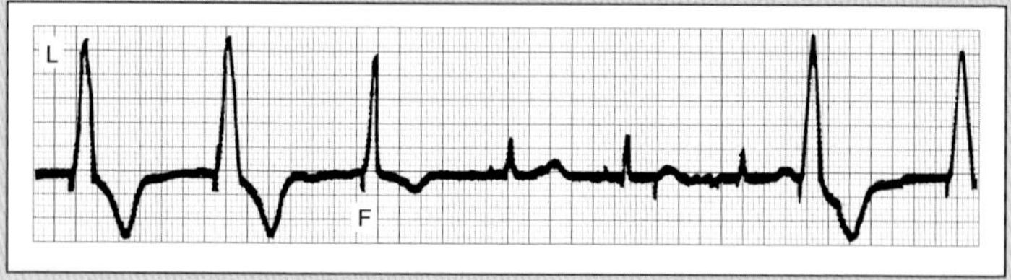

Fig. 12-30. Ritmo de marca-passo artificial. Aparecimento de batimentos de fusão.

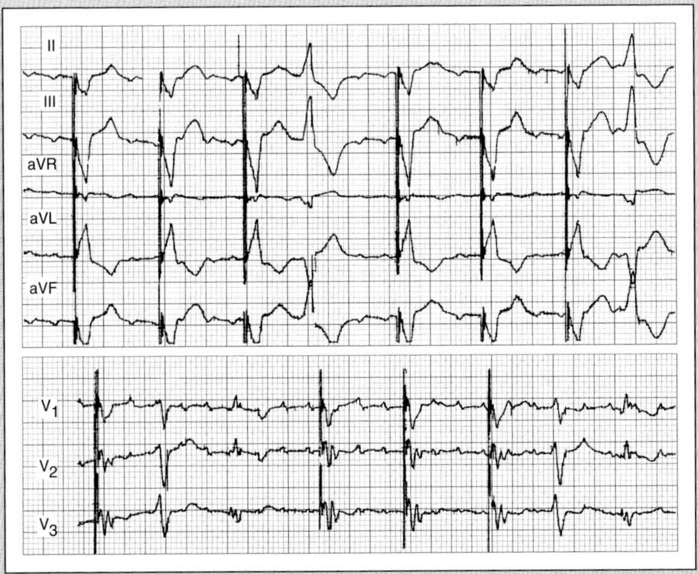

Fig. 12-31. Marca-passo ventricular indicado pelo aparecimento de *flutter* atrial de baixa freqüência.

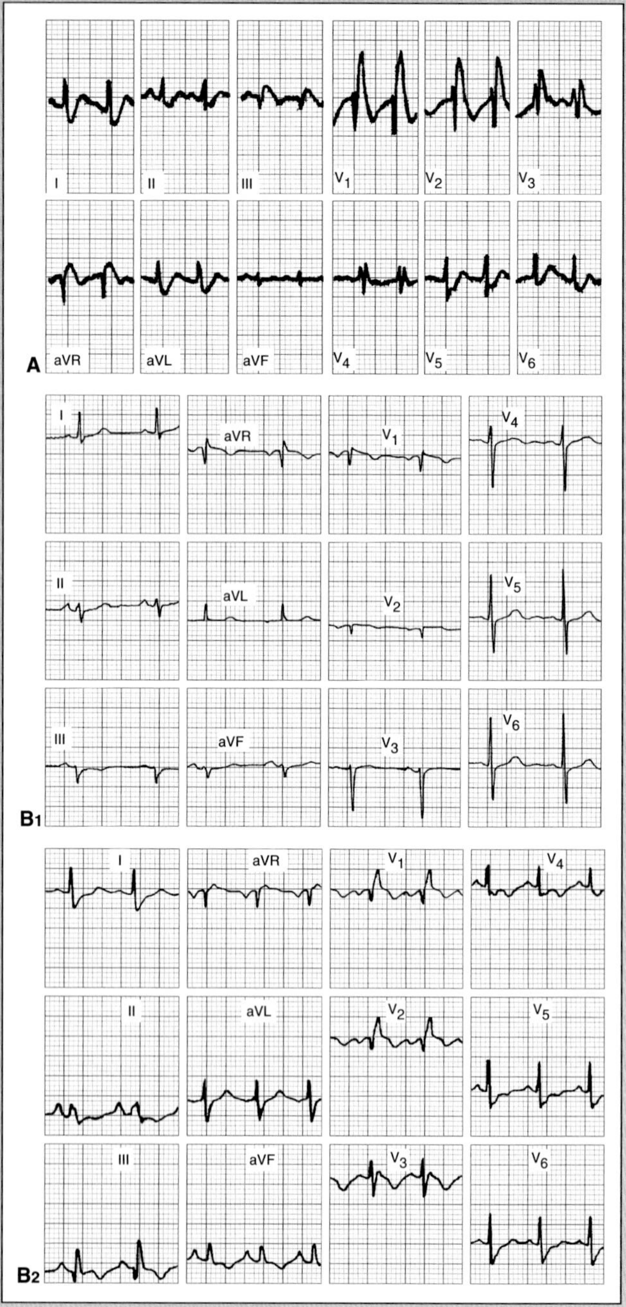

Fig. 12-32. Dois casos. (**A**) *Cor pulmonale* agudo (baixa voltagem, taquicardia sinusal, padrão S_1, Q_3, BRD, onda S até V_6).
(**B**) Dois ECG de um outro paciente: B_1 – antes de um acidente embólico e em B_2 sinais de *cor pulmonale* agudo.

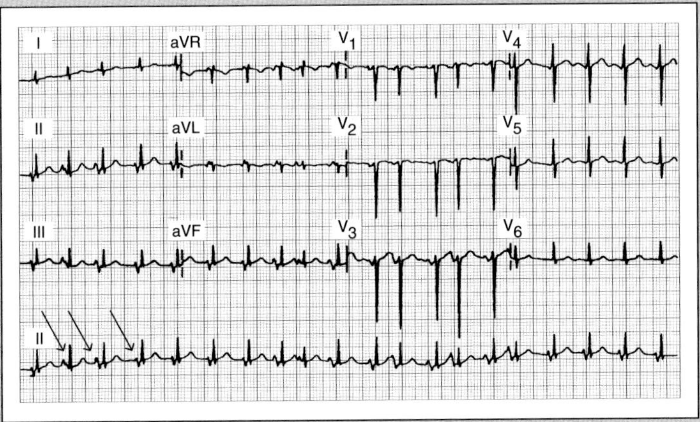

Fig. 12-33. Doença pulmonar crônica (baixa voltagem, derivações periféricas), P acuminado, desvio de âQRS para a direita e rotação horária no plano horizontal. Taquicardia atrial multifocal.

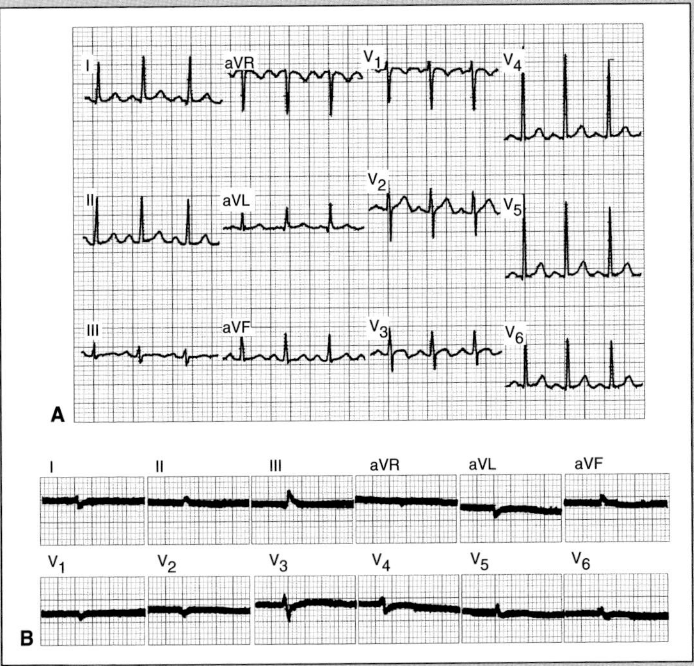

Fig. 12-34. (**A**) Hipertireoidismo (taquicardia). (**B**) Mixedema (baixa voltagem e bradicardia).

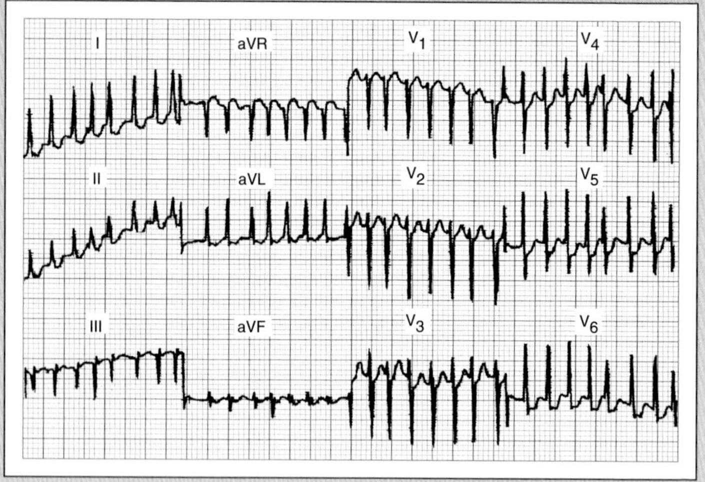

Fig. 12-35. Hipertireoidismo. Aumento da amplitude das ondas, alterações de ST–T em V_5–V_6). Fibrilação atrial com freqüência ventricular rápida.

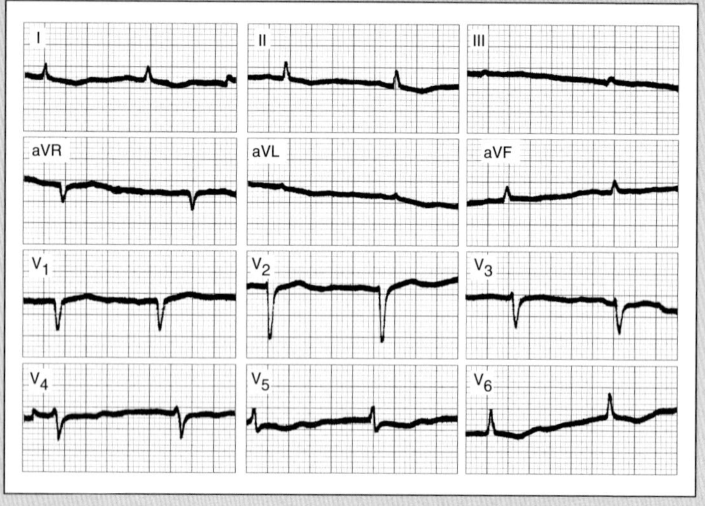

Fig. 12-36. Hipotireoidismo. Baixa voltagem, alterações de repolarização ventricular.

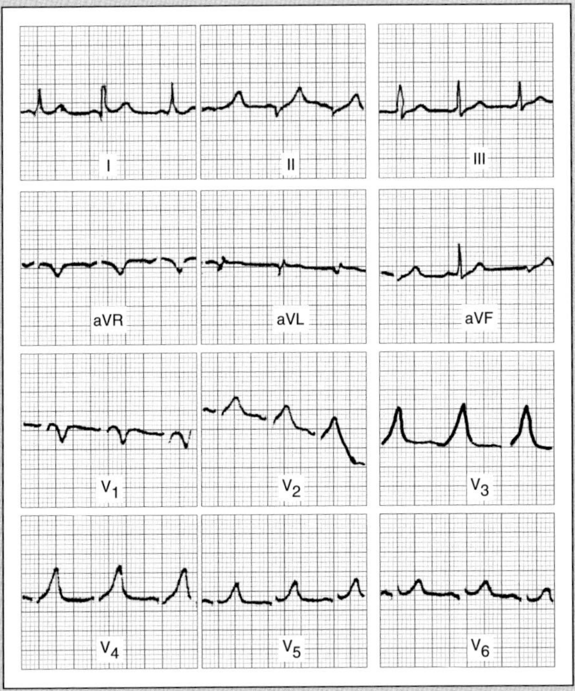

Fig. 12-37. Distrofia de Duchenne: P de baixa amplitude, PR curto, onda Q acentuada em D_1, aVL, $V_4 - V_6$, R/S < 1 em V_1.

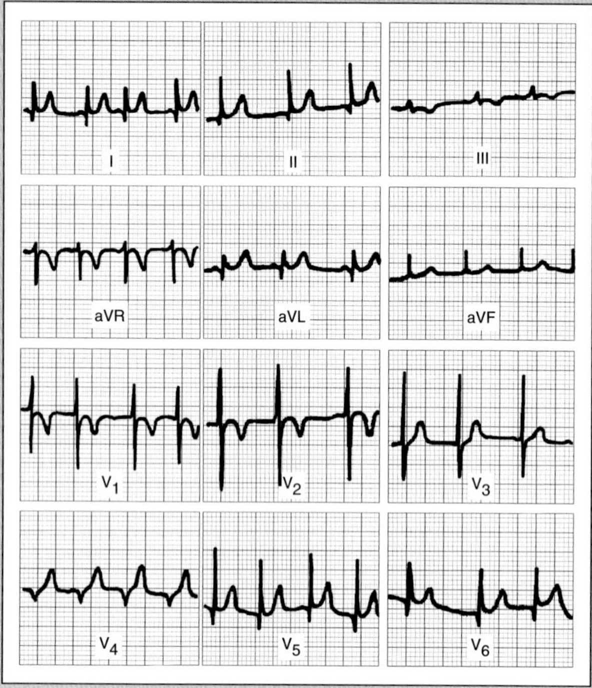

Fig. 12-38. Distrofia muscular progressiva (Becker): ritmo atrial ectópico, onda P baixa, onda Q acentuada em D_1, aVL, V_4–V_6.

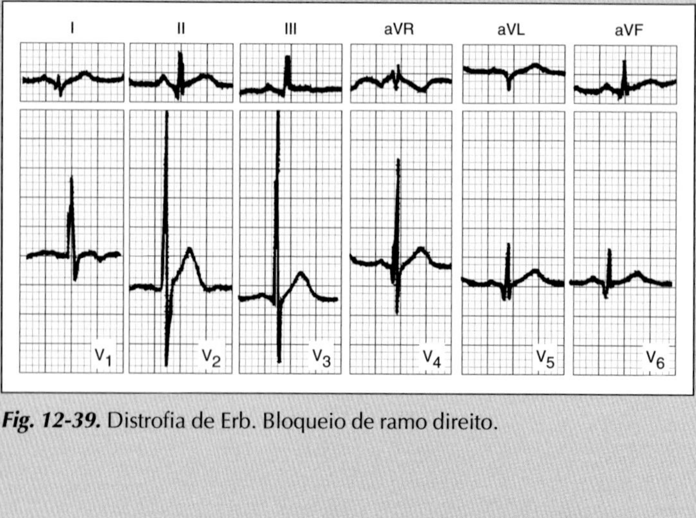

Fig. 12-39. Distrofia de Erb. Bloqueio de ramo direito.

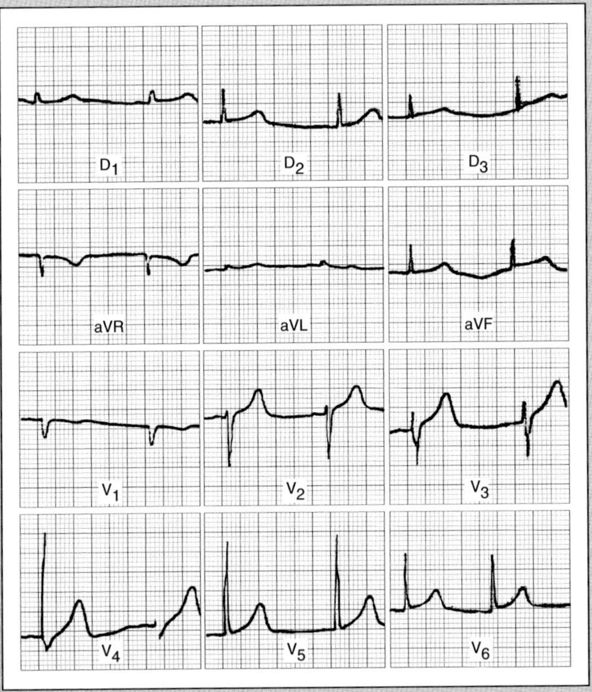

Fig. 12-40. Distrofia miotônica de Steinert. Bradicardia sinusal, onda P e QRS de baixa amplitude nas derivações periféricas.

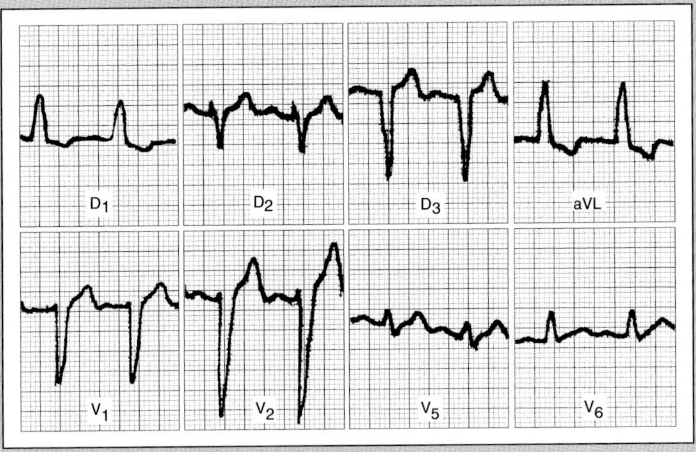

Fig. 12-41. Doença de Steinert. Bloqueio de ramo esquerdo, hemibloqueio anterior esquerdo.

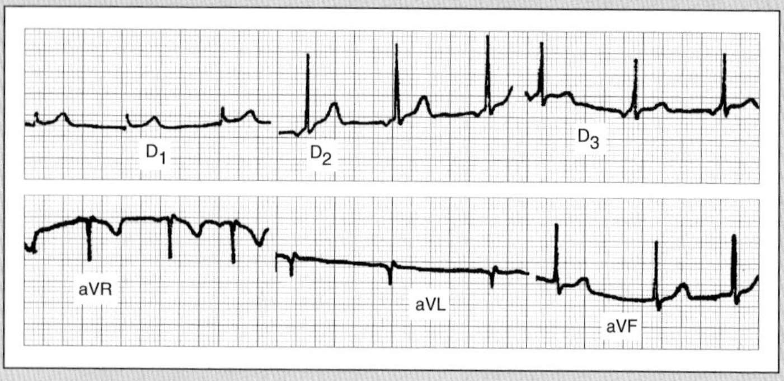

Fig. 12-42. Distrofia de Emery-Dreifuss. Ritmo juncional, extra-sístole supraventricular em aVR.

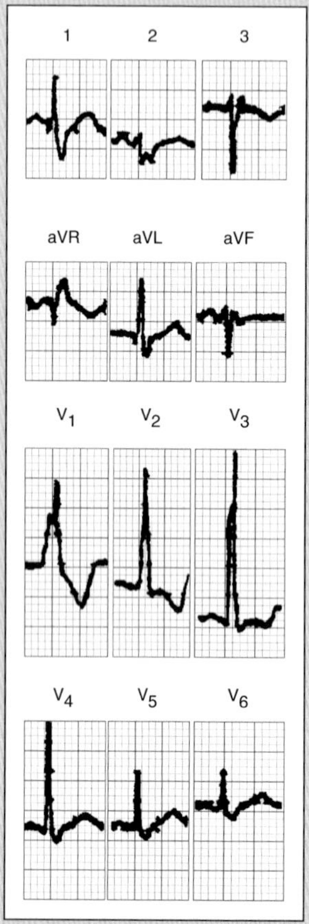

Fig. 12-43. Síndrome de Keanrs-Sayre. Bloqueio de ramo direito e hemibloqueio anterior esquerdo.

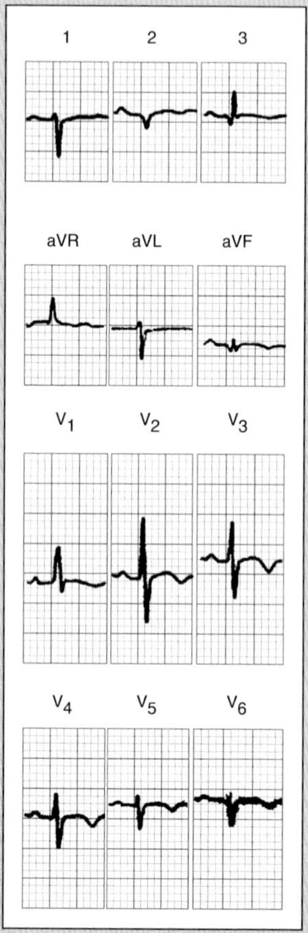

Fig. 12-44. Ataxia de Friedreich. Bloqueio AV de 1º grau, desvio de âQRS para a direita, R alto em VI, onda T negativa em D_2, D_3, aVF; onda T negativa V_1–V_6.

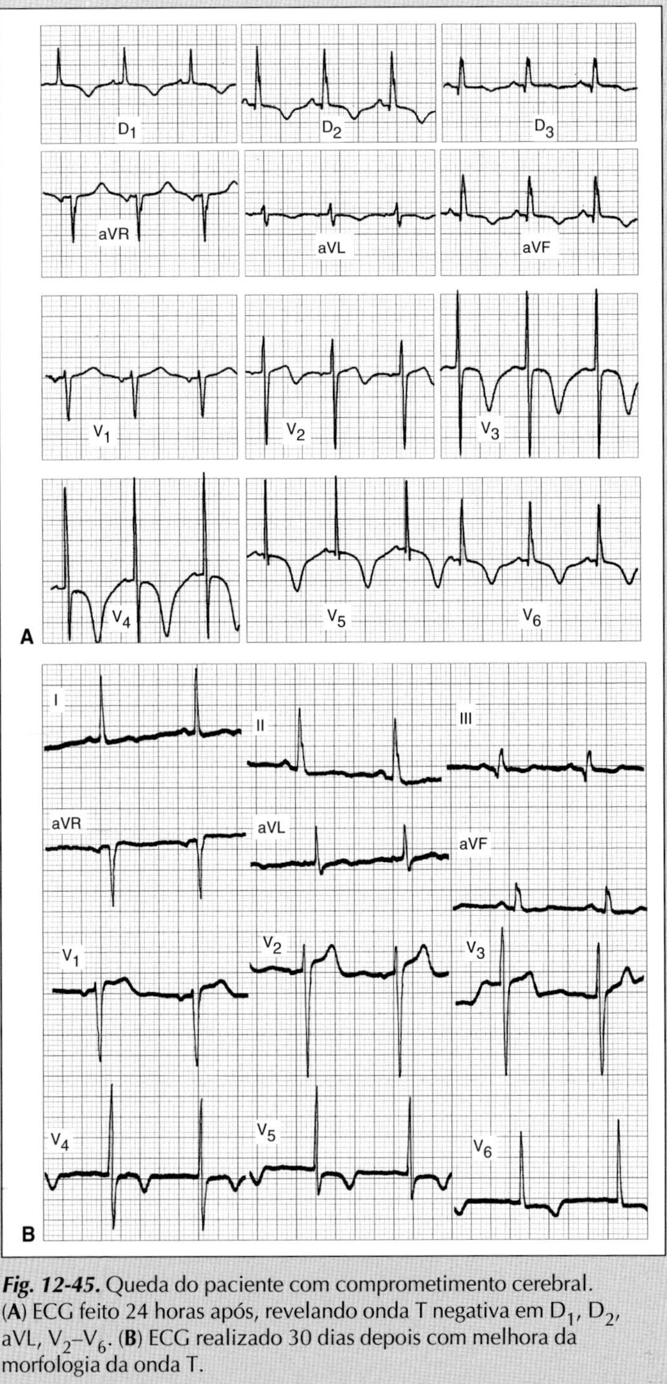

Fig. 12-45. Queda do paciente com comprometimento cerebral. (**A**) ECG feito 24 horas após, revelando onda T negativa em D_1, D_2, aVL, V_2–V_6. (**B**) ECG realizado 30 dias depois com melhora da morfologia da onda T.

Índice Remissivo

Os números em *itálico* são referentes às figuras. Números em **negrito** indicam onde os assuntos são abordados mais extensamente.

A

B

C

E

F

G

H

I

W